해양 생물을 이용한
헬스케어

한국과학기술한림원

- 과학기술에 전문적 경륜과 식견을 가진 석학들을 회원으로 엄선, 각 부문별 전문성을 효율적으로 활용함으로써 국가 과학기술의 진흥과 창달에 기여하기 위해 1994년에 설립되었습니다.
- 2005년 기초과학연구진흥법 제11조(한국과학기술한림원의 설립 등)에 의거 법정기구화되었습니다.
- 독립성, 자율성 및 전문성을 바탕으로 하는 순수 민간 과학아카데미로, 편견 없는 대정부 정책자문을 통해 올바른 과학기술정책의 수립을 유도하고 있으며, 범부처적 국가 과학기술정책에 대한 자문과 건의를 통한 과학기술발전의 장기적 비전을 제시하고 있습니다.
- 우리나라의 과학기술 선진국 진입을 위한 기초 과학기술 진흥사업을 수행하고 있으며, 외국 한림원 및 과학기술 국제기구 등과의 학술교류를 통해 과학기술 민간외교의 중심체 역할을 담당하고 있습니다.

해양 생물을 이용한 헬스케어

1판 1쇄 찍음 | 2015년 11월 30일
1판 1쇄 펴냄 | 2015년 12월 5일

지은이 | 김세권
발행인 | 주정회
발행처 | 자유아카데미
등록 | 제 406-2003-017호, 1980. 7. 12

주소 | 경기도 파주시 회동길 37-42 파주출판도시
전화 | 031-955-1321
팩스 | 031-955-1322
홈페이지 | www.freeaca.com
전자우편 | main@freeaca.com(대표)
editor@freeaca.com(편집)
crm@freeaca.com(영업)

ISBN 979-11-5808-052-5 93510

한국과학기술한림원
『석학, 과학기술을 말하다』 시리즈 ㉒

해양 생물을 이용한
헬스케어

• 김세권 지음 •

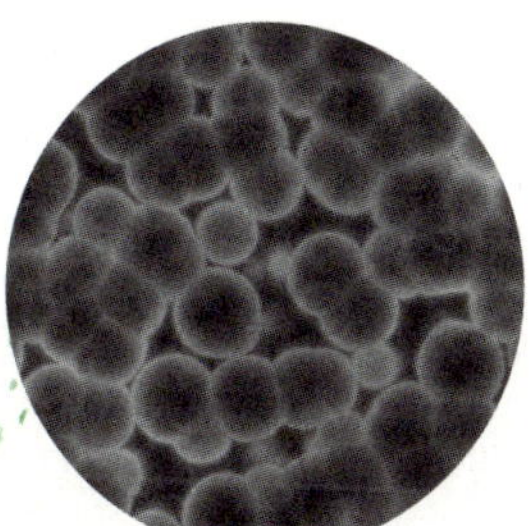

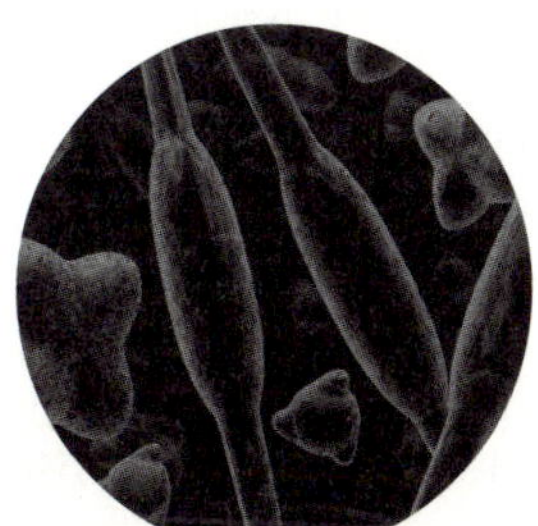

자유아카데미

머리말

최근 들어 먹거리와 건강에 대한 사람들의 관심이 점점 높아지면서 이에 관한 정보 또한 중요시되고 있다. 현대 사회가 고령화 사회로 접어들면서 환경의 악화로부터 오는 질병과 성인병의 증가를 자기 자신의 문제로 받아들이는 사람들이 늘어나고 있기 때문이다.

의료 분야는 치료 중심에서 예방 의학으로 관심이 높아지고 있지만 예방약이라고 할 수 있는 약품은 매우 적다. 암, 동맥경화, 당뇨병과 같은 성인병을 예방하려면 약에 의한 예방이 아닌 먹거리에 의한 예방을 적극적으로 도입시킬 필요가 있다.

먹거리는 그 성분 인자가 단순한 물질로서 존재하느냐 아니면 유효한 '기능체'로 존재하느냐에 따라 생체 내에서의 기능이 전혀 다르게 나타난다. 예를 들면 게나 새우 껍질에 많이 들어 있는 키틴은 섭취되어도 소화관에서 분해되지 않아 흡수될 수 없지만 이것을 키토산으로 만들어 효소로 분해시킨 올리고당은 생체 내로 쉽게 흡수되어 다양한 생리 기능을 발현하게 된다.

다시 말하면 생리 활성 물질은 생물이 생명을 영위하면서 생체의 기능을 증진시키는 물질을 말하며, 생체 내에서 기능 조절에 관여하는 물질의 결핍이나 과도한 분비에 의해 비정상적인 병태(pathological)를 보일 때 이를 바로 잡아 주는 역할을 하기에 생체가 더욱더 건강한 삶을 영위하기에 대단히 중요한 물질이다.

그동안 천연자원으로부터 생리 활성 물질을 탐색하는 대상이 주로 육상 생물 자원에 치중되었으며, 이는 인류가 오래전부터 육상 생물 자원을 약용으로 사육해 왔고, 따라서 그 기록이 풍부하게 축적되어 있으며 또한 손쉽게 원료 자원의 대량 생산이 가능하였기 때문이었다. 그동안 육상 자원에 대해서는 광범위하게 연구가 수행되어 이제는 연구 대상이 되지 않는 생물 종이 거의 없을 정도이다.

이에 선진국에서는 그동안 미개척 분야였던 해양 생물 자원에 눈을 돌려 연구 투자를 하기 시작하였다. 최근에는 채집 기술, 양식 기술 및 분석 기술의 발달과 함께 관련 분야 학문의 진보에 힘입어 이 분야의 연구가 더욱 활발히 진행되고 있다. 지구 상에 존재하는 전체 생물 종에서 80% 이상이 해양에 서식하고 있는 것으로 알려져 있듯이 생물 종의 다양성에서 해양은 무궁무진한 자원의 보고이다.

중국의 의학서인 "중화본초"에는 예로부터 해양 생물 200여 종 이상을 한방이나 민간요법에 사용한 기록이 있어 해양 생리 활성 물질(천연물)의 기원은 절대 짧지 않다.

해양은 육상과는 다른 특이한 생태계를 이루는 환경 때문에 적자생존의 경쟁 속에서 살아남기 위하여, 특히 물리적 방어 능력이 부족한 해양 생물의 2차 대사 산물은 육상 생물의 그것과는 상이한 화학적 특성을 가진다. 이러한 다양한 2차 대사 산물은 화학적 방어 수단의 일환으로 생성되는 것으로 알려져 있는데 이들 물질이 인체나 다른 포유동물에 투여되면 강력한 생리 활성을 발현하는 경우가 많다. 이러한 이유들 때문에 해양 생물로부터 새로운 생리 활성 선도 물질을 개발하여 인류의 건강 보전에 이용하고자 하는 연구가 최근 각광받고 있다.

필자도 우리나라에서 최초로 해양 생화학 연구실을 만들어 40여 년간 바다에 서식하고 있는 해양 생물 자원으로부터 고부가가치의 새로운 생리 활성 소재 개발에 관한 연구를 수행해 왔다. 이들 연구 중 특히 항암, 항노화, 항고혈압, 항당뇨, 수면 촉진제, 항알레르기, 육모 등 흥미 있는 연구 결과를 발표하였으나 이들 결과들을 일반인들에게 소개할 기회가 없어 이 책을 편찬하여 건강 예방에 도움을 주고자 한다.

최근에 TV나 신문에 건강식품 광고들이 홍수처럼 쏟아져 나와 전문 지식이 없는 일반인들을 현혹하고 있어 안타까울 때가 많았다. 이 책에서는 여러 가지 생활 습관병 질환의 기초 지식을 소개 · 전달하고, 연구 결과의 실험 데이터를 활용하여 구체적으로 설명하였으며 독자들이 어려운 전문 용어를 쉽게 이해할 수 있도록 용어 설명을 곁들였다.

그동안 나와 함께 어려운 여건 속에서 성실히 연구를 수행했던 부경대학교 해양생화학 연구실 출신 제자들에게 진심으로 감사의 마음을 전한다.

끝으로 이 책의 저술을 지원하여 준 한국과학기술한림원과 출판하는 데 물심양면으로 협조해 주신 자유아카데미 여러분께 감사드리며, 아울러 원고 수정 및 책의 출판에까지 궂은일을 도맡아 수고해 준 강경화 박사에게 감사의 마음을 전한다.

2015년 11월

김 세 권

차례

BLUEOCEANHEALTHCARE

01 기능성 식품과 질환 예방

BLUE OCEAN HEALTH CARE

오늘날 대부분의 사람들은 특별한 질병의 상태도 아니면서 건강하지 않은 반쪽 건강 상태에 있다. 뇌졸중, 동맥경화증, 고혈압, 암, 당뇨병, 만성 간질환, 만성 위장염, 만성 심장병 등과 같은 만성 퇴행성 질환의 발병률이 증가되어 주요 사망 원인이 되고 있으며, 만성 퇴행성 질환은 성인뿐만 아니라 어린이들에게 증가되어 더욱 커다란 사회 문제가 되고 있다.

지금까지 의학은 감염에 의한 전염병과 결핵과 같은 영양 부족에 의한 질병을 치료하는 것이 그 목표였다. 그러니 만성 퇴행성 질환은 병에 걸린 다음에는 치료하고자 하여도 이미 나빠진 건강이 양호한 상태로 회복되기 어려우며, 이러한 질병에 걸리지 않기 위하여 현재의 건강을 유지하고 증진시킨다는 입장에서 예방 의학이 크게 요구되고 있는 실정이다. 현대인의 이러한 건강 상태의 변화가 생활 환경의 변화를 일으키고 특히 식생활의 변화에 크게 영향을 받고 있음은 잘 알려진 사실이다.

2012년 우리나라 정부에서 실시한 '전국 인구 및 주택 센서스 조사' 보고서를 통계 처리하여 상주 인구 대비 80세 이상 장수자의 비율이 1.0% 이상인 지역 17개 군을 대상으로 장수 지역을 조사 한 바 있다. 장수 지역에 대한 통계를 보면 제주도가 1.03%로 가장 높았고, 그 다음이 전남(0.79%), 전북(0.66%), 경북

(0.65%), 경남(0.61%) 순이었으며, 가장 장수율이 낮은 지역은 인천(0.22%)이었다. 그리고 서울과 부산이 0.23%, 대구가 0.28%로 일반적으로 대도시가 농어촌 보다 장수율이 낮은 것을 볼 수 있었다. 그 이유는 정확히 밝혀져 있지는 않지만 아마도 환경과 식문화(食文化)가 가장 중요한 원인이 아닌가 생각된다. 이에 대한 해답은 세계적인 장수국 일본을 예로 찾아 볼 수 있다.

일본은 다른 섬나라와 달리 한류와 난류가 만나는 곳이 있어 해양먹이 사슬의 1차 생산자인 플랑크톤이 가장 발생하기 쉬운 해역을 갖고 있는 나라이다. 다시 말하면 일본은 바다로 둘러싸여 해양 생물 자원이 풍부한 입지 조건을 갖춘 나라라 할 수 있다. 그리하여 일본인들은 자신들도 모르는 사이에 풍부한 해양 자원을 가진 바다로부터 많은 혜택을 받아왔는데, 현재 일본인이 세계 최고 장수국인 것도 이를 뒷받침해 주고 있다.

일본 예방 암 연구소가 17년간에 걸쳐 일본인 26만 5천 명의 사망 원인을 역학적으로 조사한 결과, 생선 식사의 빈도가 높을수록 장수하는 것으로 나타났다. 또 각종 성인병의 이환율(罹患率)과 사망률의 증가가 어패류를 섭취함으로써 억제될 수 있다는 것이 밝혀졌다(표 1-1).

기원전 400년, 의학의 원조라고 불렸던 히포크라테스는 그 당시에 질병은 음식으로 고칠 수 있으며, 적절한 음식의 선택이 건강의 지름길로 인도한다고 주장하였다. 또한 현대 의학은 만성 퇴행성 질환을 '식원병(食原病)'이라 부르는 등 우리가 매일 접하고 있는 음식과 밀접한 관계가 있음을 밝히고 있다. 신체의 건강을 위해서는 필수 아미노산 외에 16종의 비타민과 17종의 무기질 등 40종 이상의 영양소가 필요한 것으로 밝혀져 있다. 이들 영양소의 체내 역할은 다양하며 상호 간에 유기적인 관계가 있으므로 한가지 영양소라도 결핍되면 영양상 균형이 깨져 건강에 해가 된다.

표 1-1 어패류 섭취 빈도별 사망 비율(상대 위험도)

사망 원인	어패류 섭취 빈도				상대 위험도*
	매일 먹음	자주 먹음	가끔 먹음	먹지 않음	
총 사망	1.00	1.07	1.12	1.32	9.134
뇌혈관 질환	1.00	1.08	1.10	1.10	4.541
심장병	1.00	1.09	1.13	1.24	3.919
고혈압증	1.00	1.55	1.89	1.79	4.143
간경련	1.00	1.21	1.30	1.74	3.768
위암	1.00	1.04	1.04	1.44	2.144
간암	1.00	1.03	1.16	2.62	2.109
자궁암	1.00	1.28	1.71	2.37	4.142
소사 대싱(명)	1,412,740	2,186,368	203,945	28,943	

* 상대 위험도가 높을수록 사망할 확률이 높다.

그러므로 올바른 식품과 영양에 대한 지식이 인간의 식생활에 적극적으로 반영된다면 많은 사람들이 '식원병'을 예방하여 건강을 유지할 수 있을 것이다. 이를 위하여 우리나라뿐만 아니라 세계 각국은 식품 중에 존재하는 성분 중에서 아직 밝혀지지 않은 생리 기능성 성분을 밝히는 데 최선을 다하고 있다.

먹거리의 개념이 바뀌고 있다

현대 사회는 포식 시대, 개성화 시대 및 다양화 시대로 표현된다. 이러한 시대를 배경으로 오늘날의 식품은 양적인 것에서 질적인 것으로 변화되고 있다.

의학의 진보에 따라 체격이나 평균 수명이 현저히 향상되었으나 영양학적인 기초적 측면만을 강조하게 되면서 현대병인 암이나 노화 문제 또는 고칼로리인 지방, 그 중에서도 동물성 지방과 단백질의 과다섭취로 인한 비만, 동맥경화증, 심장 질환 등 순환기 계통 질환의 증가가 문제시되고 있다. 또한 이들의 식품 성분이 식생활과 밀접한 연관성을 가지고 있다는 것이 역학적으로 밝혀지면서 식품에 대한 건강 지향과 안전성 지향이 매우 강조되고 있다.

질병은 의학적으로 치료되어야 한다는 과거의 사고방식은 치료보다는 예방이 우선되어야 한다는 사고방식으로 변하였고, 질병의 예방을 위해서는 식생활의 패턴과 개선이 중요하다는 것을 인식하게 되었다. 결국 영양학, 식품화학, 생리학 등이 기초가 되어 인간의 체질 구조 성분에 적합한 식품 성분의 섭취가 중요하다는 것을 점차 인식하기에 이르렀다. 점차 식품의 기능성이 강조되었고, 식품의 영양성과 기호성 이외에 인체에 대한 기초적인 생리 활성의 중요성을 재인식하게 되었다.

먹거리가 부족했던 시대에는 영양만을 생각하였고, 굶주림의 고통으로 먹을 수 있다는 것에 대한 욕구만이 강하게 작용했다. 이러한 이유에서 인간은 식품 소재의 대량 생산에 경주하게 되었고, 풍부해진 식료품은 여유를 가져왔다. 그리고 풍부한 식품 소재는 사람들에게 점차 선택에 의한 기호성을 추구하도록 하였다. 이로 인하여 식품은 각 개인의 감각에 맞도록 기호성이 유도되었다.

기아 시대에 영양만을 고려하였던 식품의 기능을 1차 기능(primary function)으로 본다면 식량이 풍부한 환경에서 발생하게 된 기호식품의 선택적 기능은 2차 기능(secondary function), 그리고 생체 조절 기능은 3차 기능(tertiary function)이라 할 수 있다(그림 1-1).

1차 기능은 식품 중 영양소가 생체에 미치는 영양 기능(nutritional function)으로서 생명을 유지하기 위한 기본적인 기능을 의미하고, 2차 기능은 식품 성분의 특이한 구조가 먹는이를 감각적으로 만족시키는 기능을 말한다. 식량의 풍족으로 인한 감각적인 요구는 음식의 다양성과 개성화로 포식을 유도하였고, 포식은 불균형한 식생활을 초래하여 현대인들은 생활 습관병(성인병)에 시달리게 되었다.

과다한 편식은 돌연변이의 유발이나 암을 발생시킬 수 있는 독소의 생성으로 여러 종류의 생체 조절, 즉 신경계, 순환계, 내분비계, 세포 분화계, 면역, 생체 방어계에 이상을 초래하였다.

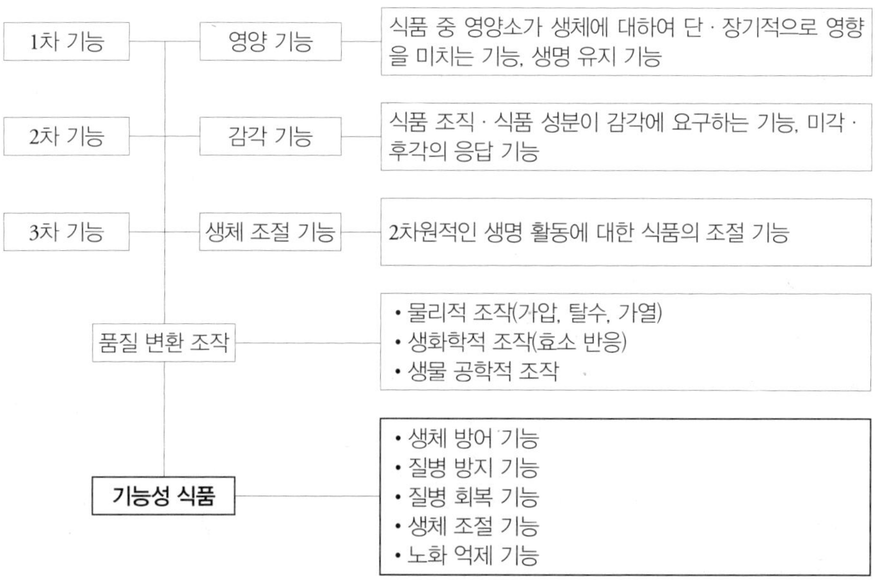

그림 1-1 먹거리의 기능과 기능성 식품과의 관계

이와 반대로 균형 있는 식사는 항변이원성, 항암성, 항산화성, 면역부활성, 세포 증진 촉진성 등 식품 성분의 긍정적인 활성을 촉진한다. 이는 식품의 3차원적인 기능으로 생체 조절 기능을 지니는 생리 활성 조절 기능(physiological function)으로 분류할 수 있다. 3차 기능 성분은 식품 속에 함유된 기능 활성 물질을 직접 흡수함으로써 활성을 발현하는 것과 소화 작용 중에 생성되는 성분을 흡수함으로써 활성이 나타나는 생리 활성 인자로 나눌 수 있다(그림 1-2).

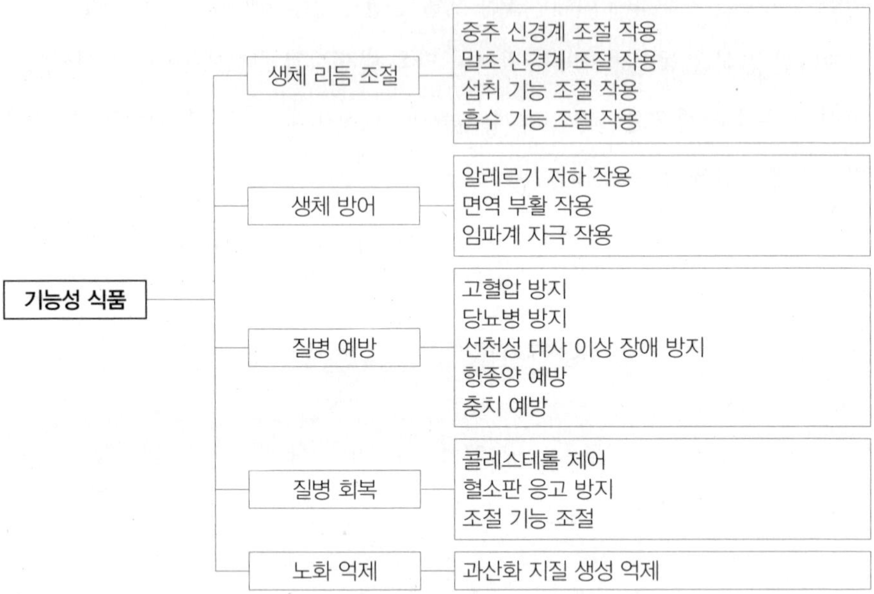

그림 1-2 **기능성 식품이 생체 내에서 발현되는 기능**

3차 기능과 건강

먹거리와 질병의 상호관계가 밝혀짐에 따라 매우 현실적인 사회적 요구로서 특정 질병을 특이적으로 예방하는 목적 지향의 기능성 식품이 부상하고 있다.

신체의 건강 상태를 건강도라는 세로축의 척도로 재면 〈그림 1-3〉과 같은 곡선이 된다. 우측으로 갈수록 건강함을 의미하며, 100%라는 것은 완전히 건강한 상태를, 건강 상태 0%는 죽음을 나타낸다. 그러나 이들 사이에 반건강이라는 상태가 있다. 좀 더 구체적으로 생각해 보면, 건강과 반건강은 하나로 된 것으로 이 건강 상태를 유지하는 데 필요한 것이 영양이다. 영양은 100% 건강한 사람도 항상 섭취 할 필요가 있는 것이다. 이에 반해 질병은 그 원인이 다양하기 때문에 치료에 필요한 약도 질병마다 다르다. 기능성 식품은 반건강 상태를 원래대로 돌리기 위한 식품이라고 할 수 있다. 반건강 상태라 하는 것은 병원에 가서 진찰을 받아도 발증했다고 판정되지 않는 상태, 또는 발증은 되지 않았으나 질병의 소인(素因)이 조금씩 눈에 보이는 것과 같은 상태이다. 이 같은 상

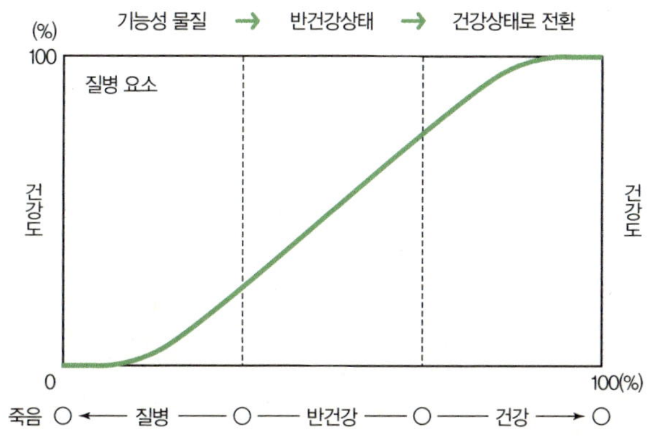

그림 1-3 건강에 대한 사고

태에서는 약을 먹기에는 아직 이르기에 일상생활 속에서 기능성 물질의 섭취를 통해 반건강 상태에서 건강 상태로 되돌릴 수 있을 것이다. 예를 들어 질병 A의 소인으로 이어질 수 있는 반건강 상태의 경우에는 기능성 식품 A를 먹는다. 질병 B의 경우에는 B를 먹는다. 이와 같이 기능성 식품이라는 것은 질병을 고친다기 보다는 질병을 막기 위한 식품이며 특이적이라는 의미에서 약과 같은 것이다.

예방 의학의 중요성

예방은 크게 두 가지로 나누어 생각할 수 있다. 하나는 '병으로 죽지 않는 예방'으로 다시 말하면 어떤 병에 걸린 경우에 키토산 올리고당을 섭취함으로써 그 병이 개선되어 죽지 않게 된다면 이것은 '죽지 않는 예방'이 될 것이다. 또 다른 하나는 '병으로 발전되지 않도록 하는 예방'이다. 병으로 되기 전에 걸리지 않게 예방하는 것인데 바꾸어 말하면 발증을 지연시키는 것과 수명을 늘리는 것이 결과적으로 같은 의미가 된다.

앞서 기술한 역학 조사에서 알 수 있듯이 어패류를 많이 섭취하는 사람이 상대적으로 수명이 길고 또는 병의 이환율이 낮은 것으로 나타났다. 만일 동물 실험에서 키토산 올리고당의 섭취에 의해 암의 발병이 죽기 전까지 나타나지 않는다면 그 동물은 암에 걸린다고 할 수 없을 것이다. 결국 이것이 '병으로 되지 않는 예방'이다. 이것은 암뿐만 아니라 동맥경화, 당뇨병, 그리고 노인성 치매증 등 생활 습관병 예방에 적용시 고려되어야 할 방법이다(그림 1-4).

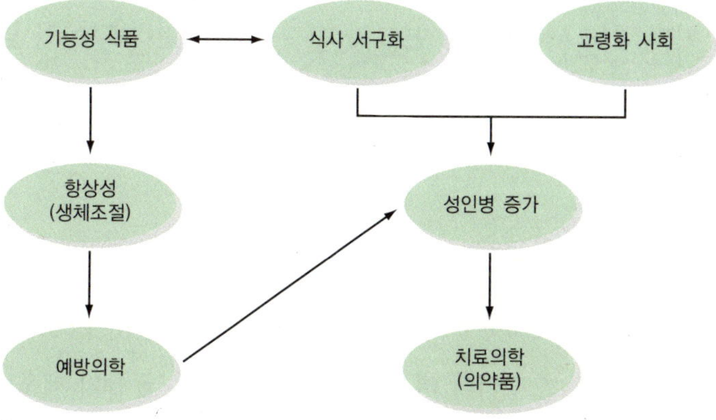

그림 1-3 기능성 식품과 성인병 예방

병의 예방에 대한 의약품은 어느 나라도 인정하지 않고 있다. 일단 병이 악화된 것을 치료하는 것은 체력적으로나 시간적으로 또한 경제적으로도 상당히 부담이 클 것은 자명하다. '예방 의학'이야말로 앞으로 더욱 더 중요한 의료가 될 것으로 생각된다.

02 키틴·키토산, 수용성 키토산 및 키토산 올리고당이란 무엇인가?

키틴은 게나 새우 껍질, 투구벌레와 메뚜기와 같은 곤충류의 표피나 외각, 대합이나 굴 같은 패류, 오징어의 뼈, 버섯이나 효모 같은 균류의 세포벽 등 자연계에 널리 분포하고 있는 동물성 식이 섬유이다. 식물계에 있어서는 섬유소와 같이 생물의 지지체와 보호 역할을 하는 천연 고분자 물질이다.

키틴의 본체는 화학적으로 N-아세틸-D-글루코사민(N-acetyl-D-glucosamine) 잔기가 5,000개 이상 β-1,4 결합한 분자량 100만 이상의 다당류이다.

키토산은 키틴만큼 자연계에서 생물 생산이 많다고는 볼 수 없지만 일부 곰팡이의 세포벽에 존재하고 있으며, 2-아미노-2-데옥시-D-글루코오스가 β-1,4 결합한 다당류로서 키틴을 탈아세틸화(deacetylation)하여 제조하기 때문에 분자량이 키틴보다 약간 작다. 바꿔 말하면 키토산을 만드는 데는 키틴에서 N-아세틸기를 떼어내야 하는데, 이를 '탈아세틸화'라 한다. 즉, 키토산은 키틴을 '탈아세틸화'하여 만드는 것이다.

전세계적으로 게, 새우와 같은 갑각류의 폐기물은 약 1억 4,400만 톤 이상이며, 수산 식품 제조 과정에서 폐기되는 키틴의 양은 매년 12만 톤씩 증가되고 있다. 현재 이중에서 약 3천 톤이 키틴과 키토산으로 생산되고 있다. 이와 같이 양적으로 매년 풍부한 키틴은 대부분 폐기되고 있으며, 일부만이 제한적으로 이용되어 왔으나 최근 일본, 한국 및 중국을 비롯하여 미국, 유럽 등 세계 각국에서 키틴, 키토산에 관한 연구가 활발히 진행되어 그 기능성이 계속 새로이 밝혀짐으로써 매우 다양하게 응용되고 있다. 주요 식품 원료에 들어 있는 키틴 함량표는 표 2-1과 같다.

표 2-1 주요 식품 원료 중 키틴질 함량

(중량 %)

갑각류		균체 동물의 기관	
은행게	72[※3]	대합 패각	6[※2]
꽃게	14[※1]	크릴 껍질	42[※4]
영덕게	26[※4]	굴 껍질	4[※2]
털게	18[※4]	오징어 연골	41[※2]
물맞이게	11[※1]		
무당게	10[※1], 35[※2]		
알라스카산 새우	28[※4]	**교류**	
보리새우	32[※4]	아스퍼질루스 나이거(*Aspergillus niger*)	42[※5]
바다가재	70[※3]	락토리우스 벨레루스(*Lactarius vellerus*)	19[※4]
중새우	25[※4]	뮤코 룩시(*Mucor rouxii*)	45[※5]
		페니실리움 노타툼(*Penicillium notatum*)	19[※5]
		빵효모(*Saccharomyces cervisiae*)	3[※5]
		페니실리움 크리소게눔 (*Penicillium chrysogenum*)	20[※5]

* (주) ※1 함수 중량당 % ※2 건조 중량당 % ※3 표피 건조 중량당 %
※4 전체 건조 증량당 % ※5 건조 세포벽 중량당 %

키틴·키토산의 산업적인 생산은 1970년 일본에서 시작되어 현재 연간 1100톤이 생산되고 있으며 우리나라에서는 연간 200톤 정도가 생산되는 것으로 추정되고 있다. 그 이외에 중국, 미국, 폴란드, 노르웨이, 대만, 태국, 인도, 러시아 등에서도 키틴, 키토산이 생산되고 있다. 키틴은 그 자체로서의 용도는 적고, 대부분 키토산의 제조 원료로 사용되고 있다.

수용성 키토산이란

최근에 '수용성 고분자 키토산'이라는 광고를 자주 볼 수 있어서인지 일반 소비자들로부터 필자의 연구실로 전화가 걸려와 이에 대해 문의를 자주 받고 있다. 수용성 키토산에 대해 상세히 설명을 해 주어도 관련 과학 지식이 부족한 탓인지 그렇게 쉽게 이해가 되지 않는 모양이다.

수용성 키토산에 대하여 이해하려면 무엇보다도 키토산의 화학 구조와 성질을 알아야 한다(그림 2-1). 키틴의 구성 성분인 아세틸글루코사민에서 아세틸기가 떨어져 나가면 글루코사민이라는 당이 된다. 글루코사민이 여러 개가 연결된 것이 키토산이다. 그러나 키토산은 100% 탈아세틸화하기가 대단히 어렵다. 현재 일반적인 기술로 키틴과 키토산을 완전히 분리할 수가 없다. 따라서 키틴과 키토산이 혼합된 상태로 존재해 있기 때문에 현재는 키틴 · 키토산이라고 표현하기도 하고 제품에서는 키토산율 ○○%로 표시한다. 즉, 탈아세틸화도 50, 70, 80, 90%로 표시하는 것이 일반적이다. 이 탈아세틸화도는 키토산을 응용하는데 있어서 매우 중요하다.

탈아세틸화도에 따른 키토산은 분말의 경우, 색, 냄새, 맛 등으로 어느 정도 분간할 수 있지만 캡슐로 만들었을 때는 구분할 수 없다. 만약 제품에 성분량이 표시되어 있지 않으면 탈아세틸화도가 몇 %인 키토산이 들어 있는지, 어떤 영양소가 혼합되어 있는지, 키토산의 함유량이 얼마인지 알 수 없기 때문에 제품의 성분량이 명시되어야 한다.

키틴은 섬유소(cellulose)와 아주 유사한 화학 구조 및 결정 구조를 하고 있지만 섬유소와는 반응성이나 용해성이 크게 다르다. 그것은 그림 2-1에 나타나 있는 바와 같이 구성단위인 N-아세틸글루코사민의 탄소 두 번째 위치에 아세틸아미드기(acetylamide group), 탄소 3위치에 제 2급 수산기, 그리고 제 1급 수산기(-OH)를 탄소-6위치에 가지고 있는데, 이들 3종 작용기*의 반응성이 다르기 때문이다. 우선 탄소-3위치의 수산기와 탄소-2위치의 아세타미드기(CH_3CONH^-) 사이에 수소결합*이 형성되어 있고 또한 이 수소 결합에 다른 잔기 탄소-6위치의 수산기가 물 분자와 수소 결합을 하고 있기 때문에 키틴 분자 전체가 상당히 강인한 결정 구조를 형성하여 물에 용해되지 않으며, 불활성을 나타내게 된다.

그러나 키틴 중의 수소 결합을 끊는 조건으로 처리해 주면 섬유소를 녹일 수 있는 용매에 가용화 되는 것으로 알려져 있다.

키틴을 화학적으로 변형시키면 용해성을 현저히 개선시킬 수 있다. 예를 들면 키틴을 탈아세틸화시킨 키토산은 유기산과 염을 형성하여 수용성을 나타내게 된다. 이때 탈아세틸화도가 40~60% 정도까지는 이염화초산($Cl_2CHCOOH$)과 같은 수소 결합을 절단시키는 시약에 의해 초산염은 수용액이 되지만 60%를 넘으

* 작용기(Functional group): 분자의 특성을 나타내는 반응성이 큰 원자단, 예를 들면 수산기(-OH).

* 수소 결합(Hydrogen bond): HF, NF, OH 결합을 가진 화합물의 수소 원자가 다른 분자의 산소나 질소 같은 원자와 약한 결합으로 결합을 이룸.

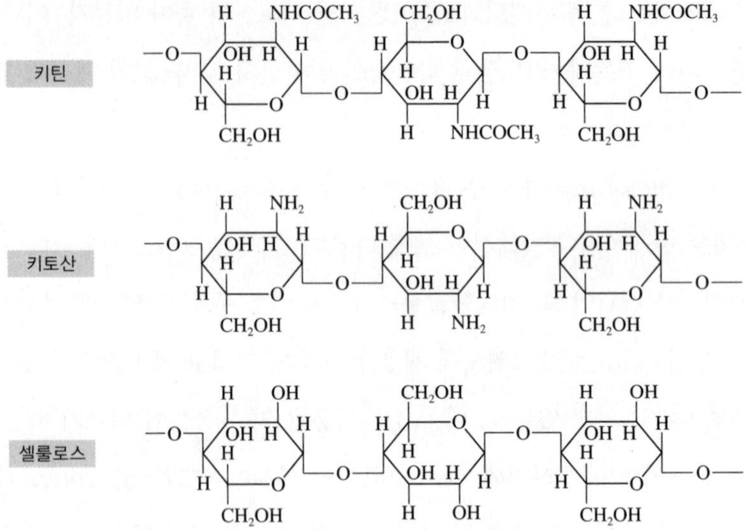

그림 2-1 키틴 · 키토산 및 섬유소의 화학적 구조

면 초산염만으로도 높은 수용성을 나타낸다.

키틴으로부터 키토산이 만들어짐으로써 게 껍질과 같은 폐기물이 광범위하고 유용하게 이용될 수 있게 되었으며, 건강 보조 식품으로도 주목받기 시작했던 것이다.

필자가 일본을 방문했을 때 키토산 관련 상품을 수집한 바 있다. 그 당시 영양 보조 식품으로서 키틴 · 키토산 상품의 내용물을 보면 키틴 · 키토산, 잇꽃유, 밀랍, 유화제, 비타민E를 혼합시킨 것을 타블렛으로 만든 제품이 대부분이었다. 그러나 키틴 · 키토산은 물에 녹지 않을 뿐만 아니라 사람의 소화관에서는 이를 분해시키는 효소가 없어 흡수가 될 수 없다. 이것은 섬유소도 소화관에서 분해시키는 효소가 없기 때문에 흡수되지 않고 변을 형성하는 것과 마찬가지이다.

현재까지 면역 증강 작용, 항암 작용과 같은 생리 활성 실험은 동물을 대상으로 복강에 직접 투여하여 얻은 결과이므로 인체에 대해서는 그대로의 효과를 발휘한다고 볼 수는 없다. 사람의 경우 단백질을 섭취하면 소화효소에 의해 분해되어 아미노산이나 저분자 올리고펩티드*로 분해되어 흡수된다. 이와 마찬가지로 키토산은 사람이 섭취했을 때 글루코사민이나 저분자 올리고당으로 분해되어야만 흡수가 가능한데 불행하게도 사람에게는 앞에서 언급한 바와 같이 소화관에 키토산을 분해시키는 효소가 없다.

그러나 동물의 경우 사람과 다르다. 소와 같은 반추 동물은 섬유소가 위에 존재하는 미생물에 의해 프로피온산으로 발효되어 흡수가 가능하고 에너지원으로 활용될 수가 있다. 토끼의 경우 사료에 키틴 · 키토산을 2~5% 첨가하여 공급한 경우 40~44%가 흡수되었다는 보고가 있으나 사람의 경우 키틴 · 키토산을 복용시 함께 섭취된 음식물 중에 키틴이나 키토산을 분해시키는 효소가 존재하여 일부 분해되어 흡수될 수도 있다고 생각한다. 그러나 이것은 대단히 드문 경우라 할 수 있다.

따라서 필자는 세계에서 일본이 키틴 · 키토산 연구를 가장 활발히 하고 있기 때문에 일본에서 시작하지 않은 연구가 무엇인가를 검토한 바 있다. 바로 그것이 키토산을 효소로 분해시켜 흡수가 가능하도록 한 올리고당 생산에 관한 연구였던 것이다. 그 당시 염산으로 키토산을 분해시키는 연구가 이루어졌으나 일본의 식품 위생법에 키토산을 염산으로 분해시킨 것은 건강 보조 식품으로 사용할

* 올리고펩티드(Oligopeptide): 아미노산 10개 전후로 이루어지는 비교적 작은 펩티드.

수 없다고 되어 있었다. 그것은 우리나라도 마찬가지다.

키토산을 유기산*으로 녹여 1% 용액으로 만들어도 점성이 매우 높기 때문에 효소 반응을 시키는 것은 매우 곤란한 일이다. 그리고 그 당시 키토산을 분해시키는 효소의 가격이 1g당 30만원이 넘었다.

일본에서는 키토산을 효소로 분해시켜 올리고당을 대량 생산하는 것이 불가능하다고 보았던 것이다. 그러나 필자는 해양수산부의 특정 연구 과제로 '연속식 한외 여과막 생물 반응기 시스템'을 개발하여 일정 효소량을 반응기에 넣어 계속 순환시켜 분해된 올리고당만을 분자량별로 분리해 내는 데 성공하였다.

이 연구 내용을 일본 키토산 학회 심포지움에서 발표하자 일본에서 최초로 키토산을 상품으로 개발하여 시판했던 ㈜후지바이오 회사의 사장이 필자의 연구실을 방문하여 자기 회사로 초정하겠다는 것을 제의하였으나 연구비를 일부 투자한 기업에 기술을 이전하기로 법적으로 되어 있다고 하여 거절한 바 있다.

최근에 일본에서는 수용성 키토산이란 말을 사용하고 있는데 수용성 키토산은 효소나 염산으로 키토산을 분해시킬 때 반응 시간을 짧게 하여 만든 물에 녹을 수 있는 키토산을 말한다. 실제로 국내에서 만들어지는 키토산 올리고당이 대부분 수용성 키토산이라 할 수 있다.

키토산을 효소로 충분히 분해시켜 글루코사민의 중합도가 100개 이하일 때 다시 말하면 글루코사민이 100개 이하로 결합된 것을 키토산 올리고당이라고 하고 그 이상의 분해물을 수용성 키토산이라 할 수 있다.

* 유기산(Organic acid): 유기화합물 중에서 산성을 나타내는 카르복실산을 함유하고 있는 산.

고분자 키토산의 경우는 생체 내에서 거의 흡수되지 않는다고 볼 수 있으므로 복용시 중금속이나 스트론튬과 같은 방사성 물질뿐만 아니라 담즙산이나 콜레스테롤을 흡착 배설시킬 수 있어 다이어트에 유용하며, 또한 섭취된 염소 이온도 결합시켜 배설시키므로 혈압 강하에 도움이 될 수 있다. 그러나 면역 증강 작용, 항암 작용과 같은 생리 작용은 흡수된 키토산 올리고당에 의해서만 나타날 수 있다. 키토산을 복용한 후 대변에서 키토산이 검출되지 않았기 때문에 흡수된다고 주장하는 사람도 있으나 그것은 키토산이 대장에 존재하는 장내 세균에 의해 분해되기 때문이다. 대장은 분해된 물질을 흡수하는 기능이 없다. 따라서 키토산 관련 제품을 복용할 때는 반드시 키토산, 수용성 키토산, 키토산 올리고당, 글루코사민에 관한 기본 지식을 갖추고 상품의 실제 내용물을 잘 파악한 후 자기 건강 상태에 따라 알맞은 제품을 선택하는 것이 무엇보다도 중요하다.

키토산 올리고당이란

일반적으로 포도당(glucose)이나 과당(fructose) 같은 단당이 몇 개가 결합된 것을 올리고당(oligosaccharide)이라 부르지만 최근에 이르러 당질이 갖는 유용한 기능 특성이나 생리학적 특성이 밝혀짐에 따라 올리고당에 대한 관심이 매우 높아져 이에 관한 연구도 크게 확대되고 있다.

특히 당전이 효소와 가수분해효소의 작용 기구가 해명되어 이들을 이용하여 특이적으로 어떤 중합도를 갖는 올리고당을 생산하는 가수분해효소나 특정의 위치에 결합하는 당전이 효소의 이용 기술 및 분해 기술이 진보됨에 따라 고순도의 올리고당이 대량으로 생산되고 있다. 또한 이들 올리고당류의 새로운 기능 특성이 밝혀짐에 따라 이전에 생각하지 못했던 다양한 응용 방면으로 발전되고 있다.

올리고당이란 수개의 단당이 당체 결합*에 의해 탈수 축합된 것이며 일반적으로 단맛을 갖는 수용성의 결정성 물질을 말한다.

올리고당의 당 사슬 길이에 대하여는 명확히 정의되어 있지 않지만 일반적으로 단당이 2~10개가 결합된 소당류(少糖類)를 말한다. 원래 '올리고'는 소수(少數)를 의미하는 그리스어의 'oligo'에서 유래된 것이다. 그러나 최근에는 올리고 펩티드를 아미노산이 100개가 결합된 것도 올리고 펩타이드 범주에 넣고 있어 올리고당 또한 단당이 100개까지 결합된 당도 올리고당으로 보는 견해도 있다.

* 당체 결합(Glycosidic bond): 두 단당류에서 알데히드기와 알코올기 사이에 물 1분자가 빠지고 연결되는 결합

03 키틴·키토산 및 키토산 올리고당은 어떻게 만들어지는가?

BLUE OCEAN HEALTH CARE

키틴 · 키토산의 제조

키틴 · 키토산은 게와 새우 껍데기로부터 추출하여 사용되고 있지만 이러한 껍데기는 단백질, 지방(색소), 탄수화물(키틴) 및 무기물(탄산칼슘)로 구성되어 있다. 이 중 탄수화물만 추출한 것이 키틴이다.

게 껍데기에서 키틴을 제조하고자 할 때는 먼저 무기 성분인 탄산칼슘($CaCO_3$)을 제거해야만 한다. 이때 염산을 사용하여 제거할 수 있는데 그 원리는 다음과 같다.

탄산칼슘을 석회석이라고 하는데 이것은 염산과 같은 산이 가해지면 염화칼슘($CaCl_2$)과 탄산(H_2CO_3)을 생성시키는데 이 때 염화칼슘은 물에 녹게되고, 탄산은 강한 염산과 물에 의해 물과 이산화탄소(CO_2)로 분해되어 쉽게 제거시킬 수 있다. 이와 같이 탄산칼슘이 제거된 것을 묽은 수산화나트륨(NaOH)에 침지시키면 단백질이나 색소 등이 분해되는데 이들을 제거시킨 것이 키틴이다.

자연계에 존재하는 것 중에서는 양적으로 섬유소 다음으로 풍부하게 존재하고 있음에도 불구하고 키틴을 제대로 이용하지 못한 가장 근본적인 이유는 쉽게 녹일 수 있는 용제가 없었다는 사실과 반응성이 약하다는 것이다. 그러나 키틴으로부터 키토산이 제조되면서 약산인 유기산에 녹고 또한 반응성도 풍부해지면서 여러 가지 기능성이 나타나는 것으로 밝혀져 그 활용도가 넓혀지기 시작하였다.

키토산은 키틴의 구조 중에서 아세틸기(CH_3CO-)를 40% 수산화나트륨 용액으로 가열 처리하여 떼어내야 한다. 이것을 "탈아세틸화"라 한다. 그러나 100% 순수한 키토산을 만드는 것은 쉬운 일이 아니다. 왜냐하면 모든 화학 반응은 부반응을 수반하고, 또한 일반 기술로는 키틴과 키토산을 완전히 분리하기가 어렵기 때문이다. 따라서 키틴과 키토산은 혼합된 상태로 존재하고 있기 때문에 현재는 키틴 · 키토산이라고 표현하는 경우도 많고 키토산 제품에는 키토산율 00%로 표시하기도 한다. 그러나 일반적으로 키토산이라 함은 키틴으로부터 아세틸기가 약 70% 이상 제거된 것을 말한다(그림 3-1).

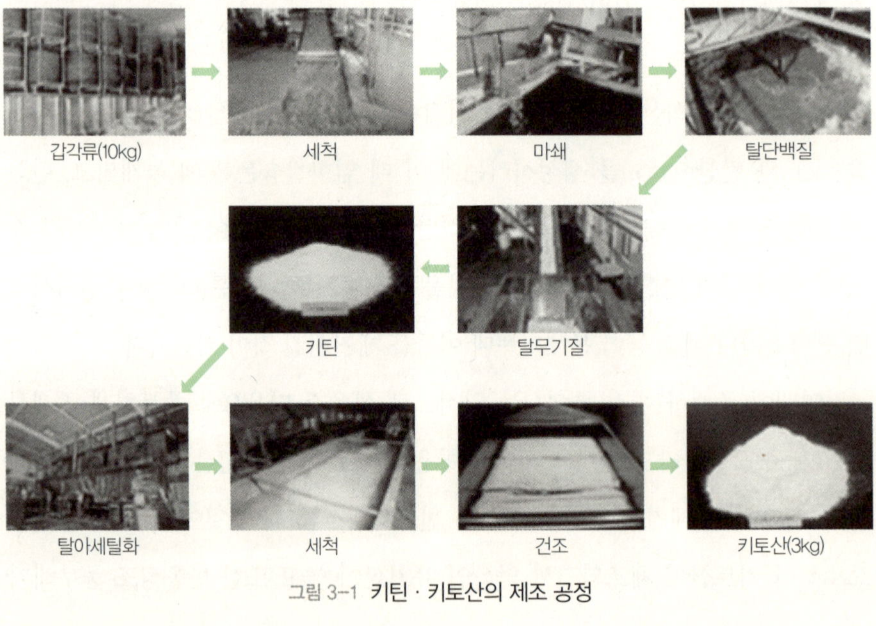

갑각류(10kg)
세척
마쇄
탈단백질
키틴
탈무기질
탈아세틸화
세척
건조
키토산(3kg)

그림 3-1 **키틴 · 키토산의 제조 공정**

최대한 순수한 키토산을 제조하고자 할 경우에는 수산화나트륨 용액의 농도를 높여 주고 온도를 100℃에 가까운 고온으로 가열해 주면서 반응 시간을 좀 더 길게 해주면 가능하지만 이렇게 되면 키토산의 점도가 떨어져 결국 분자 크기가 감소하는 결과를 초래할 수 있다. 따라서 키토산은 사용하고자 하는 목적에 따라 제조 공정이 약간 달라질 수 있다.

키틴 · 키토산 제조시 유의할 점은 원료인 새우나 게의 껍데기는 부패되기 쉽기 때문에 껍데기가 나오는 즉시 처리해야 한다. 하루 정도 쌓아 두어도 부패하기 때문에 즉시 처리하지 않을 경우 건조시켜 두어야 한다. 부패된 것을 원료로 사용하면 키틴 · 키토산 제품의 품질이 떨어진다.

항암 작용이 있는 올리고당의 제조

키토산 자체보다는 키토산이 적당한 크기로 분해된 분해물들이 생리 활성을 발현하는 경우가 많다. 더욱이 키토산 자체는 섭취해도 거의 흡수되지 않아 생체 내에서 생리 기능을 나타내지 않는 것으로 알려져 있다. 그 이유는 키토산의 구조가 섬유소의 구조와 유사하여 인체의 소화관에는 키토산을 분해시키는 효소가 없기 때문이다. 따라서 키토산을 생체 내에 흡수되도록 하기 위해서는 키토산을 분해시켜 올리고당 형태로 만들어 섭취할 필요가 있는 것이다.

실제로 키토산 올리고당(분자량 18 kDa이하)과 수용성 키토산(분자량 18 kDa이상)의 체내 흡수율을 확인하기 위해 쥐에 경구 투여한 결과, 분자량이 22 kDa인 수용성 키토산은 십이지장 및 소장에서 흡수되지 않는 것을 확인 할 수 있고 분자량

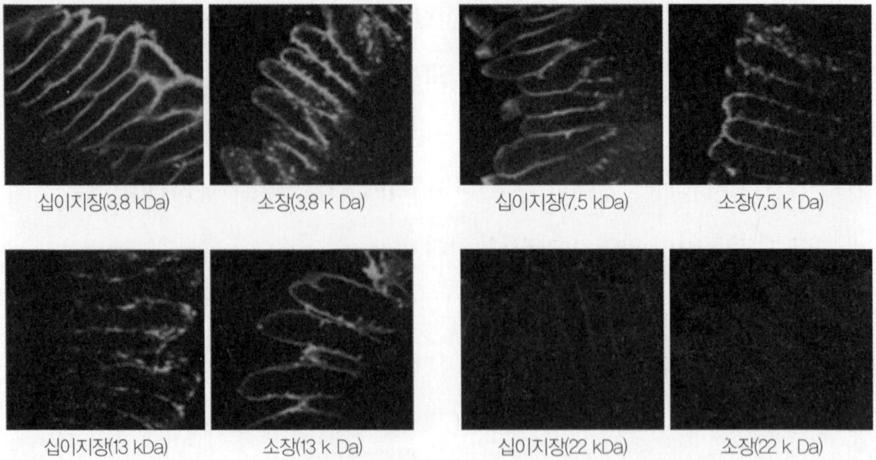

그림 3-2 **키토산 올리고당 및 수용성 키토산의 쥐 체내 흡수율**

이 낮을수록 키토산 올리고당의 체내 흡수율은 증가하는 것을 관찰 할 수 있다 (그림 3-2).

올리고당을 만드는 데는 강한 염산으로 분해시키는 방법인 화학적 방법과 효소를 사용하는 생물학적인 방법이 있다. 국내에서는 과거에 대부분 염산에 의한 올리고당을 제조하여 시판하였었다. 염산으로 키틴 · 키토산을 분해시킬 경우 인체에 유해한 부반응 물질이 생성될 뿐만 아니라, 염산을 완전히 제거하지 않은 제품을 사용하면 체내의 당 대사에 큰 영향을 미치게 되고, 이로 인해 인슐린 작용에 이상이 생겨 당뇨병에 걸릴 수도 있다. 따라서 우리나라 보건복지부 식품 공전에는 키틴 · 키토산의 효소 분해물인 올리고당만을 식품 첨가물이나 건강식품 소재로 사용할 수 있도록 명시되어 있다.

그런데 키틴 · 키토산을 분해시킬 수 있는 효소의 가격이 매우 비싸고 효소 활성이 낮아 산업적으로 효소를 이용하여 키틴 · 키토산 올리고당을 생산하는 데는 경제적으로 큰 문제점이 있기 때문에 일본에서는 키토산 자체만으로 만든 제품들이 유통되고 있는 실정이었다. 간혹 올리고당을 첨가한 것이 있는데 이것은 키토산 올리고당이 아니라 전분을 분해시킨 올리고당인 경우가 많다.

따라서 필자는 세계 최초로 키토산 가수분해효소를 이용한 키토산 올리고당을 연속적으로 생산할 수 있는 기술을 개발한 바 있다(그림 3-3). 효소적 가수 분해에 의한 키토산 올리고당의 생산을 산업적으로 적용시켰을 때 대량으로 소모되는 효소의 높은 생산 비용을 절감하기 위하여 효소의 재이용을 위한 생산 시스템의 개발을 시도하였다. 이를 위해 최근 식품 공정에서 크게 각광을 받고 있는 한외여과막*과 생물반응기를 결합시킨 한외여과막 효소반응기를 키토산 올리고당의 생산에 적용시켰다. 그림 3-3에서처럼 먼저 키토산 용액을 반응기에 채운 다음 키토산 분해효소를 넣고 펌프로 순환시키면 키토산은 효소에 의해 분해되어 한외여과막을 통해 배출된다. 이때 한외여과막을 통과하지 못한 키토산분해물인 큰 입자와 효소는 분자량이 커서 막을 통과하지 못하여 계속 순환하면서 분해반응이 더 진행된다. 효소반응기에서 분해되어 한외여과막을 통해 빠져나간 만큼 키토산 용액을 공급시켜 연속적으로 키토산 올리고당을 대량 생산할 수 있다.

이 키토산 올리고당 생산 시스템의 장점은 사용하는 막의 종류에 따라 원하는 분자량의 키토산 올리고당을 생산할 수 있다는 점이다. 키토산 올리고당은 그

* 한외여과막(Ultrafiltration): 아주 작은 구멍이 있는 여과막을 통해 여과하여 극히 미세한 입자를 분리하는 막

분자량 크기에 따라 생체 내에서 생리 기능을 나타내는 것이 달라 목적에 맞는 제품을 생산할 수 있다. 이미 이 생산 시스템은 기업에 기술 이전시켜 분자량 크기에 따른 올리고당 제품을 생산하고 있으며, 이 기술은 과학 기술로부터 국산 신기술 인정서(KT)를 획득한 바 있다.

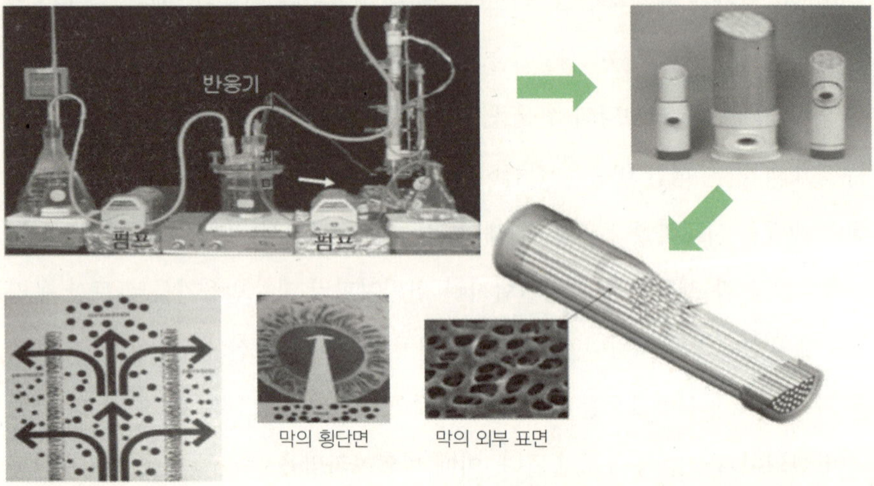

그림 3-3 **키토산 올리고당의 연속적 생산공정**

04 키틴·키토산 및 키토산 올리고당의 생리 기능성

BLUE OCEAN HEALTH CARE

키틴 · 키토산

키틴은 천연에 존재하는 고분자 물질 중 가장 다양하게 이용할 수 있는 생체 재료(biomaterial)이다. 수산 가공 공장에서 연간 약 1.5×10^8톤 정도 폐기되고 있는 갑각류 껍질로부터 추출한 키틴은 양적으로 대단히 풍부함에도 용해성이 매우 낮기 때문에 널리 이용되지 못하였으나 생체 친화성이 우수하여 인공 피부나 수술용 봉합사 등 의료용 재료로서 제한적으로 이용되고 있다.

키틴이 탈아세틸화되어 키토산으로 제조된 후 그 이용 범위가 매우 다양화되었다. 초기에는 주로 키토산의 강력한 흡착력을 이용한 폐수 처리제나 중금속 흡착제 및 고정화 효소용 담체나 크로마토그래피용 수지와 같은 고분자 소재로서 널리 이용되었다. 그러나 최근에 키토산의 여러 가지 생리 기능성들, 즉 항균 작용, 항암 작용 및 면역 활성 증강 작용 등이 밝혀짐으로써 식품 및 의약품 소재로서 용도 개발이 활발히 진행되고 있고, 씨앗을 코팅시킴으로써 병충해를 예방하고 수확을 증가시키며, 동물 사료에도 첨가되는 등 농업에서도 이용되고 있다.

특히, 미국에서는 키토산이 다이어트 식품으로 크게 각광을 받고 있으며, 일본은 천연 식품 첨가물 목록으로 등재하였다. 지금까지 키토산이 식이 섬유로서 콜레스테롤이나 지질의 흡수를 저해하고 고혈압을 조절하는 기능이 밝혀졌다.

즉, 콜레스테롤은 대부분 간장에서 합성되며 일부는 음식물로부터 섭취된다. 이것은 담즙산의 전구 물질로서 십이지장을 거쳐 혈관벽에 붙어서 동맥경화를 일으킨다. 그러나 산성의 위장에서 용해된 키토산의 양이온은 소장 상부에서 음이온 전하를 가지고 있는 담즙산과 강력한 이온결합을 형성하여 체외로 배출됨으로써 콜레스테롤의 혈중농도를 저하시킨다.

또한, 췌장에서 만들어져 분비되는 지방 분해효소인 리파제(lipase)의 활성을 약화시켜 지질이 분해 흡수되지 못하고 체외로 배출되게 한다. 더구나 십이지장에서 유적* 표면의 인산기 부분에 결합함으로써 지방 분해효소의 작용을 저해하고 지방의 흡수를 감소시킨다. 그리고 키토산은 섭취한 소금 중 염소이온을 체외로 배출시킴으로써 고혈압 관여효소의 활성을 억제하여 혈압을 저해하는 것으로 알려져 있다.

키토산 올리고당

(1) 항암 작용

인간에게 가장 기쁘고 소중한 것이 삶이요, 가장 두렵고 슬픈 것이 죽음이다.

* 유적(Droplet): 체내의 수용성 조건하에서 지용성인 지질이 기름방울과 같은 미셀을 형성하는 형태

그런데 주지하는 바와 같이 우리들 삶에는 원하지 않는 질병이 따르고 그 질병은 죽음을 재촉하기 마련이다. 그 중에서도 암은 예로부터 한번 걸리면 곧 죽음을 의미할 정도로 불치의 병으로 알려져 왔다.

최근에도 암의 이환율(罹患率)이 계속 증가하는 추세를 보이고 있다. 암에 대한 진단방법이 진보했을 뿐만 아니라 현대 의학이 발달함에 따라 인간의 평균 수명이 연장되기 때문에 암이 많이 발생할 수 있는 연령층이 늘어나고, 또 현대 산업문명의 발전에 따른 다양한 수질오염 및 공해물질은 직 · 간접적으로 인체에 영향을 주어 암의 이환율을 높이는 원인이 되고 있다.

우리나라에서 사망자 중에서 각종 암으로 사망하는 사람이 연간 10만 명당 149명으로 매년 증가하고 있으며, 전 세계의 암사망자는 1년에 약 1백만 명 정도로 추산되고 있다.

2014년도에 보건복지부에서는 임 환지 등록 결과를 분석한 통계 자료를 발표하였는데, 우리나라의 최근 10년간 각종 암에 의한 사망률 변화를 보면 2004년 인구 10만 명당 132.6명에서 2014년에는 150.9명으로 13.8% 증가하였다. 이 중 폐암 사망률이 2004년 27.3명에서 2014년 34.4명으로 가장 많이 증가하였으며, 2014년 암에 의한 사망률은 인구 10만 명당 폐암(34.4명), 간암(22.8명), 위암(17.6명), 대장암(16.5명) 순으로 높았다. 또한 남자에게 가장 많이 발생하는 암은 위암으로 전체 남자 암 환자의 18.4%를 차지하였고, 그 다음이 대장암(15.5%), 폐암(13.7%)의 순으로 이들 세 종류의 암이 전체 암의 47.6%를 차지하였다. 한편 여자 환자의 경우, 갑상선암이 35.8%로 가장 많았으며 그 다음으로 유방암(15.6%), 대장암(9%) 순으로 전체 암의 60%를 차지하였다.

암은 일반적으로 연령이 증가함에 따라 그 발생 빈도도 증가한다. 특히 피부암과 전립선암 등은 70세 이상의 노인층에 많고, 40세 이하에서는 거의 볼 수 없다. 자궁암은 비교적 젊은 연령층에 나타나지만 40세 이후의 연령층에서는 많이 볼 수 없다. 간암이나 소화기 계통의 암(위암, 대장암, 직장암 등)도 젊은 사람보다 40대나 50대에서 현저하게 많이 발생한다. 또 40대까지는 여성의 암 발병이 많았지만, 50세 이후에서는 남성 암 환자가 여성 암 환자보다 많은 것으로 나타났다.

한편 혈액의 암이라 불리는 백혈병은 모든 연령층에서 볼 수 있으나 우리나라의 경우 2013년도 통계를 보면 30세 이전도 그 발병률이 높다. 혈관종은 유아와 소아에서 가장 많이 발생하는 종양이다. 백혈병, 악성 임파종 기타 조혈 기관(haemopoietic organ: 혈구를 만드는 기관의 총칭)에 생기는 암은 유아와 소아에게 발생하는 암의 약 50%를 차지하고 있는 실정이다(2013년 사망 원인 통계, 통계청).

따라서 암은 모든 연령층에서 발생할 수 있는 것으로, 젊다고 해서 안심할 수 있는 것은 아니다. 그러나 앞서 말한 몇 가지 암, 즉 어린아이들에게 특히 많이 발생하는 암을 제외한다면 일반적으로 나이가 많을수록 암에 걸릴 가능성이 증가한다고 볼 수 있다.

우리나라 남성에게는 위암, 대장암, 폐암 순서로, 여자에게는 갑상선암, 유방암, 대장암 순으로 암 발생률이 높으며, 서양에서는 남성의 경우 대장암과 폐암, 여성의 경우 유방암, 폐암, 간암의 순서로 많이 발생한다. 서구에 비해 우리나라 남성의 위암 발생률이 높은 원인은 쌀밥 위주의 식사, 절인 음식의 잦은 섭취, 소금의 과다 섭취 등에 있으며, 폐암 증가율이 가장 높은 이유는 인구의 노령화, 흡연 인구의 증가 및 대기오염 등에 기인한다고 보고되었다. 우리나라도 비만 인구의 증가 및 식생활의 서구화에 따른 고지방식 섭취로 인해 유방암과 대장암의 발생이 증가할 것으로 예상되며, 이 밖에 췌장암, 전립선암 등도 마찬가지로 환경 오염 물질의 증가와 음주량의 증가 등 주변 생활 환경 변화와 밀접한 관계가 있는 것으로 보인다.

그러나 '암의 정체란 무엇일까?'라는 질문에 대해서 명확한 답변을 해 줄 수 있는 사람은 아직까지 없다. 암이란 병은 아직 그 원인이 규명되지 않았으므로 그 본태를 정확히 정의내릴 단계는 아니지만 세포의 병이라고 할 수 있다.

동식물을 막론하고 생체를 구성하고 있는 기본 단위는 세포이다. 세포가 모여 조직을 이루고, 조직이 모여 장기가 되며, 장기가 모여 하나의 생명체를 이루고 있는 것이다. 이러한 세포의 중요한 임무 중 하나는 항상 분열 · 증식하여 자기와 똑같은 자손을 만들어 내고 수명이 다하면 죽는 것이다.

정상 세포의 경우에는 이러한 분열 · 증식이 일사불란하게 이루어지며 세포 스스로 이러한 분열 · 증식을 조절할 수 있는 능력을 자동능(自動能)이라고 부른다. 그러나 어떤 원인에 의하여 이런 질서가 깨지게 되면 세포는 무한히 분열을 계속하게 되며, 이렇게 끝없이 늘어가는 '비정상적인 세포', 즉 암세포 때문에 결과적으로 생명을 잃게 되는데, 이러한 병을 우리는 암이라고 정의하고 있다. 암세포는 정상 세포가 변화해서 생겨난 것이지만 정상 세포와 달리 왕성한 발육 때문에 영양분을 섭취 · 분해 · 이용하는 대사 과정이 정상 세포보다 훨씬 왕성하다.

또한 암세포는 전이하는 성질(침윤, 浸潤)이 있다. 침윤이란 우리 몸의 어느 한 곳에서 생겨난 암세포의 수가 점점 불어나면서 주위 정상 세포 내로 들어가는 상태를 말한다. 정상 세포들 사이로 들어간 암세포는 정상 세포를 파괴하면서 계속 전이가 일어난다. 그 파괴 행동은 지속적으로 진행되기 때문에 환자가 아무리 쇠진해도 멈추어지거나 되돌려지지 않는다.

암이 난치병이 된 원인의 하나가 전이 때문이다. 전이란 어느 장기에 생긴 암세포의 집단이 조직 내로 침윤해 가는 동안 혈관이나 임파관 속으로 들어가 혈액과 임파액을 타고 몸 안의 각 부위에 퍼져 다른 장기나 조직 속에 뿌리를 내려 새로운 증식을 시작하게 되는 것이다.

암이 이처럼 중대한 인류의 병이 되고 있으며, 특정한 암이 왜 한국인에게 많이 발생하는지 그 원인을 조사해 가면 비정상적인 생활 양식에 있다는 것을 알 수 있게 된다. 우리들 자신에게는 정상적인 생활처럼 생각되어도 실은 암을 불러들이는 생활을 하고 있는 것이다.

암의 원인 그 자체에 대해서는 아직 연구가 추진되고 있지만 어떠한 생활을 하고 있는 사람이 암에 더 많이 걸리는지 또는 어떤 방향으로 생활이 바뀌었을 때 암이 줄어드는지에 대해서는 짐작이 가능할 것이다. 이에 알고 있는 암에 대한 지식을 활용해서 조금이라도 암의 발병과 거리가 먼 생활을 하는 것이 현명한 방법이다.

이제 암 환자의 절반 이상이 건강한 삶을 되찾는 시대가 됐다. 중앙암등록본부의 자료에 따르면 국내 암 환자의 5년 생존율이 1993~1995년 41.2%에서 2009~2013년 69.4%로 20년 사이 크게 늘었다. 그만큼 암을 완치한 이후의 삶을 관리하는 법이 중요해졌지만 이에 소홀한 사람들도 많다. 전문가들은 특히 또다시 환자의 생명을 위협하는 '2차암, 처음 생긴 암이 재발하거나 전이된 것이 아닌 새로운 장기에서 발생하는 암'을 주의하지 않는 게 큰 문제라고 경고하고 있다.

암을 한번 겪은 사람에게 또 다른 암이 생길 위험은 암을 겪지 않은 사람보다 많게는 4배 이상 높다. 여러 암을 부르는 안 좋은 생활 습관을 가지고 있거나 처음 생긴 암을 치료하는 과정에서 방사선 · 항암제에 의해 정상 세포의 유전자가 변형될 수 있기 때문이다.

어떤 암을 경험했느냐에 따라 2차 암 종류는 어느 정도 예측할 수 있다. 위암을 겪은 사람은 그렇지 않은 사람에 비해 대장암 위험이 1.4배 높고 폐암을 겪은 사람은 그렇지 않은 사람에 비해 두경부암 위험이 4배 높은 식이다.

암이 완치되었어도 6대 암 검진(위, 대장, 자궁경부, 유방, 간, 폐)은 반드시 받아야 하며 무엇보다도 암을 예방할 수 있는 기능성 물질의 섭취가 중요하다.

면역 증강에 의한 항암 작용

암은 초기에 발견되면 그 암의 발생지를 제거함으로써 암의 전이를 방지할 수 있으나 그렇지 못할 경우에는 항암제를 투여하여 단지 생명을 연장시킬 수밖에 없다. 현재 개발된 항암제는 대부분 화학 물질로 부작용이 심하다. 그 이유는 암 세포만을 선택적으로 손상시키지 않고 정상 세포까지 파괴함으로써 부작용이 발생하기 때문이다. 그렇기 때문에 가능한 한 화학 물질에 의한 치료보다는 면역 요법에 의한 치료가 바람직하다.

면역 요법은 우리 몸에서 면역 체계를 담당하는 세포를 직접 활성화시켜 암을 치료하거나 또는 암을 치료하는 데 있어 다른 치료의 효과를 증진시켜 환자의 면역 체계를 강화시키는 방법이다.

면역이라 함은 체내 이물질(항원)이 침입하였을 때 백혈구, 대식 세포, 면역 담당 세포(T세포), 항체 생산 세포(B세포) 등이 이물질을 먹어치워 제거하는 것을 말한다. 백혈구는 혈액에 존재하는 것으로서 비교적 적은 세균 등의 이물질을 포착하여 먹어치우는 역할을 한다. 대식 세포는 백혈구에 비하여 비교적 큰 이물질을 한꺼번에 먹어치움으로써 얻어진 이름이다. 대식 세포가 먹어 치우면서 생성된 파편(찌꺼기)은 대식 세포 몸 밖으로 배출하게 되는데 이 때 파편으로 인하여 면역 담당 세포가 반응하여 이물질인지를 판단하고 공격이 필요할 때 항체 생산 세포에 명령을 하게 되고 명령을 하달 받은 항체 생산 세포는 그 물질에만 특이적으로 반응하는 항체를 대량으로 증식시켜 이물질을 제거하게 된다.

키토산 올리고당은 이러한 면역력을 증강시켜 암의 억제 내지 전이를 방지시키는 것으로 알려져 있다. 즉, 대식 세포를 활성화시킨다든지 혹은 면역 담당 세포를 강화시켜 항체 생산 세포로 하여금 항체를 많이 생산하도록 함으로써 암을 극복할 수 있는 것으로 보고되어 있다.

키토산의 항암 효과를 쥐를 이용하여 검토하였을 때, 경구 투여 한 것이 아니라 모두 복강이나 폐하에 주사하여 실험한 경우가 대부분이다. 키토산은 현재 의약품이 아니라 건강 보조 식품인 관계로 먹는 방법으로 섭취할 수밖에 없다. 이렇게 된 경우 키토산 자체는 불용성 고분자이므로 이들을 흡수될 수 있도록 올리고당 형태로 만들어 섭취해야만 그 효과가 보다 명확하게 발현될 것이다.

필자는 키토산 올리고당을 분자량 크기에 따라 올리고당 Ⅰ(분자량 5000~10000), 올리고당 Ⅱ(분자량 1000~5000), 올리고당 Ⅲ(분자량 600~1000)으로 만들어 이들 세 그

룹을 자궁경부암 및 흑색종*(Sarcoma-180) 종양 세포가 이식된 쥐에 일정량씩 매일 계속적으로 복강 투여하여 항암 효과를 검토한 바 있다.

올리고당Ⅰ, 올리고당Ⅱ 및 올리고당Ⅲ의 올리고당을 쥐 체중 kg당 50mg씩 24일간 1일 1회씩 투여하였을 때, 체중 변화에 큰 차이는 없었으나 종양 세포의 성장 억제율은 분자량이 1000~5000 범위인 올리고당Ⅱ가 복수암에서 67%, 자궁경부암에서 74%로 올리고당 I 및 올리고당 III에 비해 매우 높았다. 따라서 항암 효과에 올리고당의 크기가 매우 중요하다는 사실을 알 수 있었다(표 4-1).

표 4-1 어패류 섭취 빈도별 사망 비율(상대 위험도)

시료	투여량 (mg/kg/day)	쥐 (마리)	흑색종 (Sarcoma 180 tumor cells)		자궁경부암 (Uterine cervix carcinoma tumor cells)	
			종양 무게(mg)	암 억제율 (%)	종양 무게(mg)	암 억제율 (%)
대조군		12	1032.5±839.5		912.2±612.1	
COS Ⅰ (5~10kDa)	50	12	1147.0±933.9	–	965.2±839.7	–
	20	12	901.0±741.7	12.7	803.3±641.8	11.9
	10	12	795.5±384.8	22.9	772.7±592.2	15.3
COS Ⅱ (1~5kDa)	50	12	345.2±218.6	66.6	240.5±202.5	73.6
	20	12	665.6±340.1	35.5	352.3±331.1	61.4
	10	12	739.5±351.8	28.4	669.5±562.3	26.6
COS Ⅲ (1kDa 이하)	50	12	904.0±510.3	12.4	665.0±477.9	27.1
	20	12	874.5±516.6	15.3	841.1±602.1	7.8
	10	12	973.5±417.1	5.7	879.9±650.3	3.5

COS: 키토산 올리고당

* 흑색종: 멜라닌 세포가 암 세포로 변하면서 주로 검은 반점 형태로 나타나는 종양

흑색종 암세포가 이식된 쥐에 키토산 올리고당 처리가 암 억제 효과에 미치는 영향을 살펴본 결과, 그림 4-1에 나타난 바와 같이 흑색종 암세포를 이식한 경우 30일 내에 모두 죽었으나 키토산 올리고당(분자량 3~5kDa)을 처리한 경우는 50일이 지나도 약 89%가 생존하는 것으로 보아 키토산 올리고당이 항암 효과가 있다는 사실을 입증할 수 있다.

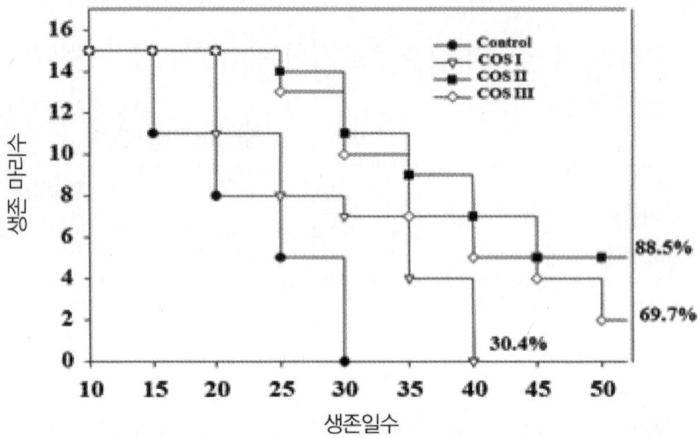

그림 4-1 흑색종 암세포를 이식한 쥐에 키토산 올리고당의 처리가 쥐의 생존에 미치는 영향

우리 몸은 세포와 여러 세포들 사이를 채우고 있는 물질로 이루어져 있다. 이 세포들 사이를 채우고 있는 물질을 기질(matrix)이라고 한다. 그 기질을 이루고 있는 성분은 주로 단백질이며, 그 외에 탄수화물도 세포 사이의 공간을 채우는 역할을 한다.

기질 금속 단백질가수분해효소(matrix metalloproteinase, MMP)에는 안쪽에 아연이나 망간과 같은 금속 성분이 들어 있기 때문에 metallo라는 단어가 사용되며, proteinase라는 단어는 단백질을 분해하는 효소의 의미로 합성된 단어가 바로

MMP이다.

따라서 MMP는 기질을 구성하는 단백질을 녹이는 효소 중에 화학 구조상 금속 성분을 포함하고 있는 효소를 말하는 것이다. 일반적으로 MMP는 단백질분해효소로 불리며 동식물의 조직이나 세포, 미생물에 널리 존재한다.

MMP는 정상적인 생물학적 과정인 배 발생, 착상, 기관 형성, 신경 성장, 배란, 자궁 확장, 배 형성, 상처 치유, 혈관 신생 및 세포 사멸뿐만 아니라 관절염, 암전이, 주름 형성, 심혈관 질환, 신경성 질환, 위궤양, 만성 염증 등 다양한 병적인 과정에도 관여한다.

특히 MMP-9은 암 전이에 중요한 역할을 하는 효소로 알려져 있어 키토산 올리고당의 MMP-9 활성 저해 효능을 검토한 결과, 그림 4-2에 나타난 바와 같이 키토산 올리고당의 농도가 높을수록 그 활성이 농도 의존적으로 억제되는 것을 확인할 수 있다.

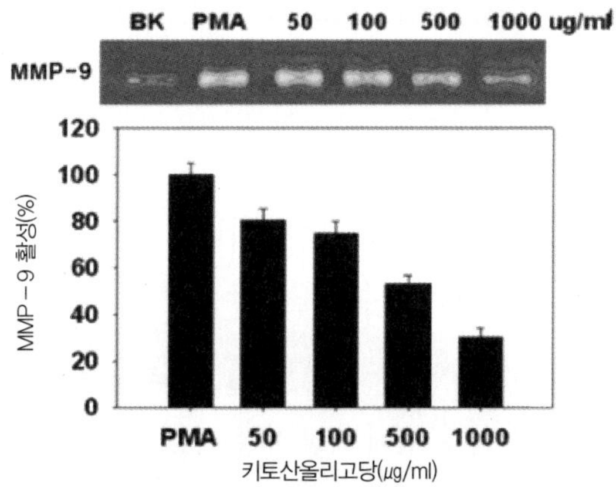

그림 4-2 인간 피부 세포에서 키토산 올리고당의 MMP-9 활성 저해 효과

한편, 간암 세포에 키토산 올리고당을 72시간 처리한 결과, 키토산 올리고당 농도가 증가함에 따라 세포 사멸(apoptosis)이 유도됨으로써 암세포가 사멸하는 것을 확인할 수 있다(그림 4-3).

이와 같이 키토산 올리고당은 암 전이를 억제하고 암세포를 파괴함으로써 암의 치료 효과뿐만 아니라 예방에 도움을 줄 수 있어 기능성 식품 소재로 활용될 수 있을 것으로 기대된다.

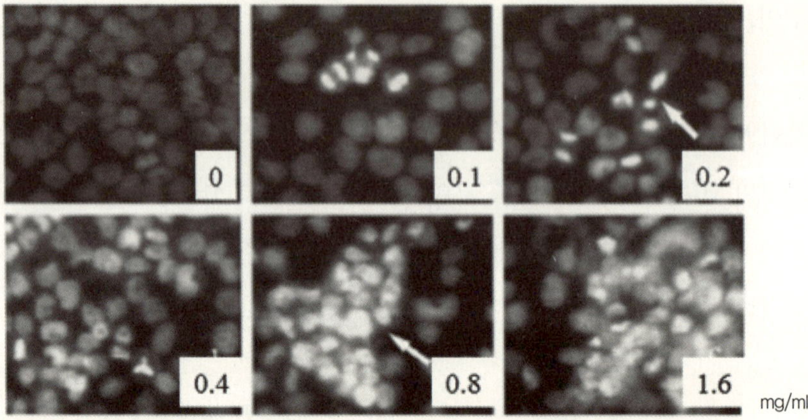

SMMC-7721: 인간 간암세포

그림 4-3 키토산 올리고당의 인간 간암 세포 사멸 효과

(2) 암에 의한 체중 감소 저지

일반적으로 몸에 암이 발생되면 체중이 급격히 감소하는데 이것을 키토산 올리고당이 막아 줄 가능성이 있다. 암에 의한 체중 감소 원인에 대하여 오쿠다 교수가 행한 연구를 소개한다.

쥐에 흑색종(Sarcoma-180)이라는 암을 복강 내에 주입한 후 체지방의 변화를 살펴보았다. 이때 암을 이식받은 쥐(rat)에서는 체지방이 현저히 감소하는 것으로 나타났는데, 이는 암에 의한 식욕의 저하가 체지방 감소의 원인이었던 것으로 생각했다.

그러나 연구 결과 여기에는 또 다른 원인이 있었던 것으로 나타났다. 그것은 표 4-2에 나타나 있는 바와 같이 암세포에서는 지방 세포에 저장되어 있는 중성지방을 분해시키는 물질을 분비시키고 있다는 사실이다. 지방 세포에 저장되어 있는 지방이 감소될 때에는 지방이 지방산과 글리세롤로 분해되어 에너지를 만드는 데 이용되며, 결코 지방 자체로 세포 밖으로 나갈 수 없다.

또 복강 내의 암세포에는 복수(腹水)라고 불리는 용액에 들어 있는데, 이 복수 안에 암세포에서 분비된 지방을 분해시키는 물질인 톡소호르몬-L(카탈라아제 활성을 저해하는 독성 물질로서 암세포에서 추출됨)이 존재하고 있다.

암세포인 흑색종(Sarcoma-180)을 이식시킨 쥐의 복수, 사람의 간암 복수, 사람의 폐암 흉수(胸水), 사람의 악성 난소 종양의 복수에는 톡소호르몬-L이 존재하고

표 4-2 여러 가지 암의 복수 중 톡소호르몬-L의 지방 분해 활성

복수		지방 분해 활성(mg/단백질)
암성 복수	흑생종(Sarcoma-180)(쥐)	2.7 ± 0.3
	간암(사람)	7.2 ± 1.7
	폐암(흉수, 사람)	7.7 ± 1.0
	악성 난소 종양(사람)	7.3 ± 0.3
비암성 복수	복막염(쥐)	0
	간경화(사람)	0

있지만 쥐의 복막염이나 사람의 간경화와 같은 암이 아닌 복수에서는 톡소호르몬-L의 활성이 나타나지 않았다(표 4-2). 대체적으로 암 활성이 없는 복수에도 톡소호르몬-L은 존재하고 있으나 소량이며, 이것에 대한 저해물질이 대량으로 존재하고 있기 때문에 톡소호르몬-L이 지방을 분해시키는 활성이 나타나지 않는 것으로 밝혀졌다.

그 후 사람의 간암 복수에서 톡소호르몬-L을 분리 정제하여 연구한 결과, 톡소호르몬-L이 지방을 분해시킬 뿐만 아니라 식욕도 저하시키는 작용이 있는 것으로 밝혀졌다.

톡소호르몬-L은 분자량이 약 7만이며, N-말단에 아스파라긴산을 가진 당단백질이다. 이 정제된 톡소호르몬-L을 7.2 ㎍과 14.4 ㎍을 각각 쥐의 측뇌실(側腦

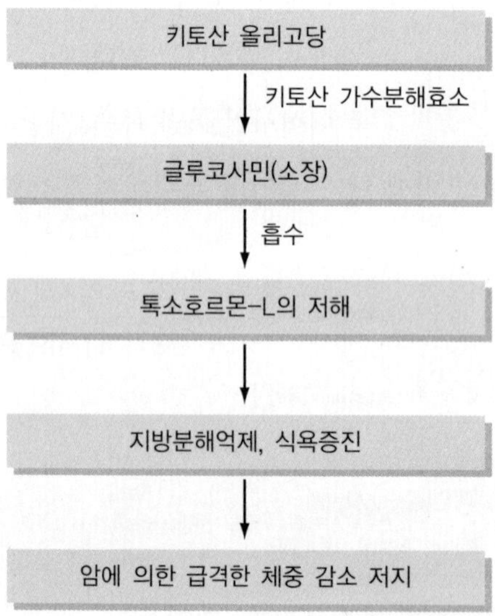

그림 4-4 키토산 올리고당의 체중 감소 저지효과

室)에 주입시킨 결과, 식이량이 감소하였으며, 14.4㎍을 주입시킨 것이 7.2㎍ 주입시킨 것에 비해 식이량이 훨씬 더 저하하여 식욕의 감소가 큰 것으로 밝혀졌다.

다시 말하면 암 환자의 급격한 체중 감소 원인의 하나는 암 세포로부터 분비된 톡소호르몬-L에 의하여 지방이 분해됨과 동시에 식욕이 저하하기 때문이라고 할 수 있다. 또한 톡소호르몬-L에 의한 식욕 저하는 만복중추의 흥분에 의해 일어나는 것도 이미 밝혀졌다.

키토산 자체는 톡소호르몬-L의 작용을 저해시킬 수 없으나 키토산의 분해 산물인 글루코사민이 톡소호르몬-L의 작용을 저해하는 것으로 확인되었다. 하지만 키틴의 분해물인 아세틸글루코사민에는 저해 작용이 없는 것으로 알려져 있다.

이상을 종합해 보면, 장관 내에서 키토산의 분해에 의해 생긴 글루코사민이 암세포에서 분비된 톡소호르몬-L을 저해시켜 암 환자의 지방 분해와 식욕 저하를 저지하여 급격한 체중 감소를 멈추게 하는 것으로 이해할 수 있다(그림 4-4).

(3) 노화 방지

지구 상 대부분 생명체는 공기 중의 산소를 호흡하여 산화시켜 얻어지는 에너지를 이용하여 생명을 유지하는데, 이런 산소가 필요한 대사 과정에서 불가피하게 세포를 손상시키는 독성 물질들이 부산물로 만들어 진다. 이것을 활성 산소(active oxygen)*라고 한다. 활성 산소는 생체 조직을 공격하여 세포를 산화, 손상시

* 활성 산소(Active oxygen): 인체에 특성을 나타내 분해하는 방어기작을 갖고 있는 안정적인 산소와 달리 반응성이 풍부한 에너지 상태에 있는 산소

키는 주범이며 유해산소라고도 한다. 한편 병원체나 이물질을 제거하기 위한 생체방어 과정에서도 초산화물(O_2^-), 과산화수소(H_2O_2)와 같은 활성 산소가 대량 발생하며 이들의 강한 살균 작용을 통해서 병원체로부터 인체를 보호하기도 한다.

항산화는 산화의 억제를 뜻한다. 세포의 노화 과정과 그에 대한 예방을 설명할 때 주로 등장하는 개념이다. 세포의 노화는 곧 세포의 산화를 의미한다. 호흡을 통해 몸에 들어온 산소는 몸에 이로운 작용을 하지만 이 과정에서 활성 산소가 만들어진다. 활성 산소는 산소가 불안정한 상태에 있을 때를 뜻하는데 이는 동물의 몸에 나쁜 영향을 끼친다. 즉, 활성 산소를 제거하는 것이 세포의 산화, 세포의 노화를 막는 핵심이다.

활성 산소는 세포나 세포 소기관을 손상시키기도 하며 생체 내 여러 단백질의 아미노산을 산화시켜 단백질의 기능 저하를 초래하기도 한다. 이것은 핵산에도 손상을 입히는데 핵산 염기의 변형, 핵산 염기의 유리, 결합의 절단, 당의 산화분해 등을 초래하여 돌연변이나 암의 원이이 되기도 한다.

따라서 활성 산소의 생성을 최소화시켜야 한다. 활성 산소를 다량 생산하는 흡연은 반드시 피해야 하며 공해, 자외선, 식품첨가물 등 각종 유해환경에 노출되는 것을 최소화해야 한다. 스트레스가 쌓이지 않도록 그때그때 적절히 해소시켜야 하며 지나치지 않은 적당한 운동도 필요하다. 음식을 많이 섭취할수록 그만큼 많은 양의 활성 산소가 만들어지므로 소식을 하는 것이 좋다. 항산화제를 섭취하는 것도 생체 내 활성 산소의 생산을 막는 방법이다. 비타민과 미네랄이 풍부하게 들어있는 신선한 야채와 과일을 많이 먹는 것이 좋으며 커피 대신 녹차나 홍차를 마시는 것도 좋은 방법이다.

그러나 나이가 들어서 활성 산소가 더 많이 만들어지고 체내의 항산화 능력은 점점 떨어지게 되면 야채나 과일 섭취만으로 충분히 활성 산소를 제거하기 어렵게 된다. 이런 경우에는 항산화 성분이 풍부한 비타민 E(tocopherol), 비타민 C, 베타 카로틴(β-carotene), 셀레늄(selenium), 멜라토닌*(melatonin), 프로폴리스(propolis)등을 정제로 복용하는 것도 한 방법이다.

20세기에 들어오면서 인간의 평균 수명은 선진국을 중심으로 하여 계속 증가하고 있다. 1990년 평균 수명은 1900년대에 비하여 남자는 66%, 여자는 71%가 증가한 것으로 밝혀져 노령 인구의 비율이 급격하게 증가하고 있음을 알 수 있다. 우리나라의 경우, 1960년대에 65세 이상의 인구가 3.74%, 1980년에는 3.87%였으나 2000년대에는 6.35%로 증가하였으며, 2020년에는 11.45%가 될 것으로 추측되고 있다. 세계적으로도 1960년에 65세 이상의 인구가 5.1%이던 것이 1980년에 5.7%, 2000년에 6.6%가 되었고, 2020년에는 8.1%가 될 전망이다.

이러한 평균 수명 증가의 원인을 초기에는 유아 사망률이 감소하였기 때문이라고 생각했었다. 그러나 유아 출생률과 사망률의 감소가 정착된 최근에도 평균 수명이 계속 증가하는 것은 사망률 외에 노인의 사망 원인이 제거되었기 때문이라고 보아야 할 것이다. 노인의 사망 원인으로는 심장 질환, 암, 당뇨병 등이 있는데 이러한 질병이 어느 정도 정복되면서 결국 노인의 사망 원인이 줄어들고 따라서 수명이 연장된 것이라 볼 수 있다.

* 멜라토닌(Melatonin): 송과선에서 분비되는 호르몬. 바이오리듬 조절 기능을 하며 노화 방지, 정력 증진, 암 따위의 질병 억제 작용을 한다.

모든 생물의 수명은 유한하며, 종에 따라 최대 수명은 차이가 있는데, 설치류의 경우 3년 정도에서부터 영장류의 경우는 100년이 넘는 동물도 있고 사람은 약 150년 정도로 추정되고 있다. 이러한 수명을 결정하는 요인은 무엇이며 왜 생물의 수명은 유한하고 종에 따라 수명이 다른가는 인간의 오래된 의문이었으며, 이에 대한 연구를 계속하고 있으나 현재로는 일관된 견해가 없는 실정이다.

대체로 동물은 태어난 후 성장 발달 단계를 거쳐 성숙한 동물이 되면 그 후에는 모든 신체기능이 차차 감소하다가 사망에 이르게 된다. 이러한 신체기능이 감소하는 단계를 노화라고 보면 노화는 자연적인 사망이 일어나기 전에 거치는 필연적인 단계라고 할 수 있다.

노화에 대한 정의도 여러 가지로 해석되어 단순히 나이가 드는 것을 노화라고 하기도 하고 나이가 많아지면서 나타나는 신체기능 감소 상태를 노화라고도 하며, 일부 학자는 노화를 수정 단계에서부터 시작되는 성장 발달의 마지막 단계로 해석하기도 한다. 그러나 일반적인 공통점은 노화는 나이가 증가함에 따라 나타나는 개체에게 해로운 단계로 해석되며 이것은 결국 사망으로 연결된다고 보는 견해가 타당할 것이다.

생체가 노화하는 메커니즘은 아직 확실히 밝혀지지 않고 있으나 모든 장기는 노화함에 따라 그 구조가 변화고 기능이 퇴화한다. 이러한 결과로 나이가 증가함에 따라 해부학적, 생화학적, 생리적 및 행동적인 면을 포함한 모든 측면에서 신체의 변화가 나타난다. 나이가 증가함에 따라 모든 장기의 기능은 감소하는데 이러한 장기의 기능 변화는 독립적으로 일어난다. 그러나 각 장기 기능의 감소는 결과적으로 전체 신체기능 감소를 유도한다. 또한 뇌와 흉선 등 고등 기관의 노쇠는 이들 기관에 의해 조절되는 다른 장기의 노화를 촉진시킬 것이다.

노화에 따라 나타나는 면역 체계의 감소는 여러 가지 질병 및 외부의 스트레스에 대한 저항성을 감소시키는데 이러한 면역 기능 감소의 근복적인 원인은 흉선 퇴화에 의한 면역 담당 세포의 기능 저하라고 볼 수 있다.

이와 같이 내부 항상성 조절 문제와 외부로부터 오는 여러 이물질로부터 생체를 보호하지 못하게 되면 모든 체내 기관의 퇴화가 시작되고 이러한 변화를 노화라고 볼 수 있을 것이다. 다시 말해서 노화가 시작되면서 신체기능과 환경 변화에 대한 적응력이 감소하고, 여러 가지 외적, 내적인 스트레스에 대한 조절 능력이 감소하며, 숙주의 방어 능력이 저하되고 병리학적 상태에 대한 감수성이 증가한다. 따라서 노화와 함께 여러 질병에 잘 걸리게 되고 이러한 질병의 종류와 정도에 따라 수명이 결정된다고 볼 수 있다.

노화의 진행 속도는 크게 두 가지 요소에 의해 좌우되는데, 첫째는 종특이적인 유전 구성 성분이고, 둘째는 주위 환경과 이들 유전 구성 성분과의 상호 작용에 기인한다. 즉 노화는 유전적인 배경, 생활 습관, 영양 인자 등에 의해 영향을 받는다. 하지만 이러한 노화를 진행시키는 요인 중 어떤 것은 예방이나 조절이 가능한 것도 있다. 예를 들어 인슐린 비의존형 당뇨는 노화를 가속화시킨다. 그러나 체중 조절이나 식사 요법으로 예방이 가능하고 병에 걸린 후에도 회복이 가능하다. 그러므로 생활 습관이나 식생활을 조절하여 질병을 예방하고 이로써 노화의 진행 속도를 지연시키는 것이 가능하며, 이러한 이유로 같은 나이라도 개인 간에 노화 정도의 차이가 매우 큰 것으로 생각된다.

노화의 메커니즘을 설명하는 이론 중 자유 라디칼 이론(free radical theory)이 있다.

생체 내 정상 대사 과정에서 생긴 자유 라디칼이 생분자(biomolecule)와 반응하여 세포에 손상을 입히는데 이러한 자유 라디칼의 생성은 나이가 증가함에 따라 증가한다. 따라서 세포 기능이 점차 감퇴되어 노화 현상을 초래하게 된다는 가설이다. 이 가설은 1956년 하만(Harman)이 자유 라디칼이 세포나 결체 조직에 작용하여 해로운 물질을 생성하고 이것이 축적된 결과가 노화와 만성 퇴행성 질병의 근본적인 원인이라고 주장하였다.

자유 라디칼이란 짝지워지지 않은 전자(unpaired electron)를 가진 원자나 분자를 말한다. 우리가 호흡하고 있는 산소는 세포로 들어가 생체에 필요한 에너지를 만드는 데 필수적인 물질이다. 체내에 흡입된 산소 분자는 네 개의 전자를 받았을 때 안정한 환원 물질인 두 분자의 물(H_2O)이 된다. 그러나 어떤 원인으로 전자를 하나만 받을 수 있을 때에는 초과산화물 음이온 라디칼(superoxide anion radical $\cdot O_2^-$)이 생성된다. 세포 내에서 초과산화물 음이온 라디칼은 크산틴 산화효소(xanthine oxidase), 시토크롬(cytochrome) P-450, 알데히드 산화효소(aldehyde oxidase) 등 효소 반응의 결과로 생성되고 초과산화물 불균등화효소(superoxide dismutase, SOD)* 에 의하여 과산화수소(H_2O_2)로 쉽게 전환된다. 이렇게 형성된 초과산화물 음이온 라디칼과 과산화수소는 철(Fe)을 매개로 하는 반응에서 히드록실 라디칼(hydroxyl radical $\cdot OH^-$)을 형성한다.

히드록실 라디칼은 반응성이 매우 큰 산화제로서 인접한 고분자 물질과 반응하여 또 다른 라디칼을 형성한다. 이러한 반응은 자유 라디칼이 다른 라디칼을

* 초과산물 불균등효소(Superoxide dismutase): 초과산화물이온 라디칼 $O_2^- \cdot$ 의 불균등화 반응 $2O_2^- \cdot + 2H^+ \rightarrow O_2 + H_2O_2$를 촉매하는 효소

만나 전자쌍을 형성하거나 항산화제와 반응할 때까지 연쇄적으로 일어난다.

생체 내에서는 여러 메커니즘에 의하여 산소가 환원되어 초과 산화 음이온 라디칼로 전환되는데 그 대표적인 예가 세포의 소기관인 미토콘드리아*에서 일어나는 경우이다. 우리가 섭취한 산소의 약 95%는 미토콘드리아의 에너지 대사에 사용되는데 이때 사용되는 산소의 95%는 미토콘드리아의 호흡 사슬을 거쳐 물이 된다. 그러나 일부의 산소(미토콘드리아에서 사용되는 산소의 3~5%)는 호흡 사슬로부터 새어나온 전자를 받아 환원을 일으켜 초과산화 음이온 라디칼로 전환된다. 이와 같이 자유 라디칼은 정상적인 세포 대사 과정에서 생성되며 방사선, 약물, 오존 등 환경적인 요인에 의하여 그 생성이 증가된다.

자유 라디칼과 반응하는 생체 내의 고분자 물질로는 불포화 지방산, 단백질, DNA 등이 있다. 자유 라디칼이 불포화 지방산과 작용하여 지질 과산화물(lipid peroxide)을 만들고 이것이 단백질, 핵산 등의 아미노기와 반응하면 그 반응 산물로 형광 물질인 리포푸신(lipofuscin)이 형성된다. 이것을 우리는 흔히 노인 반점이라 한다. 또한 불포화 지방산과의 반응은 연쇄적으로 일어나 계속적으로 많은 자유 라디칼 형성을 유도하므로, 불포화 지방산의 산화는 세포 내에서 일어나는 자유 라디칼 형성 반응으로는 가장 중요하게 생각되고 있다. 불포화 지방산은 세포막에 많이 포함되어 있으므로 이러한 자유 라디칼의 작용은 세포막의 손상을 초래할 뿐만 아니라 자유 라디칼이 축적되면 세포막, 미토콘드리아 또는 리보좀 등 세포의 미세 구조막의 구조를 변형시켜 물질 이동이나 기능 등에 손상

* 미토콘드리아(Mitochondria): 세포의 세포질내에 있는 간상구성물로 음식물 산화에 의해서 생기는 에너지 생산의 주요부위.

을 가져와 세포의 노화를 초래하게 된다.

자유 라디칼이 체단백질과 작용하여 생긴 부산물이 노화의 중요한 원인이 된다고 보는 견해도 있다. 즉, 체단백질의 산화 환원 과정에서 생긴 단백질에 결합된 반응 물질과 이러한 물질이 활발히 연쇄적으로 반응하여 생긴 물질들이 노화와 여러 가지 질병을 일으킨다고 본다. 이러한 예로 노인 반점으로 알려진 리포푸신의 축적, 동맥이 경화된 부위의 알데히드 단백질 첨가물(aldehyde-protein adduct) 등을 들 수 있다.

동물의 나이가 증가함에 따라 DNA의 활성은 감소하고 두 가닥 사슬 간의 교차 결합은 증가하는데, 자유 라디칼이 DNA와 반응하면 이러한 DNA의 활성의 감소를 가속화시키고 유전자의 손상을 초래하여 부적절한 유전자 발현을 일으키어 신체기능의 손상이 초래된다.

결과적으로 자유 라디칼은 결체 조직의 교차 결합을 증가시키고, 세포막을 손상시키며, DNA의 돌연변이를 유발시켜 체단백질의 기능을 쇠퇴시킨다. 이러한 자유 라디칼에 의한 반응 결과가 나이가 증가함에 따라 체내에 축적됨으로써 노화가 진행된다고 할 수 있다.

자유 라디칼에 의한 손상을 최소화하기 위해서는 초과산화 음이온 라디칼과 과산화수소를 대사 과정에서 형성되는 즉시 제거해야 한다. 세포는 이러한 자유 라디칼로부터 세포를 보호하기 위하여 구획화와 항산화 방어체계를 갖추고 있다. 항산화 작용을 하는 것으로는 글루타티온 과산화효소(glutathione peroxidase,

* 글루타티온 과산화효소(Glutathione peroxidase, GSH-Px): 글루타티온과 과산화수소 또는 지질과산화물로부터 산화형 글루타티온과 물 또는 알코올을 생성하는 반응을 촉매하는 효소

GSH-Px)*, 초과산물 불균등 효소(SOD), 카탈라아제(catalase)*와 같이 세포 내에서 생성되는 효소와 비타민 A, C, E, 카로틴 등과 같이 외부에서 공급되는 영양소와 대사산물들이 있다.

이들은 자유 라디칼이 체내에 축적되는 것을 억제하는 중요한 작용을 하므로 세포 내의 이들 항산화제의 농도를 일정한 수준으로 유지하는 것이 중요하다. 이렇게 대사 과정 중 생긴 자유 라디칼이 노화에 관여하는 과정을 설명하는 이론은 관점에 따라 몇 가지 가설로 대두되었다. 그러나 그 핵심은 유전 정보가 계속 반복하여 사용되면 모두 소모되어 그 결과로 노화가 초래된다는 설로, 마치 기계가 마멸되는 것과 같이 설명하고 있다. 유전 정보가 소모되는 이유는 자유 라디칼이 세포나 효소를 점차적으로 파괴하고 생체가 정상적인 세포나 효소를 모두 써 버림으로써 노화와 사망을 초래하기 때문이다.

키토산 올리고당의 자유 라디칼의 소거능

키토산 올리고당 역시 자유 라디칼의 축적을 억제하는 작용하는 한다. 즉, 키토산을 효소로 분해하여 만든 키토산 올리고당(분자량 1,000이하 및 1,000~3,000)을 라디칼 소거능에 대하여 실험한 결과, 키토산 올리고당을 첨가하지 않은 대조군*에 비하여 히드록시 라디칼, 초과산물 라디칼 및 알킬 라디칼 모두에서 라디칼 소거능을 보였으며, 이 중에서 1,000이하의 분자량을 가진 키토산 올리고당

* 카탈라아제(Catalase): 과산화수소를 분해하는 반응을 촉매하는 효소

* 대조군(Control): 둘 이상의 대상을 서로 비교할 때 기준으로 설정한 것

이 높은 라디칼 소거능을 나타내었다(그림 4-5). 분자량 1,000이하의 키토산 올리고당을 농도에 따라 라디칼 소거능을 살펴본 결과, 키토산 올리고당의 농도가 0.05% 이상에서는 거의 95% 이상의 라디칼 소거능을 나타내었다(그림 4-6).

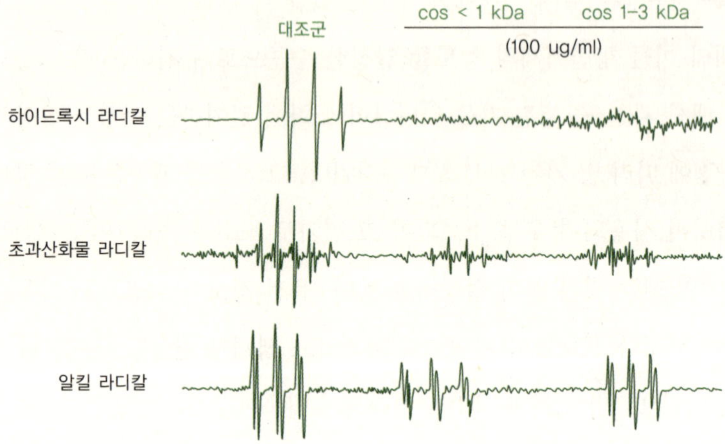

그림 4-5 전자스핀공명(ESR)을 이용한 키토산 올리고당의 라디칼 소거능 효과

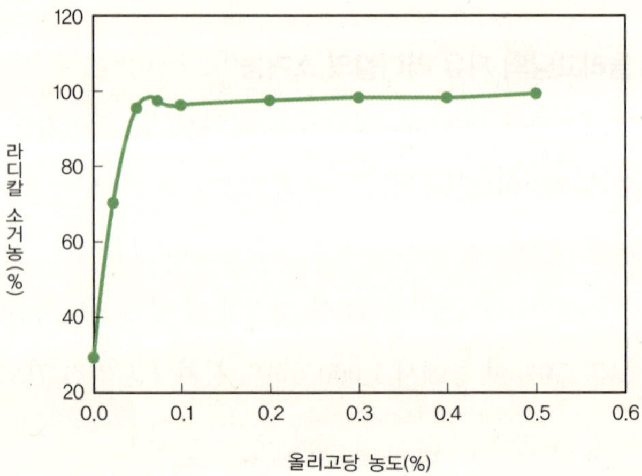

그림 4-6 키토산 올리고당의 농도에 따른 라디칼 소거능

이상에서 살펴본 바와 같이 노화의 학설 중 가장 많은 지지를 받고 있는 자유 라디칼 설에 의하면 끊임없이 생성되는 반응성이 강한 자유 라디칼에 의하여 세포는 점진적으로 손상을 받고 이같은 손상의 축적으로 세포의 기능 저하가 초래된다. 하지만 그림 4-7에 나타난 것처럼 DNA는 과산화수소에 의해 손상을 입었으나 키토산 올리고당을 처리하면 농도 의존적으로 DNA의 손상이 저해되는 것을 볼 수 있다. 이와 같이 키토산 올리고당을 섭취할 경우 생체 내 자유 라디칼 생성을 감소시켜 노화 및 자유 라디칼에 의해 유발 될 수 있는 암, 면역력 감소, 동맥경화 등 성인병의 예방과 치료를 기대할 수 있을 것이다.

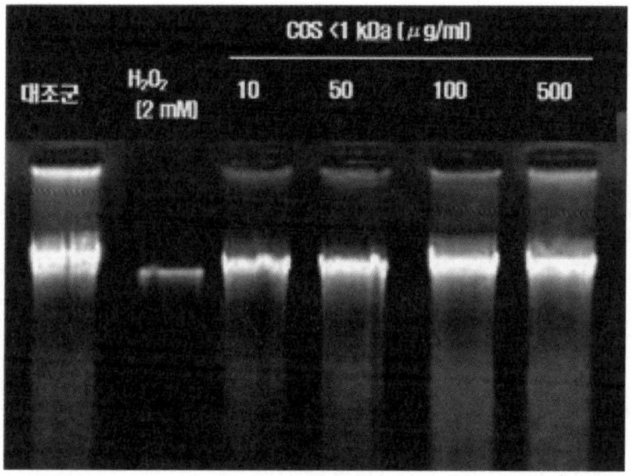

그림 4-7 키토산 올리고당의 과산화 수소(H_2O_2)에 의한 DNA의 손상 저해 효과

05 글루코사민의 생리 기능

BLUE OCEAN HEALTH CARE

식욕 증진

키토산은 키토산 가수분해효소(chitosanase)나 라이소자임(lysozyme)*의 작용으로 분해되어 글루코사민으로 되지만 이들이 식욕을 증진시키는 작용을 한다는 사실은 최근에 밝혀졌다.

먼저 식욕에 대하여 생각해 보자. '우리들은 어떻게 배부름과 배고픔을 느끼게 되는가?' 이에 대한 메커니즘을 처음 발견한 것은 미국 노스웨스턴 대학의 란슨과 레저린튼 교수였다. 당시 류머티스 환자에 대하여 금료법이 행해졌다. 금료법은 포도당에 금을 묻힌 물질을 환자에게 마시게 하는 치료법이다. 그런데 신기하게도 이 금료법으로 치료 받은 환자는 뚱뚱해지기 시작했다. 이들은 우연히 죽은 류마티스 환자의 뇌를 살펴보니 뇌의 시상하부의 세포군이 일부 파괴된 것을 발견하였다.

그래서 30마리의 원숭이에 대하여 시상하부의 복내측핵이라는 곳을 파괴시켰더니 단지 한 마리만 빼고 모두 비만이 되었다. 보통은 어느 정도까지 먹으면 포만감을 느껴 먹기를 중단하지만 복내측이 파괴되면 포만감이 느껴지지 않게 된

* 라이소자임(Lysozyme): 난액, 체액, 눈물, 백혈구에 들어있는 세균의 세포벽을 분해하는 효소

다. 이렇게 해서 뇌의 시상하부에 있는 복내측핵이 포만감을 느끼게 감지하는 센터, 즉 만복중추(滿腹中樞) 신경이라는 사실을 밝힌 것이다.

만복중추가 발견된 후 10년이 지나서 공복 중추가 발견되었다. 이에 대해 미국 예일대학의 브로백과 아난드 교수가 고양이의 만복중추를 파괴하는 실험을 하였다. 두개골에 작은 구멍을 내어 침상(針狀)의 전극을 꽂아 전류를 흐르게 함으로써 만복중추를 태워 없애는 것이었다. 그런데 만복중추가 없어지면 당연히 뚱뚱해져야 할 고양이가 오히려 홀쭉하게 야위어 갔다. 이상하게 생각하여 상세히 조사해 보니 만복중추로부터 외측으로 1mm 떨어진 곳이 파괴된 것을 발견하였고, 이로 인해 고양이가 먹이를 먹지 않게 되었다는 사실을 알아냈다. 파괴된 곳은 시상하부 외측핵이었으며 이것이 공복을 느끼게 하는 센터, 즉 공복 중추라는 것을 밝혔던 것이다.

포도당에 금을 바른 물질로 인해 만복중추가 파괴된 이유는 포도당이 중추에 친화성을 가지고 있기 때문이며, 포도당들이 중추로 모여들고 동시에 모인 금이 만복중추를 파괴시켰던 것이다. 식사 후에 만복감이 오는 것은 식후에 상승한 혈당(포도당)이 만복중추를 자극하기 때문이다.

일본의 오이타 의대 사카다(Sakata) 교수팀은 포도당이 만복중추를 자극한다는 사실에 힌트를 얻어 여러 종류의 당이 식욕에 미치는 영향을 조사한 결과, 키토산 가수분해물인 글루코사민이 식욕을 증진시킨다는 사실을 밝혔다.

이들은 글루코사민의 수용액을 쥐에게 경구 투여하면 식욕이 높아져 사료를 많이 먹게 되는데, 이때 간장과 횡경막 사이에 있는 미주 신경(迷走神經)*을 절단시키면 식욕의 증가가 나타나지 않는다는 것을 알았다. 그 이유는 장관에서 흡수된 글루코사민은 문맥(심장으로 되돌아가는 정맥이 도중에 가지를 쳐 형성된 모세 혈관망)을 통해 간장으로 들어가는데 이때 간장에 분포되어 있는 미주 신경을 자극하면 그 자극이 공복 중추에 도달하여 식욕이 나타난다고 하였다.

공복 중추는 미주 신경을 지배하는 중추이기도 하여 간장 등의 말초로부터의 자극이 공복 중추에 도달하는 것이 가능하다. 따라서 식욕을 잃게 된 경우 키토산 올리고당의 분해물인 글루코사민을 섭취하게 되면 식욕이 증진될 것이다.

관절염 치료

관절염은 염증성 관절염과 비염증성 관절염으로 나뉜다. 흔히 염증성 관절염이라고 하면 세균의 침범에 의한 관절의 염증으로 잘못 알고 있으나 사실은 백혈구, 항체, 보체* 등에 의한 염증 반응이 관절에 발생한 것이다.

염증성 관절염 중 대표적인 것이 류마티스 관절염이고, 비염증성 관절염의 대표적인 것은 골 관절염(osteoarthritis, OA)이며, 또한 골 관절염은 관절염 중 가장 대표적인 것이다. 세균이 침범하여 발생한 것을 화농성 관절염이라 부르고 바이러스에 의한 것은 바이러스 관절염이라 부른다.

골 관절염은 나이가 들어감에 따라 자연적으로 발생하므로 흔히 퇴생성 관절

* 미주 신경(Vagus nerve): 뇌신경의 하나로 제10 뇌신경이다. 운동 신경(후두부), 감각 신경(후두, 내장) 및 자율 신경(부교감 신경)으로 이루어졌다. 미주 신경의 활동에 의해 기관지의 수축, 심장 활동의 억제, 소화관의 운동 촉진과 소화액의 분비 촉진 등의 부교감 신경 항진의 상태를 일으킨다.

* 보체(Complement): 정상 동물의 신선한 혈청 속에 있는 단백성의 물질, 살균성이 있으며 면역반응에 관여함

염이라 한다. 퇴행성 관절염은 주로 40대 후반에서 많이 발생하며 이중 70%가 65세 이상이며, 75세 이상에서는 거의 대부분이 이 질환을 가지고 있다. 우리 몸에는 68개의 관절이 있는데 이 관절들은 우리 몸을 지탱하고 움직이는데 많은 역할을 한다. 관절은 연골 주위의 뼈, 관절을 싸고 있는 막으로 구성되는데 이중 연골은 보습작용이 크고 탄력성이 있으며 뼈와 뼈사이의 완충 역할을 한다.

관절염 중 가장 일반적인 형태의 골 관절염은 뼈의 말단 부위에 연결된 푸르스름한 빛의 하얗고 반짝거리면서 미끄러운 물질인 관절연골에 영향을 준다. 또한 관절연골 외에도 관절 주변과 안쪽에 있는 연골과 뼈(subchondral bone, 뼈의 끝부분으로 연골과 연결됨), 관절 주위의 피막, 관절에 부착된 근육에 영향을 미친다.

골 관절염이 진행되면 관절의 연골은 말라버려 뼈들 사이에서 완충작용을 할 수 없게 된다. 좀더 병이 진행되면 뼈가 자극을 받고 비정상적으로 골경화되고(상아질화), 뼈에 액체가 가득 찬 주머니(연골과 낭포)가 생길 수 있다. 물론 연골이 닳아 없어질수록 뼈들은 직접 마찰을 일으키고 통증은 심해지며 뼈는 변형되고 결국에는 염증을 유발하게 된다. 심각한 경우 연골이 모두 없어져 뼈의 양끝이 완전히 드러나기도 한다. 골 관절염은 휴식, 운동과 함께 장기간의 약물 요법으로 치료해야 한다.

류머티스 관절염은 원인 미상의 만성 다장기(多臟器) 질환으로 특징적인 양상은 양쪽의 원위부 관절(주로 손, 손목, 발, 발목)에 대칭적으로 만성 염증성 활막염(관절을 싸고 있는 막의 염증)이 발생하는 것이다. 이 관절염의 경과는 다양하며 대부분의 환자는 병이 악화하였다가 완화되는 과정이 반복되며 정상 생활에 어느 정도 장해를 받게 된다.

류머티스 관절염은 전 세계적으로 모든 인종에게 발생하며 유병률(전 인구 중 1년 동안의 기간에 이 질환을 가지고 있는 비율)은 약 0.3~2.1%이고, 동양권에서는 약 0.8%로 보고되고 있다. 30대와 40대에 가장 많이 발생하고 여자가 남자보다 3배 더 많이 발생한다.

골 관절염과 류머티스 관절염은 그들의 병명이 비슷하고 둘 다 관절에 고통을 주기 때문에 자주 혼동된다. 그러나 그들은 엄연히 다른 질병이다. 류머티스 관절염은 면역계통의 질환이다. 이를 구분하는 특징은 표 5-1과 같다.

표 5-1 골 관절염과 류머티스 관절염을 구분할 수 있는 특성

골 관절염	류머티스 관절염
보통 40세 이후	초기 발생은 25세에서 50세 사이에 발병
몇 년 동안 점진적으로 진행	종종 경고 없이 발병했다가 사라짐
일반적으로 몸의 한쪽 관절에서 시작	일반적으로 몸의 양쪽에서 동시에 나타남 (예: 양쪽 손)
붉은 반점, 열, 염증 등의 증상이 드물다	붉은 반점, 열, 염증 등의 증상이 보편적이다
일차적으로 무릎, 손, 둔부, 발, 허리와 관절에 영향을 미치며 드물게는 손가락 관절, 손목, 팔꿈치 또는 어깨에도 발병한다	손가락 관절, 손목, 팔꿈치 그리고 어깨는 물론 거의 대부분의 관절에 영향을 미친다
전체적인 병의 자각 증상을 유발시키지 않는다	체중 감소와 열을 동반한 병과 피로의 전체적인 자각 증상을 유발시킨다

(1) 골 관절염에 관한 일반적인 오해

골 관절염은 우리가 늙어감에 따라 좀 더 자주 일어나기는 하지만 노화 과정만으로 기인하는 것이 아니기 때문에 적당한 운동 등을 통해 호전시킬 수 있다.

또한 손상이나 반복적인 충격으로 인한 이차적 골 관절염은 관절의 사용과 사용하지 않은 것 모두가 원인이 될 수 있으므로 일차성 골 관절염과 같이 무리한 동작이나 운동에 의한 마모와 손상에 의해 일어나는 것이 아니다.

현재 골 관절염의 치료는 약물 요법과 수술이 주요 수단이다. 그러나 약물 요법에 주로 사용되는 아세트아미노펜(acetaminophen)과 비스테로이드성 소염 진통제(non-steroidal antiinflammatoris, NSAID)*는 둘 다 효과적인 진통제와 소염제로 널리 사용되고 있으나 이들을 장복시 위장 장애 등 이차적인 부작용이 있으며, 골 관절염을 근원적으로 치료하지 않고 단지 통증과 염증만을 없애주므로 장기적으로는 골 관절염을 더욱 악화시킬 수 있다는 것이 밝혀지고 있다. 또한 수술은 생명을 잃을 수도 혹은 불구가 될 수도 있다는 위험을 감수해야 하며, 수술 성공시에도 일반적으로 인공 관절의 수명이 10~15년이므로 재수술을 필요로 한다.

(2) 관절염 치료에 대한 새로운 희망

미국의 의학박사 제이슨 테오도사키스는 그의 저서 "관절염 치료법"에서 글루코사민과 콘드로이틴 황산, 비타민C, 망간 등을 통한 골 관절염 치료 방법을 소개하였다. 이는 2~3주 후면 효과가 나타나가 시작하며 4~8주 정도면 대부분 치료되며, 늦어도 6개월이면 90% 이상이 완치 단계에 이르는 것으로 임상 결과를 밝히고 있다.

글루코사민은 키토산의 구성단위이며, 뼈, 연골, 피부, 손톱, 머리카락, 그 외

* 소염 진통제(Non–steroidal antiinflammatoris, NSAID): 고통을 덜어주면서 동시에 염증도 제거시켜 주는 물질

의 다른 신체 조직의 구조를 이루는 중요한 부분으로서 음식에서 섭취하는 글루코사민이나 연골에서 발견되는 글루코사민은 똑같은 작용을 한다.

글루코사민의 작용은, 첫째 친수성을 가진 프로테오글리칸(proteoglycan)*과 잘 결합하고, 둘째 더 많은 콜라겐과 프로테오글리칸을 만들기 위해 연골 세포를 자극하고 연골 대사 과정을 정상화시켜 연골의 파괴를 막아 주는 것으로 알려져 있다.

현재 국내에서 시판되는 글루코사민 제품은 대부분이 키토산을 염산으로 분해시켜 만든 것이며, 일본에서도 역시 염산으로 분해시킨 글루코사민을 만들기 때문에 제품에 글루코사민 · 염산(glucosamine · HCl)으로 표기되어 있다.

필자는 키토산 올리고당을 효소로 분해하여 100% 효소 분해 글루코사민 생산 공정을 개발하였고, 기업에 기술 이전시켜 현재 세계에서 유일하게 효소 분해 글루코사민을 생산하고 있다.

어깨 결림 및 요통 개선 효과

(1) 부교감 신경의 자극과 세동맥

키토산 올리고당의 분해 산물인 글루코사민이 간장에 분포하는 미주 신경을 자극하여 공복 중추를 흥분시킨다는 사실은 매우 중요한 것이다. 공복 중추는

* 프로테오글리칸(Proteoglycan): 글리코사미노글리칸이라는 당의 결사슬에 단백질이 결합한 분자군의 총칭

공복감을 주는 센터일 뿐만 아니라 부교감 신경의 중추로도 생각할 수 있기 때문이다. 따라서 글루코사민에 의한 미주 신경의 자극이 공복 중추에 도달함으로써 부교감 신경이 흥분되어 그것이 전신에 전달될 가능성을 생각할 수 있다.

일반적으로 교감 신경 말초에서 분비되는 노르아드레날린(noradrenaline)*은 세동맥을 수축하여 말초에서 혈액 순환 장애를 일으키지만 반대로 부교감 신경에서 분비된 아세틸콜린은 세동맥을 확장하여 말초 순환을 개선시킨다고 할 수 있다. 물론 아세틸콜린은 부교감 신경뿐만 아니라 교감 신경에 속하지 않는 신경에서도 분비된다.

아세틸콜린이 세동맥의 내측에 있는 내피세포에 작용하면 아르기닌(arginine)에서 일산화 질소(NO)가 생산되는 반응(일산화 질소 합성 효소에 의해 촉매된다)이 촉진되

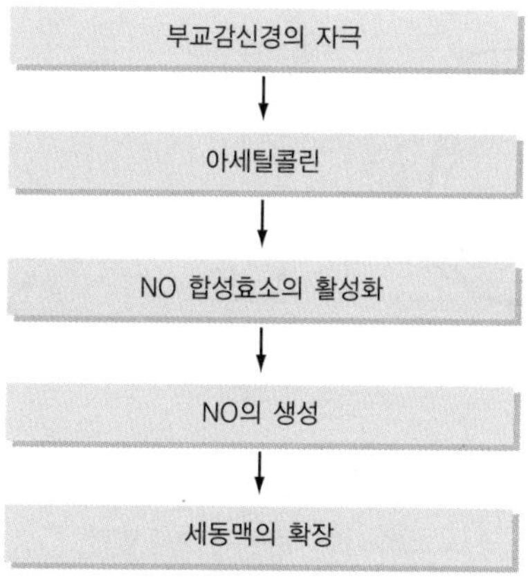

그림 5-1 부교감 신경의 자극과 세동맥의 확장

* 노르아드레날린(Noradrenaline): 노르에피네프린이라고도 하는데 부신 수질에서 분비되는 카테콜아민 호르몬의 일종. 아드레날린과 생물 활성은 유사하지만 그의 활성은 아드레날린보다 적다.

어 세동맥을 확장시키는 것으로 밝혀졌다(그림 5-1).

다시말해 키토산 올리고당의 분해에 의해 생긴 글루코사민이 미주 신경에 들어있는 '구심성 신경(求心性神經)*과 자율 신경(부교감 신경) 중추를 차례로 자극하고 세동맥을 확장시키는 과정에 개입하여 말초순환을 개선시킬 가능성이 발견되었다. 여기서 말초 순환을 둘러싼 문제에 대하여 생각해 보자. 말초 순환은 넓은 의미로 순환기계(循環器系)에 속해 있지만 이제까지 순환기의 주류로서는 심장과 대동맥을 중시해 왔으며 말초 순환은 비교적 경시되어 왔다.

그림 5-2는 세동맥과 모세 혈관을 둥글게 자른 단면으로 심장을 나온 혈관은 대동맥과 중동맥을 거쳐 세동맥에 도달된다. 이러한 동맥은 평활근 세포가 중막

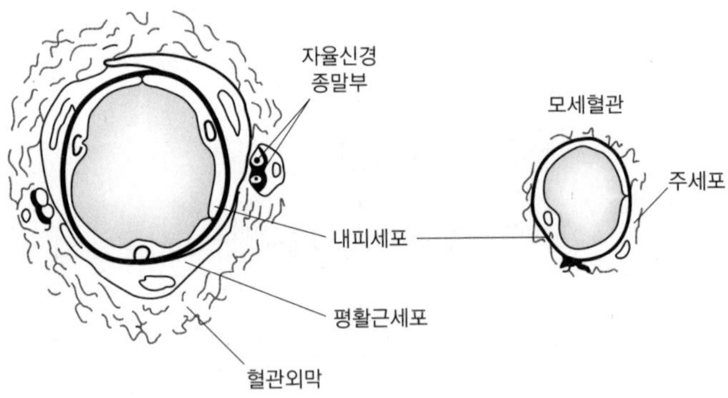

그림 5-2 세동맥과 모세 혈관

* 구심성 신경(Afferent nerve): 신경계는 중추 신경계(뇌와 척수)와 말초 신경계의 두 가지로 대별되며, 말초 신경은 구심성 신경과 원심성 신경을 포함한다. 외계 또는 생체 내의 변화에 응하는 수용기로부터의 정보를 중추 신경계로 전달하는 신경을 구심성 신경이라 한다.

(외막과 내막 내피세포와의 사이)에 있으므로 스스로 수축과 이완이 가능하다. 그러나 모세 혈관에는 평활근 세포가 없으므로 스스로 수축과 이완을 할 수가 없다.

세동맥에 분포하는 자율 신경 종말(自律神經終末)에서 분비되는 노르아드레날린과 아세틸콜린(acetylcholine: 콜린의 아세틸화물로서 신경 전달 물질)등에 의해 세동맥이 수축, 확장됨으로써 혈액의 양이 변화하는 것을 통하여 수동적으로 모세 혈관은 축소되기도 하고, 확장되기도 한다.

이 모세 혈관을 통하여 혈액중의 산소나 혈당, 지방산 등이 세포로 보내어지는데 세포가 배출하는 탄산가스(CO_2)와 물(H_2O)이 운반되어 탄산가스는 코를 통해, 물은 소변으로 배출되는 것이다.

이와 같이 세포의 대사와 직접 깊은 관계를 가진 모세 혈관은 심장과 마찬가지로 순환기 중에서 중요한 위치를 차지하고 있음에도 불구하고 현대 의학에서 모세 혈관을 중심으로 한 말초 순환은 경시되어 왔던 것이다.

(2) 동양의학에서의 말초 순환

동양 의학은 말초 순환을 중요한 테마로 여겨왔다. 어혈(瘀血)이나 수독(水毒)* 이라는 개념은 모두 말초 순환을 문제로 하는 것이다.

어혈은 한의학 용어로 체내의 혈액이 일정한 자리에 정체되어 노폐물이 많아져 생기는 병증으로 악혈(惡血)과 축혈(蓄血)로 나뉜다. 경맥 밖으로 넘쳐 조직의 틈에 괴어 죽은 혈액을 악혈이라 하고, 혈액의 순환이 저해되어 경맥관 또는 기

* 수독(水毒): 몸에 이로운 물만이 있는것이 아니라 몸 상태가 안좋거나 해서 나쁜물이 스스로 생겨난다. 이를 수독이라 함

관 내에 정체된 것을 축혈이라 한다.

이러한 개념은 2,000년 전에 나온 것으로 현대 의학의 입장에서 보면 주관적이고 비과학적인 것으로 보일 수 있다. 그러나 동양 의학에서는 환자의 고통을 중시하여 전체를 보아 판단하는 장점으로부터 동양 의학의 중요성을 찾아 볼 수 있다.

어혈이나 수독이라는 개념을 현대 의학에 적용시킬 경우 예기치 못한 힌트를 얻어낼 수 있다. 어혈이라는 것은 기혈수(氣血水)* 중에서 피의 흐름에 장애를 가져오는 병이다. 또 기(氣)와 수(水)의 이상과 연관되어 나타나는 경우가 많다고 한다.

현대 의학에서는 말초 순환 부전(不全)에 수반되는 병으로 보는데 말초 순환의 중심은 모세 혈관이다. 모세 혈관을 통해 혈당과 지방산 같은 영양소와 산소가 세포로 보내어지고, 세포가 생산하는 탄산 가스와 물이 운반된다. 또 근육이나 지방 세포 등 혈관 외의 세포는 혈액에 직접 둘러싸여 있는 것이 아니라 모세 혈관에서 스며 나온 세포간질액에 담겨져 있다.

* 기혈수(氣血水): 한의학의 용어로 장부에 에너지를 공급하는 에너지원이다. 한의학의 고전 이론에서는 인체의 내장 기관이 6장 6부로서 이는 체내를 일정한 리듬으로 순환하는 기혈의 순행으로 영위된다고 한다. 흔히 인체의 내장기관은 5장 6부 즉, 간, 심장, 지라, 폐, 신장의 5장과 쓸개, 위, 대장, 소장, 삼초(온몸을 셋으로 나눈 상초, 중초, 하초), 방광의 6부라고 하지만 한의학에서는 5장에 심포(심장의 기능을 대행하고 심장을 보호하는 무형의 장부)에 덧붙여 6장 6부라 한다. 이 기혈의 순환 경로가 경락이며, 기는 경외를 돌고 혈은 경내를 도는 것으로 되어 있다.

(3) 말초 순환 부전에 의한 어깨 결림과 요통

말초 순환 부전에 따라 체표면의 온도가 저하하면 어혈은 소위 냉증(冷症)의 상태가 되고, 근육 세포에 영양소나 산소의 공급도 부족해지기 때문에 어깨 결림이나 요통을 일으키게 된다. 근육은 수축과 이완을 반복하는 장기(臟器)이며, 어깨 결림이나 근육에 유래하는 요통은 근육 수축에 따라 야기된다고 한다.

근육의 수축은 근소포체(筋小胞體)*에 들어있는 칼슘 이온(Ca^{2+})이 밖으로 나와 미오신 단백질과 악틴 섬유 단백질의 주위에 모임으로써 악틴 섬유 단백질 간격의 폭이 좁혀져 일어난다. 어깨가 굳어지거나 근육통이 생기는 것은 이러한 근

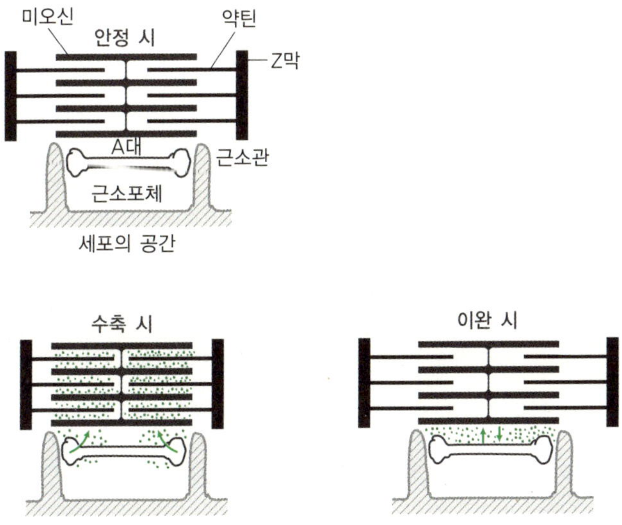

그림 5-3 근육의 수축 및 이완 과정에 있어서 칼슘 이온의 분포

* 근소포체(sarcoplasmic reticulum): 근 섬유 내에 있는 막 모양의 구조. 골격근에는 특히 소포체가 잘 발달되어 있으므로 근소포체라고 한다. 소포체란 전자 현미경으로 볼 수 있는 세포 내의 포상체 또는 그물 모양의 작은 관을 말한다.

육의 수축 상태가 오래 지속되었기 때문이다. 근육이 수축 상태에서 이완 상태로 바뀌려면 근소포체에서 나온 칼슘 이온이 재수용될 필요가 있다. 그러나 이 칼슘이온이 수용될 때는 에너지를 필요로 한다. 구체적으로 근소포체의 막에 존재하는 아데노신 삼인산 분해효소(Ca-ATPase)가 에너지 축적 물질(ATP)을 분해하여, 이때 방출되는 에너지에 의해 칼슘 이온이 근소포체 안으로 들어가기 때문이다(그림 5-3).

에너지는 우리가 섭취한 당이나 지방산이 근육 세포 내에서 산소를 이용해 산화되는 과정에서 발생된다. 만약 말초 순환 부전의 상태(어혈 상태)가 존재하면 모세 혈관에 혈액이 흐르지 않게 되어 근육에 산소나 혈당, 지방산의 공급이 중단된다. 이렇게 되면 에너지의 부족이 일어나 칼슘 이온을 근소포체로 수용할 수 없게 되어 근육은 수축된 상태로 머물게 된다. 이런 결과로 인해 어깨 결림과 요통이 생기는 것이다.

(4) 키토산 올리고당 분해물인 글루코사민이 어깨 결림이나 요통을 개선시킨다

어깨 결림이나 요통을 개선하기 위해서는 모세 혈관으로 흐르는 혈액의 양을 증가시킬 필요가 있다. 모세 혈관의 혈액량은 세동맥(Arteriole: 동맥이 모세 혈관으로 분리되기 전의 가는 동맥)에서 조절되므로 세동맥이 확장되면 혈액 순환이 좋아진다.

키토산 올리고당 분해물인 글루코사민이 미주 신경을 자극해 자율 신경 중추(부교감 신경 중추)를 흥분시켜 세동맥을 확장시키는 것이 증명되었으므로, 키토산 올리고당의 섭취에 의해 어깨 결림과 근육에서 유래되는 요통이 개선될 것으로 기대된다.

06 인공 피부로 활용되는 키틴

BLUE OCEAN HEALTH CARE

피부의 성분과 기능

사람의 피부 표면에는 주름살 외에 털구멍이나 땀구멍이 있으며, 털구멍에는 여러 가지 털이 무성하다. 특히 솜털과 같은 털은 그 형태가 거의 둥글고 편평하게 융기되어 각질층을 형성하는데 이것은 피부촉각과 관계가 있는 것으로 알려져 있다.

피부색은 피부 속에 있는 색소와 혈액량 뿐만 아니라 피부 표면에서의 반사광이나 투명도에 따라 달라진다. 이 외에도 인종, 성, 연령, 신체 부위 외에 영양 상태, 내분비의 이상, 내장 질병, 피부병 등에 따라 피부색이 달라지는 경우도 있다.

피부는 최외층의 표피, 내층의 진피 및 피하 조직으로 이루어져 있다. 어느 것이나 많은 세포가 모여 하나의 조직을 형성한다. 피부의 두께는 신체 부위에 따라 다르지만 표피는 0.03~1.00mm, 진피는 표피의 10배 정도이다. 피하 조직은 대부분 지방질이므로 신체 부위에 의한 차이는 물론이고, 개인차가 심하다. 피부에는 표피를 제외한 진피와 피하 조직에 많은 혈관이 그물눈처럼 분포되어 있으며, 혈액이 순환되고 영양도 공급될 뿐만 아니라 지각 신경과 자율 신경이 분포되어 있어 피부의 지각, 피부와 혈관의 평활근 운동, 지방선이나 땀선의 분비 등에도 관여한다.

피부는 각 사람의 특징을 나타낼 뿐만 아니라 희노애락의 표정을 나타낸다. 예를 들어 부끄러울 때에는 얼굴이 붉어지고, 화가 나면 빨개지며, 놀랄 때는 새파래지는 것을 볼 수 있다. 또한, 피부는 외부의 자극에 따라 촉각, 냉각, 온각, 통각 등의 지각을 느낀다. 이러한 느낌은 제각기 지각 신경의 말단에서부터 전달된 후, 그 즉시 다음 행동으로 옮겨지는 것이다.

피부는 강하고 탄력성이 풍부하며, 최하층에는 두터운 지방 조직을, 그리고 최상층에는 단단한 각질을 갖고 있으므로 타박, 압박, 마찰과 같은 기계적 자극에 대한 저항력을 가지고 몸을 보호한다. 또한 피부표면에는 지방으로 된 막이 있어 물의 침투를 막을 뿐만 아니라 산도(酸度)*가 높으므로 세균의 발생도 방지한다.

피부는 햇빛에 노출되면 붉어지고 색소가 증가된다. 이것은 태양광선 속에 포함된 자외선 때문인데, 이것이 지나치게 많이 체내에 들어가면 유해하므로 피부가 자외선을 흡수하게 될 때 멜라닌 색소의 생성에 의해 체내를 보호해 준다. 또한 피부는 면역체를 만드는 장소이다. 수두나 천연두일 경우에 발진이 피부에 생기면 평생 면역이 얻어지고 종두를 놓으면 천연두에 걸리지 않는 것 등은 그 때문이다.

피부에는 땀을 만드는 땀선과 기름을 만드는 피지선*이 있고 그것들은 항상

* 산도(Acidity): 산을 포함하는 용액의 산성 세기를 나타내는 척도

* 피지선(Sebaceous gland): 피부 표면의 모공을 통해 하루 평균 1~2g의 피지를 분비, 배출하는 피부의 진피샘과 모낭에 연결되어 있는 모든 지방샘

피부 면에 분비되어 피부를 윤택하게 한다. 일반적으로 수용성은 피부에 흡수되기 어렵지만 지방이나 알코올에 녹인 것은 잘 흡수된다. 특히 유화제를 첨가하여 유제로 만든 것은 쉽게 침투된다.

또한 피부는 온열(溫熱)의 불량도체로 외부의 고온을 막고 그 외에 체외로의 온열 발산도 조절한다. 몸에서 체외로 발산하는 온열의 80%는 피부로부터 생성된 것이고 이 작용은 열의 전도와 방산(放散), 수분 증발에 의해 이루어진다.

이와 같이 피부는 몸전체를 덮고 내부의 중요한 기관을 보호하며 수분과 염분의 배출로 체온을 일정하게 유지하게 끔 조절하는 등 여러 가지 중요한 역할을 하고 있다.

상처 치유 효과

심한 열상을 받는 등의 원인으로 표피가 파괴되면 진피까지도 파괴되어 피부는 완전히 재생 능력을 잃게 된다. 정도에 따라서는 생명을 빼앗기는 경우도 있다. 범위가 적은 경우에도 그대로 방치하면 환부는 켈로이드(화상으로 피부가 이상하게 증식하는 양성 종양)상이 되어 버린다. 무엇보다도 화상에 의한 흉칙한 흉터는 영원히 없어지지 않는다.

이때 정상적으로 치유를 할 수 있는 가장 좋은 방법은 자신의 다른 신체 부위 피부를 떼어 이식하는 자가이식이다. 피부는 자기 피부가 아니면 생착(生着)되지 않는다. 일란성(一卵性) 쌍둥이의 예를 제외하고 생착된 예는 이제까지 없었다. 하지만 이식 가능한 피부는 한정되어 있기 때문에 인공 피부로 피부재생을 할 수 있다는 점, 즉 실질적인 의미의 인공 피부를 만드는 것은 의료 현장에서 큰 꿈이라 하지 않을 수 없다. 그런데 이러한 꿈이 게 껍질에서 추출된 키틴으로 인하여 실현되게 되었다.

일반적으로 인공 피부에 근접한 상처 표면 피복 재료로서는 적어도 다음과 같은 효과가 요구된다. ① 고통의 경감, ② 건조 방지, ③ 세균의 발육 증식 방지, ④ 단백질과 적혈구의 손실 저지, ⑤ 노출한 힘줄, 혈관, 신경 등의 보호, ⑥ 상처의 치유 촉진 등이다. 이 밖에도 상처 표면의 관리가 간단하고 가격이 저렴하며 대량 생산이 가능해야 한다. 이 상처 표면 피복재로서 합성 피복재와 생체 피복재가 있는데 둘다 사용에 적합하지 않다. 합성 피복재는 이물 반응이 강하고 생체 친화성에서 문제가 있으며, 용도도 한정되어 있다.

생체 피복재로서 옛부터 돼지, 양, 개 등의 피부가 있다. 돼지의 살아 있는 피부는 극히 일부 사용되고 있었지만 실용성이 부족하다. 또 닭의 난막, 사람의 양막(羊膜: 자궁 내에서 태아를 싸는 얇은 막)을 이용하고 있는 시설도 있지만 어느 것이나 쉽게 구입할 수는 없다. 가공품으로서 동결건조 된 돼지껍질이나 콜라겐이 현재에도 일부만이 이용되고 있다.

게 껍질로부터 추출된 키틴으로 만든 인공 피부는 이들 결점이 충분히 보완된 상처표면 보호제라 할 수 있다.

인공 피부를 만드는 방법

키틴 의료용 재료로서의 가능성을 시사하기 시작한 연구는 1970년에 발표된

프루덴(Prudden) 등에 의해 이루어졌다. 상어의 연골을 갈아 만든 연고가 상처의 조기 회복에 관여하고 있다는 것을 연구한 이들은 연골의 어느 성분이 그 효과에 기여하고 있는가를 검토하고 있던 중에 N-아세틸글루코사민이라는 성분이 관여하고 있다는 것을 알게 되었다. 그 결과 N-아세틸글루코사민이 구성단위로 이루어진 키틴에 착안하여 이 분말을 사용하여 동물 실험에서 창상 치유와의 관계를 검토하였다.

그 결과 키틴 분말을 살포한 상처의 경우, 살포하지 않은 대조군에 비해 상처의 조기 유착을 확인하였다. 그 후 이들은 실과 필름 등으로 성형하여 그 효과를 검토한 결과를 보고했지만 성형법이 빈약하였기 때문에 실용화에 이르지 못하고 연구는 중단되고 말았다. 그 후 일본의 (주)유니티카 중앙연구소가 키틴 성형체의 제조 방법의 연구에 뛰어들어 의료용 재료로서 사용 가능한 양질의 제품을 제조할 수 있었다. 한편 이 재료에 강한 흥미를 보인 의료 연구 기관의 연구자에 의해 동물 실험 및 임상 연구가 여러 분야에서 실시되어 흥미 있는 결과를 제공하였다.

그 중에서 특히 상처 면 보호, 즉 넓은 의미에서 인공 피부로서의 이용이 주목받으면서 베스키틴 W라는 제품이 개발되었다. 그 제조 방법을 간단히 소개하면 다음과 같다.

키틴은 N-아세틸-D-글루코사민이 β-1,4 결합에 의해 이루어진 점액성 다당류의 일종으로 섬유소의 글루코오스 잔기의 수산기만이 아미노아세틸기로 치환된 형이다. 제조법으로서는 게, 새우와 같은 갑각류의 외골격을 사용하여 칼슘과 단백질을 제거한 후 회분이 0.2%이하의 정제도가 높은 키틴 분말을 얻는다. 또한, 용해성을 높이는 처리를 한 후 아미드 용매에 녹여 10% 정도의 농도를 갖는 키틴 용액을 만든다.

이 액을 계량(計量)하면서 미세공의 노즐(nozzle)로부터 수용액 중으로 압출한 후 정속(定速)의 롤러에 말아 외경(外徑)이 수 마이크로의 다섬유(multifillament)를 얻는다. 잔류 용매를 물로 충분히 제거한 후, 약 5mm 정도의 길이로 절단하여 단백질 흡착을 높이기 위한 처리를 한 후 폴리비닐알콜을 결합제(binder)로서 초지(抄紙)를 한다. 즉, 부직포(不織布)로 하는 작업이다. 두께는 100~120㎛ 정도이다. 또한 에틸렌 산화물 기체로 멸균하여 포장 상태로 하여 베스키틴 W를 만든다.

놀라운 효과를 보이는 키틴 인공 피부

키틴으로 투명 필름을 만들어 필름 상에서 마우스 유래의 섬유아세포(Fibroblast: 결합 조직의 중요한 성분이 되는 세포)를 증식시킨 경우 정확한 증식을 나타내어 셀룰로오스 필름 상에 비해 접착 상태가 양호하며, 베스키틴 W는 상처 면의 정상 세포의 증식에 악영향을 미치지 않고 표피 조직 형성에 좋은 영향을 미치는 것으로 밝혀졌다.

키틴으로 만든 인공 피부는 대다수의 상처 보호제로서 사용이 가능하다. 즉 열상(熱傷), 채피창(採皮創), 피부 괴양 등의 상처에 사용되어 진통 효과, 밀착성 용해에 대한 내성, 건조, 표피 형성 등의 관점에서 우수한 결과를 보였다. 또 다른 유사한 상처의 피복(被覆) 보호제, 동결 건조 돈피(LPS), 동결 건조 진피(LDPS), 콜라겐 막, 바이오플랜(나이론 섬유에 실리콘을 도포하여 펩티드처리한 것)과의 반쪽 시험(half side test, 상피 절반씩을 몇 도의 재료로 피복하는 방법)을 채피창(길이 평균치: 약 1000분의 15인치)에 대하여 전국의 대학 병원 및 일반 병원 22곳에서 실시하였다. 치료를 하면서 진통 효과, 밀착성, 융해에 대한 내성, 건조성, 표피 형성, 침출액의 양을 관찰하여 양자의 차이를 치료가 완료될 때까지 비교 검토한 결과, 종래의 제품에 비해 종합 성적이 같거나 우수하다고 판단된 것이 90%에 달해 양호한 결과를 얻었다(그림 6-1).

치료 기간 동안 부작용은 전혀 발견되지 않았고, 또 안전성 시험으로서 급성 독성 시험, 아급성 독성 시험, 표피 반응 시험, 발열성, 물성 시험, 이식 시험, 세포 독성 시험, 용혈성 시험, 변이원성 시험, 항원성 시험 등을 실시했지만 어느 것이나 음성이며, 높은 안전성을 나타내었다.

따라서 베스키틴 W는 키틴에서 다공체로 표피 세포를 사전에 증식해 놓고 그것을 깊은 상처에 첨부하면 표피 세포가 증식하면서 분해하는 키틴에 의해 완전한 표피가 형성된다. 이 같은 실제 인공 피부의 탄생으로 일본에서는 베스키틴 W라는 이름으로 20여년 전부터 발매하기 시작하여 현재 86여개국에 수출하고 있다. 앞으로 더 많이 임상적으로 이용되어 그 특징이 입증되면 피부뿐만 아니라 인체 손상 부위의 수복 재료로서 사용될 것으로 기대된다. 또 키틴은 앞으로 화학적인 변형에 의해 기능성을 높일 수 있는 가능성이 많다. 이것이 실현되면 앞에서 기술한 것뿐만 아니라 생체 재료로서의 꿈은 가능성이 높아질 것이라 생각된다.

앞으로 수산 가공 폐기물인 새우, 게 껍질에 들어 있는 키틴을 활용하여 화상이나 교통사고로 손상된 피부를 흉터 없이 치료할 수 있는 시대가 도래할 것이다.

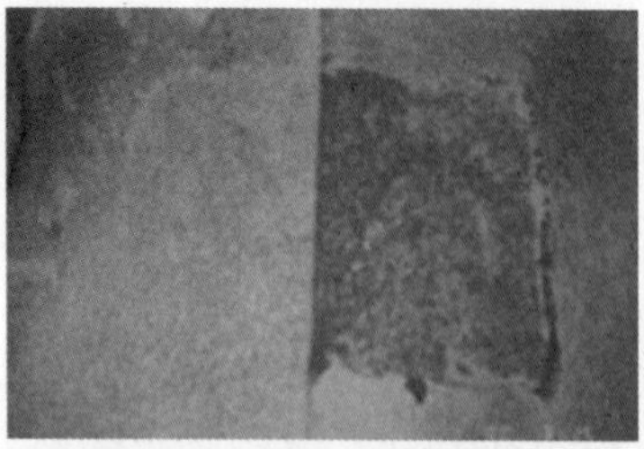

48세 남자의 왼쪽 대토부의 채피창에 동결 건조한 돼지 진피(LDPS)와 베스키틴 W를 절반씩 첨부하였다.

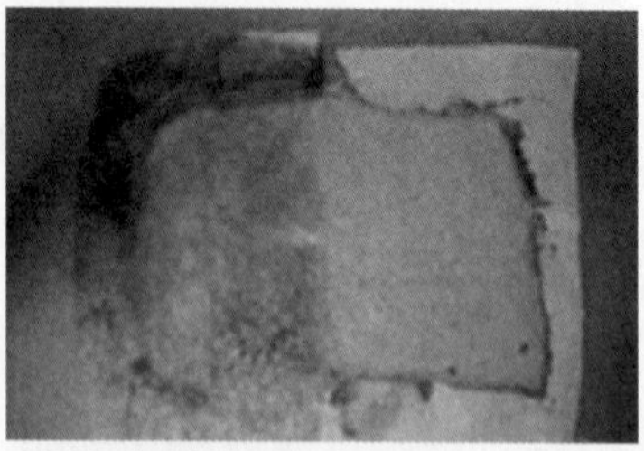

3일 후 베스키틴 W의 상처 면은 겔 상태로 되어 출혈이 양호한 상태로 멎었다. LDPS 측은 출혈 상태였다.

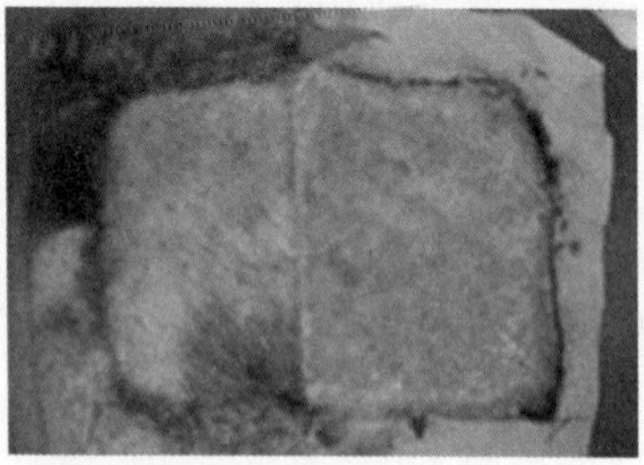

8일 후 양쪽 모두 건조 상태로 되었지만 LDPS 측에는 소량의 습윤 부분이 있었다.

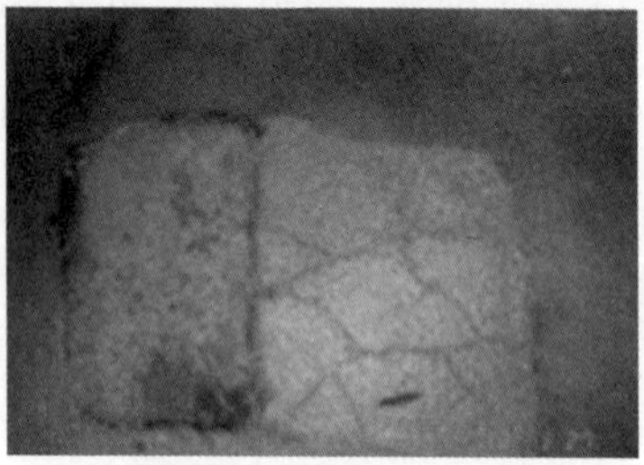

12일 후 재료를 박리한 경우 베스키틴 쪽은 완전히 상피(상피)화하였다. LDPS 측에는 일부 완치하지 않는 경우가 잔재하여 □□□□□□□ □□□□□□□□□□(텍스트 유실)

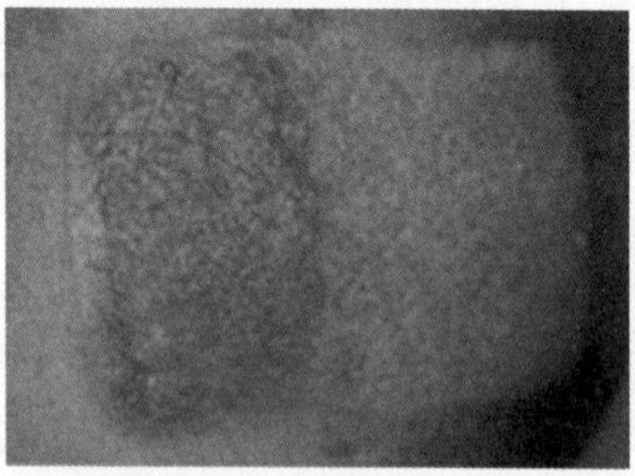

20일 후 LDPS 측의 치유가 늦어지며 두툼하게 부어 올랐다.

[사진: 日本 岡山勞災病院 永□□ 박사]

그림 6-1 심하게 긁힌 상처에 키틴 인공 피부를 이식시킨 임상 시험.
대조군으로는 동결 건조한 돼지 진피(LDPS)를 사용하였다.

07 음주에 의한 장해를 예방하는 키토산 올리고당

BLUE OCEAN HEALTH CARE

적당한 술은 우리 몸에 보약이다

술은 적당한 양을 마시면 몸에 약이 되지만 과음하면 해롭다는 것은 일반적인 상식이다. 양생훈(養生訓)에 따르면 "술을 적게 마시면 혈액 순환을 잘 시키고 기분이 언짢은 것을 없애 주고 양기를 돋워 주며 근심을 덜어주는 이점이 있으나 많이 마시면 여러 가지로 사람을 해친다."라고 한 것을 보면 예로부터 건강을 위하여 오히려 적당한 술을 마셨음을 알 수 있다.

중국에서 출판된 "장수학(長壽學)"이라는 책에 장수를 위해서는 마음을 편안히 하고 즐겁게 지내는 정신 양생(精神養生), 좋은 환경에서 규칙적인 생활을 하는 기거 양생(起居養生), 적당한 일을 하는 노동 양생(勞動養生), 편안하게 잠을 유지하는 수면 양생(睡眠養生), 적당한 운동을 하는 운동 양생(運動養生), 이로운 음식을 고루 고루 섭취하는 음식 양생(飮食養生)과 자기에 맞는 약물을 복용하는 연년익수 양생법(延年益壽養生法)이 있다고 적혀 있다. 흥미롭게도 여기에서 술은 음식이나 약의 범위에 포함시켜 설명하고 있다. 흔히 장수하는 사람 중에 매일 적당량의 술을 마시는 경우가 있음을 종종 볼 수 있는데 이것은 합당한 이유가 있다고 생각된다.

술을 적당히 마시는 것이 건강에 도움을 줄 수 있다는 내용들은 많은 책에서 찾아볼 수 있으나 그 내용은 대동소이(大同小異)하다. "쾌변, 쾌식, 쾌정(快便, 快食,

快精)"이란 책에는 "술은 소화기에 부담을 주지 않고 즉시 체내에 흡수되며, 칼로리가 많아 설탕, 전분, 지방의 대용으로도 되며, 적당량은 소화기의 활동을 촉진하며 소화액의 분비도 왕성하게 하므로 식전이나 피로했을 때의 한 잔은 피로를 풀어준다."라고 하였다.

한의학 문헌에서 술에 관한 내용은 약 3천 년 전의 책으로 추정되는 "황제내경소문(黃帝內經素問)"에 술을 장 먹듯 하면 천수를 살지 못하고 50세가 되면 노쇠하게 된다고 한 것을 비롯하여 많은 책에서 술에 관한 설명이 나타나 있다. 그러나 "명의별록(名醫別錄)"에는 '술은 약으로 쓰이는 데가 많다. 모든 사악(邪惡)과 독기(毒氣)를 없앤다.'라고 하였고, "본초강목(本草綱目")에는 '술은 말고기 동유(桐油) 독을 푼다. 소주는 냉적(뱃속이 뜬뜬하게 뭉친것이 있어 아픔을 느끼는 냉병), 한기(寒氣), 조습담(燥濕痰) 등을 다스리고, 설사를 그치게 하며, 곽란(갑자기 토하고 설사가 나고 심한 고통이 따르는 위장병), 학질, 심복냉통(心腹冷痛) 등을 다스리며, 대소변을 이롭게 한다. 포도주는 허리와 신장을 덥게하고 안색을 좋게 한다.'라고 하였으며, 이외에도 실신(失神)했을 때는 더운 술을 부어 넣거나 복통이나 구역에 소주를 마시는 방법 등이 있다.

또한 약주(藥酒)를 만들어서 대용한 경우도 있다. 매실주는 설사에 효과가 있으며, 귤주(橘酒)는 피로 회복, 동맥경화, 각기(脚氣) 등에 효능이 있다고 하였으며, 구기자주(拘杞子酒)는 허(虛)한 것을 보(補)하고 노열(勞熱, 몸이 쇠약하여지고 허하여짐으로써 발생하는 열)을 제거하고 정기(精氣)를 늘리고 허리와 다리를 튼튼하게 하고 안색을 좋게 하고, 눈물이 흐르는 것을 다스리며, 딸기주는 피부 미용에 좋고 입맛을 돋우며, 뽕나무 열매인 오디(桑椹)주는 젊음을 유지시키는 술이라 하여 고대로부터 애용되어 왔다.

이외에도 우리나라 것이 세계에서 가장 좋은 것으로 알려져 있는 인삼주는 평소 기운이 없고 몸이 차고 소화가 잘 안 되는 사람에게 효과가 있으며, 녹용주(鹿茸酒)는 기관지나 폐가 약하여 감기가 잘 걸리면서 양기가 부족한 사람에게 효과가 있다. 당귀주(當歸酒)는 빈혈이 심하여 자주 어지러운 사람에게 좋고, 오가피주(五加皮酒)는 인삼과 함께 불로장생약(不老長生藥)으로 알려져 있으며, 견비통(어깨에서 팔까지 저리고 아파서 팔을 잘 놀리지 못하는 신경통) 등 신경통에도 응용되고 있다. 우슬주(牛膝酒)는 쇠무릎이라는 풀의 뿌리를 달여 즙을 내어 술을 만든 것으로 무릎이나 관절, 허리가 좋지 않은 곳에 사용하며, 지황주(지황을 찹쌀에 섞어서 빚은 술)는 평소 소화는 잘되나 식은 땀이 나고 피부가 건조해 지거나 입이 잘 마르는 경우에 좋고, 복령주(땅 속에 있는 솔뿌리에 생기는 버섯으로 담근 술)는 평소 소변이 시원하게 잘 되지 않는 경우에 효과가 있다. 국화주(菊花酒)는 눈에 충혈이 잘 되거나 혈압이 높은 경우에 활용하며, 황정주(죽대뿌리로 담근 술)는 일체의 피로 회복에 좋고, 독사주(毒蛇酒)는 신경통에 많이 사용된다.

이와 같이 술을 적당히 마시면 오히려 건강에 도움에 될 수 있고 병을 치료하는 데도 이용하였음을 알 수 있다. 그렇지만 적당히 마신다는 것이 어느 정도를 말하는 것인지 애매하다. 지나치게 많이 마시면 열량의 과잉으로 비만이 되는 경우도 있다. 사람에 따라 알코올이 뇌, 특히 시상하부*에 있는 여러 가지 조절

* 시상하부(Hypothalamus): 대뇌 속에 묻혀있는 부분으로 척추동물에서는 생체의 내부 환경을 조절하는 데 있어 가장 중요한 역할을 한다. 시상하부는 동물에서 기본적인 신체 기능을 유지하는 자율 신경 및 성 신경의 조절에 관여한다.

중추의 작용을 교란시켜서 지나치게 많이 마실 경우에는 혈압이나, 동맥경화, 심장병, 당뇨병, 통풍, 간 등에 영향을 미치게 된다.

술이 인체에 미치는 영향

각종 술의 주성분은 에틸 알코올(ethyl alcohol)이다. 술에 함유된 미량의 에스테르(ester)류의 고유한 방향(芳香)은 사람들에게 야릇한 느낌을 주지만 약리학적 효과는 약하며 양조 과정에서 흡입된 불순물인 아밀 알코올(amyl alcohol)과 아세트알데히드(acetaldehyde)는 숙취를 일으키는 매우 독한 성분이다.

같은 양을 마셔도 많이 취하는 사람이 있는 반면 별로 취하지 않는 사람도 있다. 서부 영화를 보면 위스키를 병으로 마시는 모습을 볼 수 있는데 일반적으로 백인이 동양인에 비해 술에 강하다. 이와 같이 인종에 따라서도 차이가 난다.

체내에서 알코올은 위에서 약 20%가 흡수되며, 나머지 80%는 소장에서 흡수되어 간장으로 보내진다. 일단 위나 상부 소장에 들어온 알코올은 거의 대부분이 혈액 속으로 흡수되는데 술을 마신 뒤 약 5분 후부터는 혈액 속에서 알코올 성분을 검출할 수 있으며, 약 30분이나 90분 후에는 최고 혈중 농도에 도달하여 각종 생리 작용에 영향을 미친다.

알코올은 대부분 간에서 대사되어 최종 산물인 물과 탄산가스가 되지만 중간 대사 물질인 아세트알데히드가 생성되어 숙취 현상을 일으킨다. 일부 소량의 알코올은 신장을 통하여, 일부는 폐를 통하여 체외로 배설되기도 한다.

알코올의 대사 속도는 사람에 따라 약간의 차이가 있으나 체중 1kg당 150㎎의 알코올을 1시간 동안에 대사시킬 수 있다. 이것은 맥주로 1병 정도의 양이 된다. 대사하는 동안 술은 체내 각종 장기와 기관에 침투하여 다양한 생리 현상을 일으킨다. 술을 마셨을 때 나타나는 증상 중에는 알코올의 직접 작용도 있으나 아세트알데히드의 작용에 의한 것이 많다. 예로써 얼굴이나 몸이 빨갛게 되는 것이나 구토, 두통 등은 아세트알데히드의 작용이다. 술에 약한 사람은 아세트알데히드의 대사 능률이 나빠서 술을 조금만 마셔도 아세트알데히드가 몸에 축적되어 여러 불쾌한 증상을 일으킨다.

간장의 알데히드 탈수소효소(aldehyde dehydrogenase)는 5종이 있으나 그 중 아세트알데히드를 분해하는 것은 주로 I 형과 II 형이다. 그 중 II 형은 황색인과 백인 모두 갖고 있으나 황색인의 50%는 아세트알데히드와 친화력이 커서 저농도 아세트알데히드와 작용하는 I 형이 유전적으로 결손되어 있다. 그래서 동양인은 술에 약한 사람이 많다.

(1) 중추 신경에 미치는 영향

에틸 알코올은 신체의 어느 다른 기관보다도 중추 신경계에 현저한 영향을 미치는데 다른 중추의 마취제처럼 중추 신경계에 억압제로 작용한다. 특히 우리 몸의 각종 장기의 기능을 유지 조절하는 뇌에 억압 작용이 일어나 각 부분의 신경 계통의 활동력에 변화가 일어나는데 그 중 정서 작용과 정신 작용에 큰 영향을 미친다.

평소에는 이성과 지성으로 조절되던 인간 본래의 욕망을 그대로 노출시키게 되어 언뜻 보아 의기양양한 듯하며 매사에 자신감이 넘치고 다양한 화술로 상대를 설득하는 듯 보이기도 한다. 하지만 잠시 후 부도덕한 행동이나 비양심적인 행동을 주저 없이 해치우는 태도로 인하여 일생을 통해 닦아 놓은 훌륭한 인격을 단번에 손상시키게 된다.

또한 심사숙고하여 결정해야 할 중대사를 순간에 결정해 버려 크나큰 손해를 당하기도 한다. 혹은 섬세한 기능이 필요한 일에 둔해진 감각으로 능률이 떨어지거나 피할 수 있었던 각종 안전 사고를 유발시켜 귀중한 생명을 잃게 되고 막대한 재산상의 손실을 당하기도 한다.

(2) 심혈관과 순환계에 미치는 영향

소량의 알코올은 빈맥(頻脈, 보통 때보다 횟수가 잦은 맥박)을 일으키는 정도지만 다량의 알코올은 심혈관의 기능 저하가 오고 심근 수축력의 저하 및 호흡 정지도 올 수 있다. 만성 알코올 중독 환자는 심근염과 부정맥의 발병 빈도가 높다.

술을 마시면 말초 혈관이 확장되기 때문에 피부 색깔이 벌겋게 달아오르고 손발이 화끈거려 새로운 힘이 솟아난 듯 생각되나 실제로는 신체의 열이 발산되어 체온이 점차 떨어지게 된다. 그러므로 추운 겨울날 추위를 이기는 방법으로 술을 마신다는 것은 비합리적이며, 오히려 동상에 걸릴 가능성이 커지고 심한 경우에는 동사(凍死)에 이르는 예도 있다.

(3) 소화기에 미치는 영향

소화 기관은 알코올의 농도에 따라 정도 차이는 있지만 위장 운동과 분비 기능의 장애가 오게 된다. 소량의 술은 타액과 위액의 분비를 자극하여 식욕이 촉진되고 소화 작용을 돕는다고 하는데, 많이 마시면 위 점막을 자극하게 되어 위염을 일으키기도 하고 심하면 궤양도 생길 수 있다.

술을 마신 다음날 아침에 오심 또는 구토가 일어나고 심한 상복부 통증이 있다면 이것은 위염이나 위궤양이 있다는 충분한 증거가 된다. 이런 위장의 적색 신호를 무시하고 술을 마신다면 위궤양의 합병증까지 생겨 고통을 당하게 되는 것은 당연한 일이다. 독한 술은 직접 위 점막을 자극하여 위벽에 충혈을 일으키고 염증이 일어나 표층성 위염 내지는 위궤양이 발생하는 예를 임상에서 흔히 볼 수 있다고 전문가들은 지적하고 있다. 비록 적당량의 술이라도 습관적으로 자주 마시는 사람은 변비나 설사로 괴로움을 당하게 되는데 이것은 장 운동의 균형 실조로 일어나는 현상으로 이것이 계속되면 각종 영양분과 비타민이 결핍되어 전신 건강 상태는 점점 악화된다. 술을 마시는 것은 췌장염을 일으키는 가장 큰 요인이 된다. 그러므로 위염, 위궤양, 십이지장궤양 또는 췌장염 등의 의심이 있는 사람은 절대로 금주해야 하는 것이 기본 원칙이다.

(4) 간에 미치는 영향

간은 각종 영양 대사, 독소의 해독 및 혈액 응고 인자를 생산하는 중요한 기관으로서 술로 인하여 알코올성 지방간, 알코올성 간염, 알코올성 간경화 등과 같은 질환이 발병될 수 있다.

비록 초기에는 단지 막연한 피로감, 식용 부진, 오심, 구토, 소화 불량 등을 나타내지만 이런 증세들을 무시하고 계속 술을 마신다면 점차 병은 진행되어 간이 붓고, 황달이 생겨 눈이 노랗게 되고, 살갗도 노랗게 물들고, 복수가 생긴다. 또한 배가 붓고, 숨이 차게 되고 심하면 식도 정맥류 출혈로 다량의 토혈도 생기고 혈변을 보는 수도 있다. 좀 더 진행되어 간이 붓고, 만성 혼수에 빠지게 되어 단 하나뿐인 생명을 술로 인해 잃게 된다.

그런데 이런 증세가 나타나기 시작하면 그때서야 금주를 외치며 각종 고가(高價)의 간장약을 복용하지만 소생될 가능성은 현저하게 낮으므로 치료보다는 예방이 중요한 것임을 다시 강조하게 된다.

(5) 뇌와 신장 기능에 미치는 영향

술은 신경 계통의 다른 부분에 있는 세포에 미치는 영향과 마찬가지로 뇌 세포에도 손상을 주는 장본인이다. 덴마크에서 실시한 연구 보고서에 의하면 35세 이하의 남성 음주가들에게서 나타나는 지적 결함과 간장의 손상을 검토한 결과, 19%는 간경변을 가지고 있는 것으로 나타났고 59%가 기억력, 집중력, 이해력 테스트 결과에서 지적 손상을 입은 것으로 드러났다.

술은 이뇨 작용을 일으키는데 이것은 알코올이 뇌하수체에서 항이뇨호르몬의 분비를 억제하기 때문에 일어난다. 수분의 손실뿐만 아니라 각종 전해질도 손실되어 알코올 대사 과정에서 생긴 젖산 혈증(lactic acidosis)*이 악화되어 더욱 괴로움을 당하게 된다.

* 젖산 혈증(Lactic acidosis): 조직내 산소의 결핍으로 젖산이 축적되어 산성증을 일으켜 혈액에 젖산이 출현하는 것을 말한다.

음주에 의한 장해를 예방하는 키토산

키토산은 알코올 대사에 관여한다(그림 7-1). 알코올 섭취시에 기름기 많은 식사를 하면 혈액 중 알코올 농도의 상승을 억제시킨다는 것은 잘 알려진 사실이다. 타시야시키(Tachiyashiki) 등은 쥐에게 알코올을 체중 1kg당 1.0g의 비율로 경구 투여하기 30분 전에 대두유를 체중 1kg당 1.0g 비율로 경구 투여한 결과, 혈액 중의 알코올 상승이 억제되는 것을 밝혔다. 결국 같은 양의 술을 마셔도 기름기 많은 안주를 섭취하면 취기가 적게 온다는 것이다.

그렇지만 왜 이러한 현상이 일어나는지에 대해서는 최근까지 확실히 밝혀지지 않았다. 이 현상을 해명하는데 실마리가 된 것은 쯔지타(Tsujita) 박사의 연구이다. 그는 지방산분해효소를 연구하는 과정에서 효소에 의해 지방을 분해할 때 물이 있으면 가수분해 현상이 일어나지만, 물 대신에 알코올이 있으면 분해에 의해 생긴 지방산이 알코올이 되어 지방산 에틸에스테르가 생기는 것을 발견했다. 그림 7-1에 나타난 바와 같이 식사중의 지방이 췌장에서 분비된 지방산분해효소에 의해 분해될 때 중간체로서 아실효소 복합체(효소-OCO-R)가 형성된다. 이때 물이 있으면 복합체가 가수분해되어 지방산을 생산한다. 이것이 가수 분해반응이다. 이때 생긴 지방산의 일부는 상피세포에서 흡수된다.

한편 지방이 많은 식사를 하면서 술을 마신 경우에는 어떻게 될까? 지방과 물은 상극이어서 서로 반발하여 섞이지 않기 때문에 지방은 물보다 오히려 알코올 쪽에 친화성이 높다. 이 같은 이유에서 지방의 주변으로 에탄올이 모여든다. 여기에 췌장에서 분해된 지방산분해효소가 작용하면 아실효소 복합체 중의 지방산이 에탄올 쪽으로 이동되어 지방산 에틸에스테르를 생성한다. 이 현상을 알코

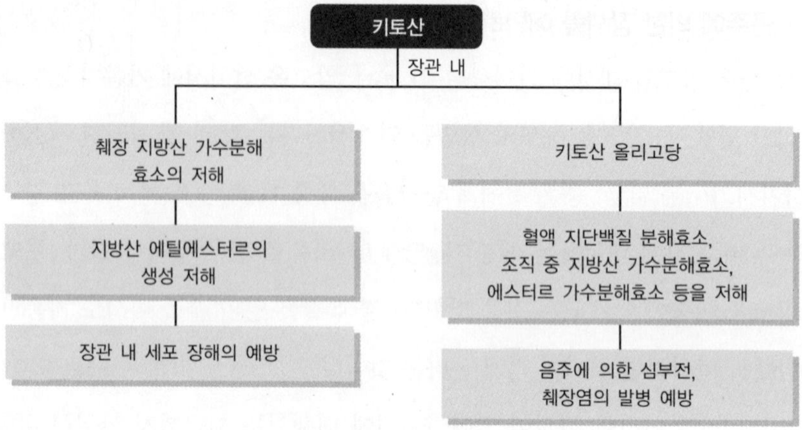

그림 7-3 키틴 · 키토산과 알코올

올 첨가 분해라 한다. 생성된 지방산 에틸에스테르는 흡수 상피세포에 흡수되지 않고 대부분이 변으로 배설된다. 결국 알코올은 지방산과 결합하여 변으로 배설되기 때문에 혈액 중의 알코올의 상승이 적어 취기도 가볍게 되는 것이다.

지방산 에틸에스테르 합성은 장관(腸管)뿐만 아니라 혈액과 조직에서도 이루어진다. 혈액의 지질단백질 대사에 관여하고 있는 지단백질 분해효소에 의해서도 합성되며, 또한 알코올을 해독시키는 알코올 탈수소효소가 적은 심장이나 췌장에 있는 지방산분해효소와 에스테르 가수분해효소에 의해서도 만들어진다.

그런데 지방산 에스테르는 세포 내의 미토콘드리아의 호흡을 저해하기도 하고 세포 파괴를 일으켜 심부전(여러가지 임상 증상을 포함한 순환부전의 상태)이나 췌장염을 일으키기도 한다. 알코올을 지방산 에틸에스테르 형태로 만들어 장에서 흡수되지 않게 하는 것은 바람직하지만 세포 내에서 생성된 지방산 에스테르는 독성이 있어 문제가 된다.

취기를 빨리 오게 하는 키토산

키토산은 췌장의 지방산가수분해효소의 반응을 저해하여 지방이 장에서 흡수되는 것을 방해한다는 것은 이미 기술했지만 이 저해를 통해서 지방산 에틸에스테르의 합성도 저해할 가능성이 있는 것으로 밝혀졌다. 즉 지방이 많은 안주를 먹으면서 술을 마실 때 키토산을 섭취하면 취기가 빨리 올 가능성이 있다는 것이다. 이 현상이 몸에 좋은 것인지 아닌지는 의견이 분분하지만 장관 내의 세포를 장해할 가능성을 가진 지방산 에틸에스테르의 생성을 저해하는 것을 고려할 때 바람직한 현상이라고 볼 수 있다.

키토산 올리고당이 체내에 흡수되어 음주 후 심장이나 췌장에서 지방산 에틸에스테르의 생성을 저해하여 심부전이나 췌장염을 예방할 수 있을 것으로 보아, 음주시 키토산 올리고당의 섭취는 음주에 의한 장해를 예방할 수 있을 것이다.

08 구강 환경과 전신 질환의 관계에 있어서 키토산 올리고당

BLUE OCEAN HEALTH CARE

치아가 손상되면 음식을 씹기 어려워 위장 질환을 일으키며 외모적으로 보기에도 좋지 않다. 치아는 음식을 씹는 기능을 통해 음식의 소화, 흡수 과정의 가장 전면에 있는 중요한 기관이다. 32개의 치아 중 1개만 빠져도 각 치아에 가해지는 압력이 달라져 잇몸과 턱뼈에 이상이 생기는 등 구강 전체의 건강을 해친다. 국민 생활 수준이 향상되면서 건강에 대한 관심이 높아지고 있지만 아직도 치아 건강에 대해 대수롭지 않게 생각하는 경향이 있다. 더욱이 인스턴트 식품이나 탄산 음료의 보급, 부드럽고 연한 음식물 중심의 식생활 등이 원인이 되어 지난 20년간 한국 아동의 충치 발병률은 4배 이상 증가하였다.

음식을 먹으면 치아 틈새 등에 탄수화물이 남게 되고 여기에 구강 내 세균이 작용하여 부패(발효)가 일어나면서 산이 생성된다. 산은 치아 표면의 무기질 성분을 녹여 충치를 일으킨다. 입안의 세균들이 치아 표면에 계속해서 부착되면 플러그(치태)가 형성되며 잇몸 주위에 염증을 일으키게 된다. 플러그 1mg에는 약 2억 마리의 세균이 함유되어 있고 충치는 물론 치은염과 치주염 발생의 주요 원인이 되며, 특히 칫솔질로 제거되지 않는 부위의 플러그는 시간이 흐르면서 딱딱해져 치석으로 변한다.

충치와 잇몸 질환은 이 같은 경로를 거치면서 발생하는데 음식물 섭취 → 플러그 형성 → 치석 형성의 단계 중 하나만 차단해도 구강 질환의 발생을 막을 수 있다.

구강 유해균

사람의 입안은 수분과 영양분이 충분하고 온도도 적당하여 세균이 번식하기에 좋은 환경이다. 그래서 미동정 세균을 포함하여 700여 종에 이르는 장내 균에 필적할 수 있는 많은 종류의 구강 상재균이라 불리는 미생물 집단이 사람의 입안에 살고 있다. 주된 서식 부위는 잇몸에 형성되어 있는 치석(dental plaque)이며, 세균 밀도는 분변보다 훨씬 높다. 타액 1밀리리터 중에는 약 $10^{8\sim9}$의 세균이, 성숙된 플러그에는 1그램 당 약 $10^{10\sim11}$의 세균이 서식하고 있다. 그러나 구강균상에서는 강한 병원성 세균은 검출되지 않는다. 구강을 잘 관리하고 있는 경우, 균상은 구강 환경 유지에 힘쓰며 숙주와 양호한 공생 관계를 유지한다. 또 구강 점막은 항상 세균이 침입하여 가벼운 염증을 일으키지만, 장관 점막에 비해 여러 가지 점에서 세균의 침입이나 염증에 대한 저항력이 강하다. 그러나 불충분한 케어로 플러그 양이 증가하면 한 무리의 치주 병원균이 생겨 병원성 플러그로 전이를 유도하며, 생체의 기질적, 기능적 장애나 방어능력의 저하 등 만성 염증성 질환이나 치주병이 발생할 수도 있다.

구강 연쇄구균은 구강의 모든 부위에서 가장 많이 검출되며, 글루칸(glucan: 포도당을 구성 당으로 하는 다당) 생산을 통해 치석을 형성시켜 충치의 주요 원인이 되고 있다. 이들은 충치나 치주병과 같은 구강 감염증을 일으키는 것 외에 감염성 심장

내막염이나 폐렴 등 많은 구강 이외의 영역에서 발생하는 감염증의 원인균으로서 치학 · 의학 영역에서 주목을 받고 있다. 이들 세균 중에는 인체에 무해한 것도 있지만 치아 표면에 붙어 있는 플러그 속에 번식하는 세균은 인체에 유해하다. 또한, 유해 세균이 이와 이 사이, 이와 잇몸 사이의 혈액을 통해 몸속에 퍼지게 되면 심내막염, 관절염, 류마티스, 폐렴, 심장병, 부비강염의 원인이 될 수도 있다.

흔히 충치라고 불리는 치아 부식증은 치아의 경조직에 생기는 질병이다. 치아 부식증은 구강 내 부식 원인균 때문에 생성된 산에 의하여 치아의 무기질이 이탈하여 치아의 표면이 파여 나감으로써 생기는 질환이다. 충치를 발생시키는 원인균(S. mutans)이 덱스트란을 만들고, 이 덱스트란이 치아 표면에 막과 같은 것을 생성한다. 덱스트란은 매우 끈적끈적하므로 다른 세균이나 음식물 찌꺼기가 잘 부착되어 쉽게 세균 덩어리인 플러그를 형성한다.

이 플러그 속의 세균은 음식물 속의 당분을 재료로 하여 산을 만들고, 이 산이 치아의 표면을 침해하여 에나멜질을 융해하고, 그 밑의 상아질을 파괴한다.

치주 질환은 치아와 그 주위 조직 사이에 있는 치주낭이라는 조그만 주머니에 음식물 찌꺼기와 세균 덩어리인 플러그, 그리고 이것이 단단해져 석회질화한 치석이 끼어 잇몸에 염증이 일어난 상태다.

잇몸 질환은 감기 다음으로 흔한 병이다. 잇몸 질환으로 병원을 찾는 환자 수는 매년 20% 이상씩 늘고 있다. 건강 보험 심사 평가원에 따르면 2014년에 병원을 찾은 잇몸 질환자는 1289만 6270명이나 된다. 잇몸 질환은 입 속 세균이 치아와 잇몸 사이에 남아있던 음식물을 먹고 번식하면서 발생한다. 세균이 번식하면 백혈구가 몰려들고 그 과정에서 염증이 발생한다. 염증이 심해지면 잇몸뼈를 공격해 뼈가 녹아내리고 입속 세균이 혈관을 파고들어 온몸을 공격한다. 따라서 잇몸 질환이 있으면 혈관 질환의 위험이 커진다고 할 수 있다.

잇몸 질환과 혈관 질환에 대한 연구 결과를 종합하면 잇몸 질환이 있으면 관상동맥 질환 위험은 14%, 뇌경색 발생 위험은 111% 높다. 또 잇몸 질환이 있는 임산부는 염증 때문에 생긴 독소가 자궁을 수축하는 호르몬 분비에 영향을 끼쳐 조산을 유발한다.

또 잇몸 질환이 있으면 당뇨병이 잘 생기고 합병증이 더 쉽게 진행된다. 미국 콜롬비아 의대 연구팀이 당뇨병이 없던 일반인 9296명을 17년 동안 추적 조사한 결과, 치주 질환이 있는 사람들에게서 당뇨병이 2배로 많이 발생한다는 사실을 발견했다. 잇몸 질환을 일으키는 진지발리스균이 혈관을 따라 돌아다니면서 혈관에 염증을 일으키고 혈관 기능이 떨어지면서 포도당 대사 이상이 유발된다. 당뇨병 환자가 잇몸 질환이 있으면 상처가 잘 안 안물고 회복이 더뎌져 당뇨 합병증 위험은 4배, 혈당 관리가 잘 안될 가능성은 6배 더 많다는 미국 텍사스대 연구 결과가 있다. 잇몸 질환이 있어 음식물을 충분히 씹지 못하게 되면서 소화가 잘 안 되고 영양분 흡수도 어려워져 혈당 조절이 힘들어진다. 혈당 조절이 잘 안되면 다시 잇몸 질환에 취약해지는 악순환에 빠진다. 잇몸 질환은 제대로 치아를 관리하지 않아서 생기는 생활 습관병이므로 올바른 생활 습관을 들이는게 가장 중요하다. 잇몸 질환이 생기지 않게 하려면 칫솔질을 할 때 세균이 자라기 쉬운 잇몸 고랑을 집중적으로 닦고 치간 칫솔이나 치실로 치아사이에 낀 음식을 빼내야 한다. 치태가 굳으면 치석이 되는데 치석은 스케일링으로 제거해야 한다.

입 냄새란 입에서 나는 나쁜 냄새로 심하면 주변 사람에게 불쾌감을 주어 사회생활에 지장을 초래하기도 한다. 입 냄새는 구강 상태 이상이나 다른 장기나 전신적인 원인에 의해 생길 수 있다. 입안의 요인으로는 치아 부식증, 치주병, 구내염, 구강암 등의 질환과 구강 내 보철물 관리 소홀, 구강 환경 관리 소홀 등을 들 수 있다. 전신 질환으로는 비염, 위염, 기관지염, 간장 질환, 당뇨병 등이 있다. 입 냄새는 대부분 구강 환경을 깨끗이 하면 예방할 수 있다. 즉, 식사 후와 취침 전에 양치를 하고 혀도 반드시 닦는 것이 중요하다.

구강 감염증과 전신 질환

의학 영역에서 1970년대에 세균 이동(bacterial translocation, BT: 유전정보의 세포 간 전달법의 일종)은 「살아있는 세균이 소화관에서 임파절*, 간장, 비장이나 기타의 장기로 이동」이라 정의되었지만 그 후 세균의 이동과 더불어 내독소나 외독소, 넓게는 그 자극에 의해 생산된 사이토카인(cytokine: 혈구세포에서 방출된 생리 활성 단백질)등의 이동에 의한 병태도 포함된다.

치과영역에서는 이전부터 만성으로 국한성 원병소(original lesion, 세균을 지닌 국한성 만성 염증)의 치은염, 만성 치주염 등의 치주질환, 충치로 발생하는 치수염(이빨 속에 생기는 염증), 근첩성 치주염 등이 원인이 되어 멀리 떨어져 있는 장기에 2차 질환을 일으켜 「치성 병소감염」이라는 개념이 알려져 있으며 구강 내의 세균이 심장

* 임파절(Lymph mode) : 포유류의 림프계에서 조직액과 림프액 중의 이물을 포착하여 면역반응을 하는 기관

내막에 정착하는 감염성 심장내막염이 대표적인 예이다.

구강 세균이 어떤 기작으로 2차 질환을 일으키는지에 관해서는 다음 3 종류로 나누어진다.

(1) 균혈증을 유발시키는 구강 유래의 세균 전위에 의한 감염증: 세균성 심장내막염, 급성 세균성 심근염, 뇌종양, 해면상 정맥동혈전, 부비강염, 폐농양/폐감염, 피부 궤양, 골수염, 인공 관절 감염.

(2) 구강 세균의 독소 순환에 의한 전이성 장해: 뇌경색, 급성 심근경색, 이상분만(저체중아 출산), 지속성 발열, 돌발성 3차 신경통, 중독성 쇼크 증후군, 전신성 과립구 결손증, 만성 골막염.

(3) 구강 세균에 기인하는 면역능의 장해에 의한 전이성 염증: 베체트 병(Behcet's disease)*, 만성 수마진, 염증성 장 질환, 클론병, 장종뇌포증.

구강 케어가 인플루엔자 바이러스 발증에 미치는 영향

구강 내 세균이 생산하는 시알리드 가수분해효소(neuraminidase, NA)가 인플루엔자 바이러스 감염을 촉진시켜 항인플루엔자 약의 효과를 저하시킬 수 있다는 사실이 알려짐에 따라 전문적 구강 케어가 인플루엔자 대책으로 떠오르고 있다.

매년 유행하는 인플루엔자는 고령화나 기초질환 보유자에 있어서 중증화의 위험성이 높아 초고령사회에 들어선 우리나라에는 큰 위협이 되고 있다. 또 신

* 베체트 병(Behcet's disease): 구강 점막과 외음부의 재발성 아프타성 궤양 및 홍채염이 주요 증상인 질환

형 인플루엔자에 의한 세계적인 유행병(pandemic)이 발생하면 심각한 건강피해나 사회적 혼란이 야기되기 때문에 신형바이러스 발생에 대비하는 것이 대단히 중요하다.

인플루엔자와 구강 내 세균과의 연관성을 살펴보면 스페인 독감에서 구강질환 보유자의 이환율과 사망률이 질환이 없는 사람의 경우에 비해 각각 2~4 배 높았다는 보고가 있다. 또 2009년 대유행한 인플루엔자(A/H1N1 pdm09) 감염자의 폐에서 구강에 존재하는 치주 병원성 세균이 검출되었다. 또한 구강세균이 바이러스 방출을 촉진시켜 인플루엔자 바이러스의 감염 확대로 작용한다는 것이 밝혀졌다.

구강 내 세균이 폐렴의 원인이 되는 경우 그 예방에 구강 케어가 대단히 효과적이다는 것이 밝혀짐에 따라 정기적으로 구강 케어를 실시하면 수술 후 감염을 줄일 수 있어 환자의 조기퇴원이 가능하여 의료임상에 있어서도 구강 케어의 중요성이 인식되고 있다.

인플루엔자 바이러스 감염을 촉진하는 세균(*S. mitis* 및 *S. oralis*)은 치석 플러그에 있어서 가장 우세한 균종이며 인후나 기도에서도 매우 높은 빈도로 검출되고 있다.

아베(Abe) 등의 역학 조사를 보면 구강 케어가 인플루엔자의 발증에 미치는 영향에서 고령자를 대상으로 치과 위생사에 의한 주 1회의 전문적 구강 케어 실시군과 비실시군으로 나누어 타액 중의 시알리드 가수분해효소 활성, 트립신 유사 프로테아제(trypsin-like protease, TLP) 활성 및 인플루엔자 발증률의 관계를 검토한 결과, 타액중에 NA 활성 및 TLP 활성이 실시군에서 비실시군에 비해 감소하였다. 개입기간 중에 인플루엔자 발생자 수는 실시군에서는 98명 중 1명(1.0%)이 인플루엔자로 진단된 것에 비해 비실시군에서는 92명 중 9명(9.8%)이었다. 즉 전문적인 구강 케어가 타액 중 NA 및 TLP 활성을 저하시켜 바이러스 감염이 일어나기 어려운 구강 환경으로 만들어 발증을 예방하는 것이다.

NA생성 구강 내 세균은 인플루엔자 바이러스 감염을 촉진하며 또 항인플루엔자 약의 효과를 현저히 저하시킨다. 따라서 전문적 구강 케어로 청결한 구강 환경을 유지시키는 것은 폐렴뿐만 아니라 인플루엔자의 예방에도 효과가 있을 것이다. 또한 구강 케어는 백신개발에 필요한 고액의 연구비도 필요없고, 부작용의 위험성도 없을 뿐만 아니라 쉽게 항원 비특이적으로 인플루엔자를 예방할 수 있으므로 신형 바이러스 대책으로서도 응용될 수 있다고 본다.

구강 미생물과 암

구강 내에는 다수의 상재균이나 바이러스가 존재하며 이들에 의해 여러 가지 질환이 발생된다는 다수의 연구 보고가 있다.

구강 내에는 실제로 다수의 세균이 존재하고 있고 세균총을 형성하고 있다(표 8-1). 정상 상태에서는 스트렙토코쿠스(*Streptococcus*) 속이나 액티노마이시스(*Actinomyces*) 속이 주로 존재하지만 치주 병원성 세균이 증가하면 구강의 2대 질환 중 하나인 치주병이 발생한다. 치주병에 걸리면 치은접합상피가 근열 방향으로 증식 · 이동함으로써 치주 주머니의 심재화(深在化)가 진행되고 치주 조직의 파괴 및 이에 따른 치아의 상실이 발생할 수 있다. 치주병 이환자에서 발암율은 흡연이나 음주의 유무에 관계없이 높은 것으로 역학적 조사에 의해 보고되었고, 치주병이 암에 대하여 독립된 위험 인자인 것으로 시사되고 있다. 또한 치주 병원성 세균이나 사람 유두종 바이러스(human papilloma virus, HPV)*, 포진 바이러스(Epstein-Barr virus, EBV)*가 발암, 암 진전의 한가지 원인이 되고 있다고 알려져 있다.

표 8-1 **대표적인 구강 내 세균**

정상 구강 내 세균	치주 병원성 세균	충치 병원성 세균
스트렙토코쿠스 미티스 (*Streptococcus mitis*)	포피로모나스 깅기발리스 (*Porphyromonas gingivalis*)	스트렙토코쿠스 뮤탄스 (*Streptococcus mutans*)
스트렙토코쿠스 서모필러스 (*Streptococcus thermophilus*)	탄네렐라 포시티아 (*Tannerella forsythia*)	스트렙토코쿠스 소리누스 (*Streptococcus sobrinus*)
악티노미세스 이스라엘리 (*Actinomyces israelii*)	트레포네마 덴티콜라 (*Treponema denticola*)	락토바실루스 (*Lactobacillus*)
악티노미세스 메에리 (*Actinomyces meyeri*)	아그레가티박터 악티노미세테코미탄스 (*Aggregatibacter actinomycetemcomitans*)	
	푸소박테리움 뉴크레아툼 (*Fusobacterium nucleatum*)	

* 유두종 바이러스(Human papilloma virus, HPV): 사람, 소, 개, 토끼 등에 유두종을 일으키는 DNA 바이러스의 속
* 포진 바이러스(Epstein-Barr virus, EBV): 헤르페스과의 감마헤르페스 바이러스아과에 속하는 DNA 바이러스. 점염성 단핵증의 병원체인데 버컷림프종이나 상인두암과의 관계도 의심되고 있다. 사람 B림프구의 무한 증식성 형질 전환을 일으킨다.

치주병과 당뇨병

치주병은 당뇨병 환자에 많이 발생하며 그 진행도 비당뇨병 환자에 비해 빠르고 재발의 위험도 높아 당뇨병의 제6의 합병증이라고 불린다. 이것은 당뇨병에 의한 고혈당이나 비만에 의해서 염증이 비당뇨병과 비교하여 크게 생겨 치주 조직파괴가 진행된 것으로 치주염증이 보다 크게 나타나는 것이 원인이라 생각된다. 최근 일본인에서 치주병을 갖고 있는 당뇨병 환자 중 약 20%가 몸 전체에 염증이 생겨 실제 문제가 되는 치주병에 이환하고 있다고 추측되고 있다. 결국 치주병으로 인한 염증이 전신에 파급되는 만큼 중증화가 되기 전에 그 진행을 억제하는 것이 필요하다. 이것을 수행할 때는 다른 합병증에 대한 처치와 마찬가지로 혈당조절이 중요하다. 일반적으로 당화혈색소(HbA1c)가 7% 이하로 유지되면 치주병의 진행은 비당뇨병의 경우와 동등하게 억제된다고 보고되었다. 또 치주병의 재발위험을 경감하기 위해서는 당화혈색소를 7% 이하로 유지하는 것이 중요하다. 치주병 발증이나 진행에 비만이나 흡연도 영향을 미친다. 때문에 생활 습관병의 일반적인 위험 인자를 관리할 필요가 있다. 그렇지만 치주병 진행을 저지하는 것이 쉽지 않아 중증화한 경우에는 몸에 경미한 염증을 야기시켜 당뇨병에 영향을 미치는 것으로 밝혀졌다.

당뇨병 환자의 치주병은 1형과 2형 당뇨병에 동시에 유의적으로 중증을 나타내는 것으로 알려져 있다. 젊은 1형 당뇨병 환자군의 약 10% 이상이 치주염에 이환되어 있는 것에 비해 동연대의 건강군에서는 1% 정도에 불과하며 치주병 발생 빈도도 높은 것으로 밝혀졌다. 또 2형 당뇨병 환자가 비당뇨병군과 비교하여 치주병의 발생 빈도가 높다는 여러 연구 결과가 있다.

예를 들면, 미국에서 실시된 혈당 조절 상태와 치주병 중증도의 조사 연구에서는 치주병이 중증인 오즈비(odds ratio, 치주 질환이 발생할 추정치, 비교 위험도의 개념)는 비당뇨병 환자에 대해서도 당화혈색소 9.0% 이상의 2형, 당뇨병 환자에서는 2.90, 당화혈색소 9.0% 미만에서는 1.56이었다고 보고하였다.

한편 치주병이 당뇨병의 발생이나 그 관리에 영향을 미치는 것으로 나타난 여러 연구 결과가 발표되고 있다. 일본에서 실시된 면역 연구에서 10년간에 내당능에 이상이 발생한 군은 발생하지 않은 군에 비해 치주병 유병율이 유의적으로 높다는 보고가 있다. 또 미국의 조사에 의하면 치주병 환자의 당뇨병 유병자율은 치주병이 없는 군과 비교해 약 2배 높은 것으로 밝혀졌다. 이와 같이 치주병이 있으면 당뇨병의 여러 가지 합병증, 총 지방량, 신장 발병률, 허혈성 심장 질환 발생률이 증가하는 것으로 보고되었다.

키토산 올리고당에 의한 잇몸 질환의 예방

잇몸 질환은 주로 구강 내 세균에 의해 발생하는 염증성 질환이다. 따라서 원인이 되는 세균을 제거해 주는 것이 가장 중요한 예방법이다. 세균의 제거는 칫솔질을 통해 58% 정도가 이루어 질 수 있다. 따라서 칫솔질로 제거되지 않는 세균을 어떻게 처리하느냐가 문제가 될 것이다. 일본에서는 초등학교 어린이들에게 점심 도시락을 먹은 후 반드시 녹차를 마시게 하도록 권장한 후 어린이들의 충치가 현저히 감소되었다고 발표한 적이 있다. 이는 녹차 성분에 항균제가 함유되었기 때문이다.

필자는 여러 가지 박테리아에 대하여 키토산과 그 올리고당의 항균 효과를 검토한 결과, 충치 원인균(*S. mutans*)의 경우 키토산과 고분자 올리고당은 100%, 저분자 올리고당은 99% 이상의 항균효과를 나타내었으며, 세균의 생육 최소저해농도(MIC)도 0.06%로 낮은 농도에서도 충치 원인균을 죽일 수 있어 식사 후 키토산 올리고당액으로 입안을 헹구어 마신다면 충치예방에 좋은 결과를 가져올 것이라 생각한다(표 8-2, 그림 8-1).

표 8-2 키토산 올리고당의 세균에 대한 항균활성

그램 양성(+)균	항균 활성(%)			
	키토산	COS Ⅰ (고분자)	COS Ⅱ (중분자)	COS Ⅲ (소분자)
스트렙토코쿠스 뮤탄스(*Streptococcus mutans*)	100	100	99	99
마이크로코커스 루테우스(*Micrococcus luteus*)	>99	70	67	63
스타피로코커스 아우레우스(*Staphylococus aureus*)	100	97	95	93
스타피로코커스 이피더미디스(*Staphylococus epidermidis*)	>99	82	57	23
바실러스 서브틸리스(*Bacillus subtilis*)	98	63	60	63

COS: 키토산 올리고당

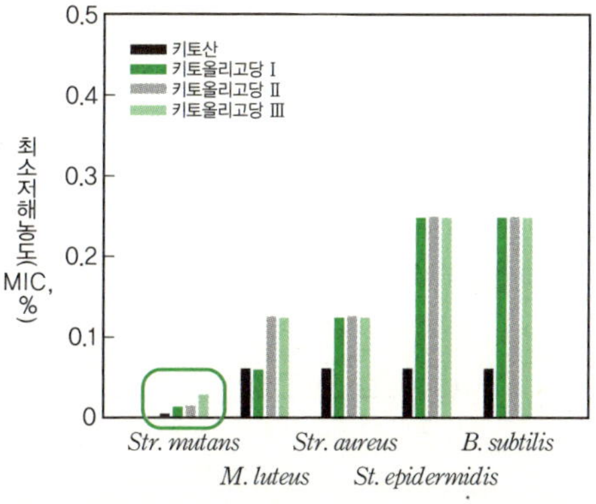

그림 8-1 키토산 올리고당의 충치원인균(Str. mutans)에 대한 최소 저해농도

일본 나가사키 대학의 하야시(Hayashi) 교수는 키토산 올리고당이 함유된 구강 세정제 및 껌을 이용하여 구강 세균에 미치는 영향을 검토한 결과, 구강 세정제를 사용한 경우 전체 박테리아 수는 다소 감소하였으나, 충치에 직접적으로 영향을 미치는 충치 원인균(*Streptococci mutans*)은 현저히 감소한 것을 확인하였다. 키토산 올리고당이 2% 함유된 껌을 이용한 경우는 세정제를 이용한 것보다도 충치 원인균이 현저히 감소하였다는 결과를 얻어 충치를 예방할 수 있다고 하였다(그림 8-2).

또한 이들은 키토산이 함유된 껌에 대한 실험으로, 자일리톨이 함유된 2.5g의 껌과 키토산이 2% 함유된 껌을 비교한 결과, 자일리톨 껌만 씹었을 때보다 키토산이 함유된 껌을 씹었을 때 충치 원인균의 감소 효과가 더 뛰어났다고 보고한 바 있다.

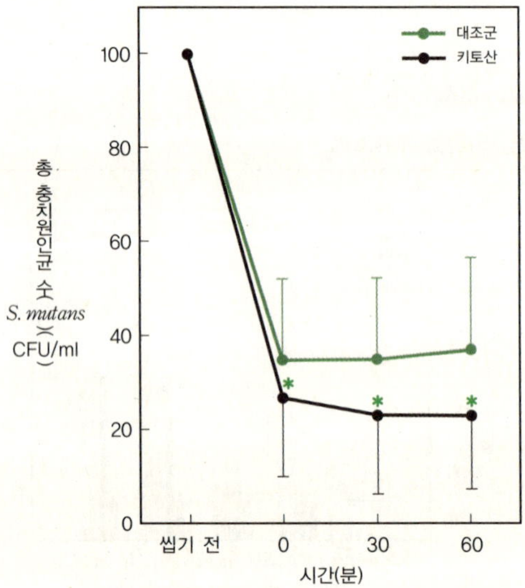

그림 8-2 **키토산이 함유된 껌의 충치 원인균의 감소 효과**

09 알츠하이머 치매와 키토산 올리고당

치매(Dementia)라는 어원은 라틴어에서 유래한 것으로 '정신이 나간 상태'라는 뜻을 내포하고 있다. 태어날 때부터 비정상적인 뇌 기능을 가지고 태어나는 "정신 지체"와는 달리 치매는 정상적인 뇌에서 다양한 원인에 의해 뇌 기능에 손상을 입고 이로 인해 서서히 인지능력이 저하되어 결국에는 정상적인 생활을 영위하는 것을 어렵게 만드는 질병을 말한다.

치매는 원인 질병에 따라 뇌 속의 물질이 변형되어 뇌에 손상을 일으키는 알츠하이머 치매, 뇌혈관의 경색이나 출혈로 인한 혈관성 치매, 파킨슨병과 같은 퇴행성 뇌 질환 치매 등 여러 가지로 나뉘는데 발병 비율을 보면 알츠하이머병이 50% 정도를 차지하며 그 다음으로 뇌혈관 질환에 의한 혈관성 치매가 30%, 알츠하이머병 외의 퇴행성 뇌 질환과 그 외의 치매가 각각 10% 씩 그 뒤를 따른다.

치매란 다양한 원인으로 뇌가 손상되어 기억력, 언어 능력, 판단력, 시공간 파악 능력 등 여러 영역의 기능이 떨어지면서 일상생활에 지장을 받는 상태를 포괄적으로 가리키는 말이다. 치매 여부는 증상만 보고 특별한 검사 없이 전문의 판단만으로 할 수 있다. 다만 신경 심리 검사를 통해 어떤 종류의 인지 기능이 어느 단계에서 얼마나 심하게 어떤 형태로 저하되었는가를 확인하면 된다.

더 중요한 다음 단계는 치매 원인을 확인하는 것이다. 치매는 약 70여 가지 다양한 뇌 질환 및 내과 질환으로 인하여 발생하는 질환이다. 이중에서 가장 흔한 원인은 알츠하이머병에 의한 치매이며 진단하기 위해서는 뇌 MRI를 찍어 봐야 한다. 역설적으로 알츠하이머병은 뇌 MRI에 뚜렷한 이상이 없다. 알츠하이머병에 합당한 증상을 보이고 뇌 MRI에서 뇌경색, 뇌출혈, 뇌손상, 뇌종양과 같은 다른 뇌 질환이 안 보이면 일차적으로 알츠하이머병으로 진단하는 것이다.

알츠하이머병은 노인 인구에서 치매를 유발하는 가장 흔한 질환이다. 보통 65세 이상의 연령대에서 많이 발생하지만 간혹 40, 50대에서도 발병하는 알츠하이머는 1907년 독일의 정신과 의사인 알로이스 알츠하이머(Alois Alzheimer) 박사가 당시엔 매우 희귀하다고 여겨지던 뇌신경 질환을 앓다가 사망한 여성의 뇌 조직을 관찰하면서 알려졌다. 그는 뇌 조직을 관찰하는 도중에 어떤 비정상적인 물질들이 뭉쳐 있는 것과 신경 세포인 뉴론 안에 신경 섬유들이 엉켜있다는 사실을 최초로 발견했다.

알츠하이머병의 증상은 발병 초기에는 병의 진행 속도가 낮다가 점차적으로 진행이 이루어진다. 주로 최근 일에 대한 기억력이 감소하다가 점차적으로 언어 기능 및 판단력과 같은 다른 인지 기능에 이상을 동반하게 된다. 또한 발병 진행 과정 중 혼동, 의심, 우울, 두려움이나 불안함, 공격성 증가, 수면 장애 등의 전신 행동 증상이 수반되며 말기에는 경직, 보행 이상과 같은 신경 장애 및 욕창, 감염과 같은 신체적 합병증까지 나타난다.

우리나라의 경우 2000년대에 이미 고령화 사회로 접어들었으며, 2018년에는 65세 이상이 차지하는 비율이 14%를 넘는 고령 사회로 진입을 목전에 두고 있으며 2026년에는 전체 인구 중 65세 이상 노인 인구가 차지하는 비율이 20%에 도달하는 초고령 사회에 도달할 것으로 예상하고 있는 시점에서 치매가 노인 질환 중 개개인이나 사회적인 측면 모두에게 가장 문제가 되는 질환이라 할 수 있다.

전 세계적으로 65세 이상 노인에게 알츠하이머병의 유병율은 약 5% 이상으로 알려져 있으며, 65세 기준으로 나이가 5세 증가할 때 마다 유병율이 약 2배씩 높아져 85세 이상 노인에서는 무려 30~50%를 차지한다. 따라서 치매로 인하여 고통 받는 환자 및 가족들의 수가 증폭할 것으로 예상된다.

보건복지부가 발표한 "2012년 전국 치매 역학 조사"에 의하면 우리나라의 치매 환자는 갈수록 늘고 있는 추세이다. 2010년에 47만 명이었던 치매 환자는 2012년에 54만 명으로 2년 만에 7만 명 정도 증가했으며, 이러한 증가 추세를 통해 2030년에는 127만 명, 2050년에는 271만 명의 치매 환자가 발생할 것으로 추정했다. 2012년 우리나라의 경우, 알츠하이머병이 71.3%, 혈관계 치매가 16.9%로 나타났다. 그리고 중앙치매센터가 발표한 "2013년 연차 보고서"에 의하면 우리나라의 65세 이상 69세 이하 연령대에서 10명 중 1명이 치매를 앓고 있고, 85세 이상 연령대에서는 10명 중 3~4명이 치매인 것으로 조사되었다. 치매가 우리나라 사회의 심각한 문제가 된 것은 최근의 일이다. 낮은 출산율과 더불어 노인 인구의 급격한 증가는 훗날 다음 세대들이 1인당 부양해야 할 치매 환자의 수가 늘어난다는 뜻이고 이는 치매 환자들에 대한 시설이나 제도가 잘 갖추어져야함을 의미한다.

치매는 단순히 환자 본인만의 문제가 아니다. 시간이 지날수록 어린아이와 같이 변해가는 치매환자를 돌보기 위해 가족 구성원들 역시 정상적인 사회적 경제적 활동을 포기해야 한다. 또한 치매의 연간 1인당 진료비를 살펴보면 고혈압(43만원), 심혈관 질환(132만원), 뇌혈관 질환(205만원) 보다 많은 310만 원으로 치매 환자의 가족은 상당한 경제적 부담감을 가질 수밖에 없다.

알츠하이머 치매의 발병 메커니즘

알츠하이머 박사가 보았던 것처럼 알츠하이머 치매의 특징은 '베타-아밀로이드*(β-amyloid)'라는 단백질의 플라크(plaques) 축적과 타우(tau) 단백질*의 신경 섬유 매듭(Tangles) 형성이다. 이러한 현상은 어떻게 일어나는 것일까? 이를 알아보

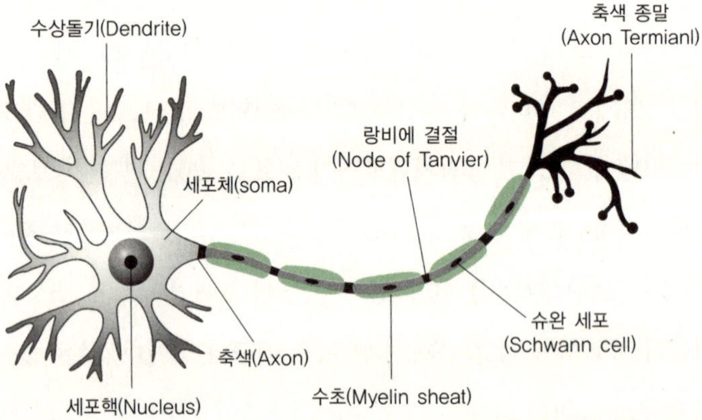

그림 9-1 뇌에 존재하는 신경 세포인 뉴런과 그 구조

* 아밀로이드(Amyloid): 만성 열성질환으로 퇴, 신장, 췌장 등에 형성되는 당 단백질의 일종

* 타우 단백질(Tau protein): 50~60kDa의 몇 개의 동형으로 구성된 미소관 관련 단백질의 일종. 중추 신경에 다량 존재하며 특히, 축삭에 많은 것으로 알려져 있는데 신경 세포체, 수상 돌기에도 분포하고 있음

기 전에 간단히 뇌의 구조에 대해 설명하고자 한다(그림 9-1).

인간의 뇌는 엄청난 수의 신경 세포(neuron, 뉴런)가 마치 거미줄과 같은 네트워크를 이루면서 신경을 구성하고 있다,. 뉴런의 주요 구성요소를 간단히 살펴보면 핵을 포함하고 있는 세포체(soma), 세포체 주위에 나뭇가지처럼 뻗어있어 여러 인접 뉴런이 보내준 신호를 받아들이는 수상 돌기(dendrite)* 그리고 이렇게 받아들인 전기적 신호를 다음 뉴런으로 전달하기 위한 부분인 축색 돌기(axon: 신경 충동을 세포체로부터 다른 신경 세포에 전달하는 신경 세포의 돌기)로 이루어져 있다. 뉴런은 전기적인 신호를 통해서 서로 신호를 주고받는데 이때 한 뉴런의 축색 돌기의 말단과 다른 한 뉴런의 수상 돌기가 접합부(synapse)에 연결이 되어 있다.

실제적으로 연결이라기보다는 인접해 있다고 볼 수 있다. 왜냐하면 시냅스 부분은 아주 미세하게 축색 돌기 말단과 수상 돌기가 떨어져 있는데 이 부분에서는 전기적 신호가 신경전달물질(neurotransmitter)*로 바뀌어 이를 한 뉴런의 축색 돌기 말단에서 다음 뉴런의 수상 돌기로 전달하기 때문이다.(여기에서 설명하는 뉴런은 전기적 뉴런이 아닌 화학적 뉴런이다.) 건강한 뇌에서는 이러한 신호 전달 과정이 원활하게 이루어지지만 알츠하이머병에 걸린 환자의 뇌에서는 신경 세포 외부와 내부의 변화로 인해 이 과정이 원활하게 이루어지지 못한다.

우선 신경 세포 외부의 측면에서 보면 다음과 같다. 지질 이중 층으로 구성되

* 수상 돌기(Dendrite): 다른 뉴런으로부터 들어오는 정보를 받아서 세포체로 전달하는 기능을 담당하는 세포체로부터 뻗어나온 짧은 섬유

* 신경 전달 물질(Neurotransmitter): 신경 세포에 의해 생합성되어 축삭돌기 말단에 저장되어 있다가 흥분하면 방출되는 것으로 신경계의 정보 전달에 관여하는 물질

어 있는 뉴런 세포막을 관통하는 형태로 존재하는 '아밀로이드 전구체 단백질(amyloid precursor protein, APP)'을 제거하기 위해 정상적인 뇌에서는 '알파-세크리테이즈(β-secretase)'와 '감마-세크리테이즈(β-secretase)'가 작용하게 된다. 알파-세크리테이즈는 APP의 일부를 자르는데 베타-아밀로이드(β-amyloid)라는 단백질을 형성하지 못하도록 자른다. 이때 잘려진 부분은 신경 세포 표면으로부터 유리되며, 나머지 APP 부분을 감마-세크리테이즈가 잘라내어 신경 세포 외부로 방출시킨다. 이렇게 방출된 APP 조각들은 신경 세포에 영향을 주지 않는다(그림 9-2).

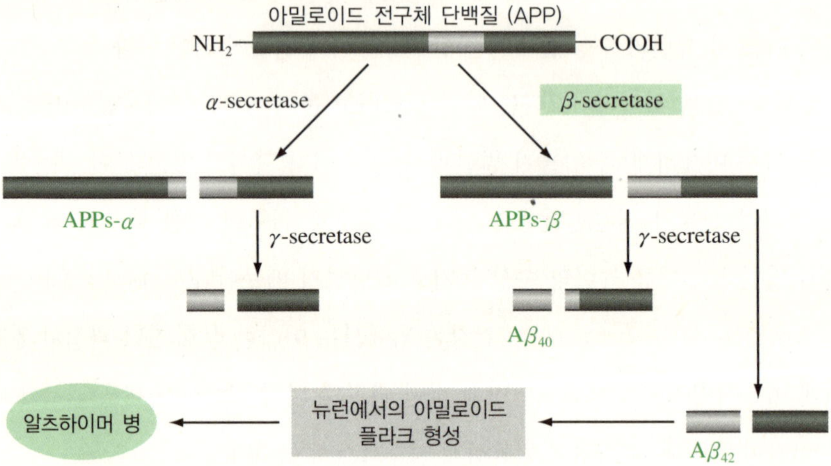

그림 9-2 정상적인 뇌에서의 아밀로이드 전구체 단백질(APP)의 제거 과정(좌)과 알츠하이버병에 걸린 뇌에서의 아밀로이드 전구체 단백질(APP) 제거 과정(우)

정상적인 뇌와는 달리 알츠하이머병에 걸린 뇌의 경우에는 알파-세크리테이즈 대신에 '베타-세크리테이즈(β-secretase)'가 작용하게 된다. 베타-세크리테이즈 역시 APP를 절단하게 되는데 알파-세크리테이즈가 자른 부분과는 다른 부분을 절단한다. 곧이어 감마-세크리테이즈가 남아있는 APP를 자르게 되는데 이때 세포막 외부로 유리되는 단백질이 베타-아밀로이드라는 단백질이다. 베타-아밀로이드는 서로 모여 신경 세포 외부에서 소중합체(oligomer)*를 형성하여 뉴런 간의 신호를 전달하는 부위인 시냅스를 막아 신호가 전달되지 못하게 만들 뿐만 아니라 염증 반응을 일으키고 죽어가는 세포를 처리하는 면역 체계 세포를 활성화시킨다. 이들 소중합체들이 더 모여서 '베타-아밀로이드 플라크'를 형성하여 축적된다(그림 9-3).

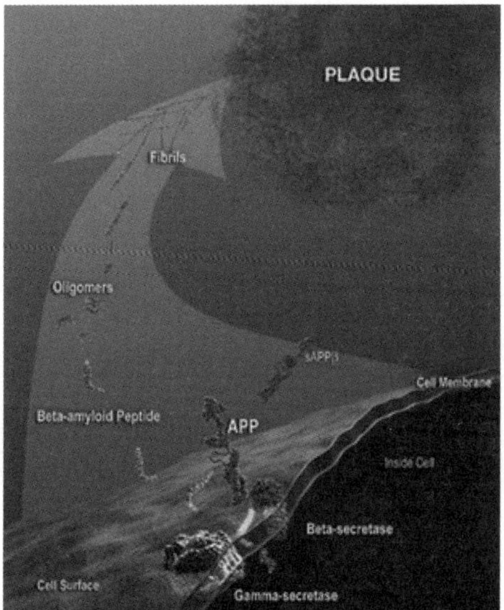

그림 9-3 **베타-아밀로이드 플라크 형성과정**

베타-아밀로이드 단백질(beta-amyloid peptide), 베타-아밀로이드 단백질이 모인 소중합체(oligomers), 베타-아밀로이드 단백질의 소중합체가 모여 형성된 실 모양의 구성체(Fibrils), 아밀로이드 전구체 단백질(APP)

* 소중합체(Oligomer): 올리고당, 올리고펩티드, 올리고뉴클레오티드와 같이 중합체 중 기본 구성단위인 단량체의 수가 적은 것

그러면, 신경 세포 내부에서는 어떠한 일이 벌어질까? 건강한 뇌의 신경 세포 내부를 들여다보면 미세소관(microtubule)이라는 작은 관이 신경 세포의 수상 돌기 및 축색 돌기 내부에 존재하여 구조적 지지대의 역할을 하는데 이 관을 통해서 영양분이나 신경 전달 물질을 담고 있는 소포체(neurotransmitter vesicle)* 등이 이동하게 된다. 미세소관의 구성 성분은 접착제 역할을 하는 '타우 단백질' 이라는 물질에 의해서 그 형태가 유지된다. 하지만 알츠하이머에 걸린 환자의 뇌 신경 세포 내부에서는 타우 단백질이 미세소관으로부터 떨어져 나오면서 미세소관은 분해가 되기 시작한다. 그리고 유리된 타우 단백질이 과인산화(hyperphosphorylation) 과정을 거치면서 서로 점점 뭉치게 되어 신경 섬유를 형성하고 이들이 다시 뭉쳐 신경 섬유 다발(neurofibrillary tangle)을 이루게 된다. 결과적으로 뉴런의 축색 돌기와 수상 돌기는 축소되게 되며 이로 인해 인접한 신경 세포끼리의 연결이 끊어지게 되어 신호 전달이 제대로 이루어지지 않게 된다.

베타-아밀로이드 플라크가 뇌 세포 외부에서 먼저 축적이 된 후에 신경 섬유 다발이 생성되는 이유를 조사하는 최신 연구 결과에 의하면 뇌 세포 밖의 플라크 축적이 뇌 세포 내의 단백질의 용해를 억제하는 것으로 밝혀졌다. 타우 단백질이 정상적으로 미세소관에 붙어있지 못하고 다른 타우 단백질과 엉기면서 신경 섬유 다발이 형성된다는 것이다.

* 소포체(Vesicle): 세포 내에 있는 막으로 둘러싸인 작은 자루 모양의 구조

키토산 올리고당에 의한 알츠하이머병 예방

필자는 게나 새우와 같은 갑각류에 존재하는 다당류인 키틴으로부터 아세틸 작용기를 제거한 키토산을 올리고당(이하 키토올리고당)으로 만들어 실험한 결과 키토올리고당이 치매 유발 물질인 베타-아밀로이드의 생성에 관여하는 효소인 베타-세크티테이즈의 활성을 저해한다는 사실을 확인하였다.

흥미로운 점은 키토올리고당의 베타-세크리테이즈 저해도가 탈아세틸화도(키틴에서 아세틸기가 떨어져 나간 정도를 의미함)에 의존한다는 사실이었는데, 탈아세틸화도가 50%와 70%에 비해 90%의 경우가 저해효과가 월등히 뛰어났다(그림 9-4). 또한 90% 탈아세틸화시킨 키토올리고당을 분자량 크기에 따라 저해도를 측정한 결과 3~5kDa의 분자량을 가진 키토올리고당이 베타-세크리테이즈를 억제시키는 데 효과가 뛰어났다(그림 9-5).

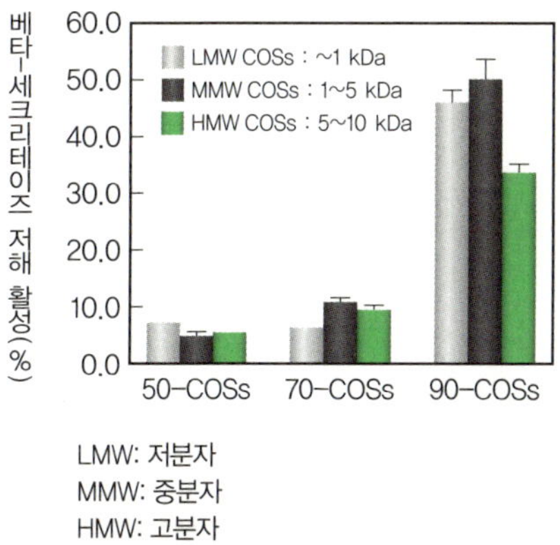

그림 9-4 키토올리고당의 탈아세틸화 정도에 따른 베타-세크리테이즈 저해 효과

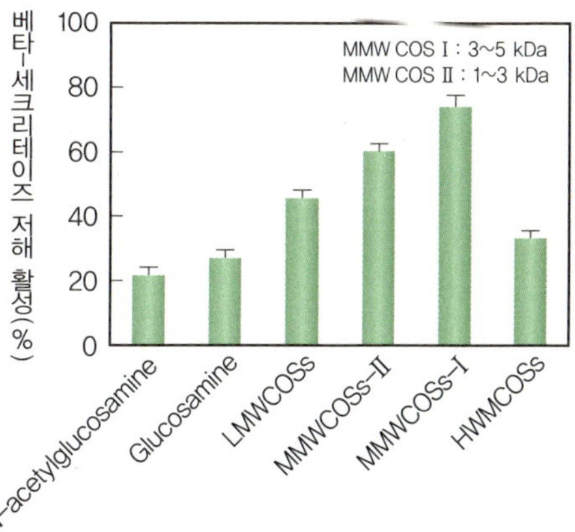

그림 9-5 90% 탈아세틸화 된 키토올리고 고당 분자량에 따른 베태-세크리테이즈 저해 효과

이와 같이 키토산의 탈아세틸화도와 올리고당의 분자량 크기가 여러 가지 생리 활성에 밀접한 관계가 있다는 사실을 키토산 올리고당의 생산에 고려해야 할 것이다.

10 비만과 수산물

전미경제연구소(NBER)에 따르면, 비만의 경제적 손실은 매년 2조 달러(한화 약 2,340조 원)에 이른다. 비만과 과체중인 인구가 21억 명(세계 인구의 30%)에 달해 직접적인 비용이 그렇다는 얘기다.

인도의 연간 국내 총생산(GDP)과 맞먹는 돈이 비만 때문에 소진되는 셈이다. 경제개발기구(OECD)에 따르면 전 세계 인구 절반 가까이가 2020년에 과체중에 시달릴 것으로 예측했다. 나라별로 보면 미국은 이미 전체 인구의 65%가 과체중이나. 2020년엔 75% 정도까지 늘어날 전망이다. 한국의 과체중 인구는 현재 30% 정도지만 2020년엔 35%까지 늘어날 것이다. 결국 2020년 한국은 현재 프랑스, 이탈리아, 호주와 비슷해질 것이다. 한국도 비만의 안전 지대가 아니라는 분석이다.

비만의 대표적인 질환은 당뇨병이다. 더군다나 한국인은 당뇨병에 더 취약하다. 한국 등 아시아인들이 미국인이나 유럽인보다 당뇨병에 더욱 취약하다. 칼로리 소모에 필수인 인슐린을 생산하는 베타 세포 수가 서양인보다 50% 정도 적기 때문이다. 일부에서는 쌀이 주식이라서 그렇다는 지적을 하지만 아직 정확한 원인은 밝혀지지 않았다.

비만이 경제의 심각한 위협 요인으로 떠오르자 흥미로운 연구 결과가 발표되고 있다. 미국 코넬대 존 콜리(경제학) 교수는 최근 살찐 사람들이 채용과 승진 등에서 불이익을 받는다는 사실을 밝혔는데 이런 손해를 돈으로 환산해 보니 미국에서만 한해 40억 달러 이상인 것으로 나타났다. 살찐 사람이 겪는 불이익은 미국만의 문제가 아니다. 평등 · 복지 등을 중시하는 스웨덴에서도 살찐 사람이 보수 등에서 불이익을 보고 있다는 연구 결과가 있다.

어릴 적 과체중이나 비만 때문에 자신감이나 도전 정신이 제대로 발현되지 않아 성인이 되어 승진 등에서 손해를 보는 경우가 많아 호주 정부는 비만을 국민의 삶의 질을 떨어뜨리는 주요 요인으로 분류하고 있다.

비만이란 지방 조직에 정상보다 많은 지방이 축적된 상태를 말한다. 이 지방은 지방 조직 중 지방 세포에 모여 있다. 지방 세포 속의 지방 덩어리의 표면은 레시틴(lecithin) 등의 인지질이나 단백질로 덮여진 기름방울 형태로 존재하고 있다. 기름방울 중 지방은 고정되어 있는 것이 아니라 항상 새로이 합성된 지방이 되거나 지방의 일부가 분해되기도 한다. 또한, 지방의 합성과 분해의 균형이 무너져 이상한 지방 축적이 일어나기도 한다.

비만은 몸안에 지방이 필요 이상 쌓인 것으로 체질량 지수(BMI)가 25 이상인 경우를 말한다. 반면 과체중은 체질량 지수가 23~24 사이이다. 단 운동을 해 근육이 많으면 문제가 되지 않는다. 이 단점을 극복하기 위해 전문가들은 체질량지수보다 체 성분 검사로 전체 몸무게 가운데 지방이 차지하는 비중이 얼마인지를 따져 비만 여부를 판단한다.

지방 세포에서 지방 합성

지방의 합성에는 글루코오스 경로와 리포단백질(lipoprotein)* 경로 2가지가 있다. 리포단백질은 유미입자*(chyromicron;소장에서 흡수된 긴 사슬 지방산이 소장세포 내에서 단백질과 결합하여 합성된 리포 단백질), 초저밀도 지단백질(VLDL), 저밀도 지단백질(LDL), 고밀도 지단백질(HDL)등 4종류로 분리된다. 리포단백질은 단백질 함량이 증가됨에 따라 지방 함량이 감소되고 입자가 적어지며 비중은 증가한다.

글루코오스 경로는 혈액 중의 글루코오스(혈당)가 인슐린의 도움으로 지방 세포 내로 들어가 해당 과정*을 거쳐 알파-글리세로인산(β-glyceophosphate)과 피루

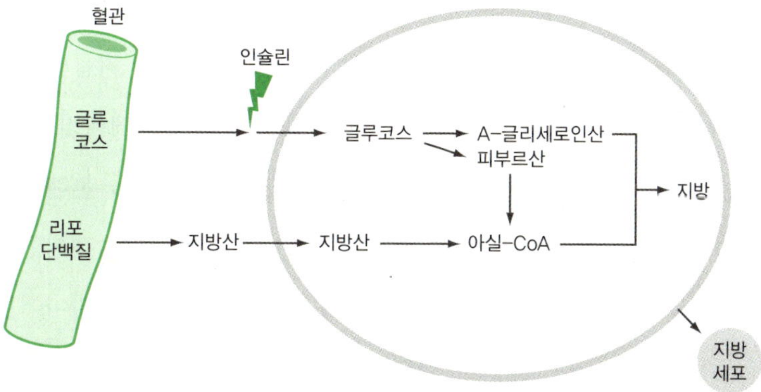

그림 10-1 지방 세포에서 지방 합성

* 리포 단백질(Lipoprotein): 콜레스테롤, 인지질, 중성 지방, 유리지방산으로 대표되는 지질과 단백질의 복합체

* 유미 입자(Chyromicron): 혈액 및 임파액 중의 콜로이드상의 지방립으로 소장에서의 지방 수송에 작용한다. 매우 낮은 밀도의 리포 단백질로 약 4%의 단백질, 8%의 인지질 및 88%의 중성 지방을 가진다.

* 해당 과정(Glycolysis): 글루코오스가 피루부산을 거쳐 최종 생성물인 젖산으로 분해되는 무산소성 대사 경로

브산(pyruvate)이 되고 이 피루브산이 미토콘드리아에서 구연산으로 되어 다시 세포질로 이행하여 구연산 → 아세틸 Co-A → 아실 Co-A를 지나 β-글리세로인산과 결합하여 지방으로 되는 경로다(그림 10-1).

리포단백질 경로는 지방이 많이 함유된 리포단백질(유미 입자, VLDL)이 혈관벽에 고정된 리포단백질 지방산가수분해효소(lipoprotein lipase)의 작용으로 지방 부분이 지방산과 글리세롤로 분해되어 글리세롤은 주로 간에서 대사되지만 지방이 갖는 에너지(9 ㎉/g)의 약 90%를 지닌 지방산은 혈관 밖으로 나가 지방 세포로 들어가 아실 Co-A로 되어 글루코오스 유래의 β-글리세로인산과 결합하여 지방으로 합성되는 경로다.

지방 세포에서 합성된 지방은 기름방울의 형태로 존재한다. 기름방울의 중심부에는 지방이 있지만 그 표면에는 레시틴 등의 인지질이나 페리리빈 등의 단백질이 존재한다. 이는 리포 단백질과 같은 구조체이다. 지방을 분해하는 효소(lipase)는 기름방울 주변의 세포질에 존재하지만 기름방울 표면에 레시틴의 단층막이 있기 때문에 접촉할 수 없어 지방 분해도 일어나지 않는다. 다이어트나 운동시 교감 신경* 말단에서 노르아드레날린(noradrenalin)*, 부신 수질에서 아드레날린(adrenalin), 뇌하수체 전엽에서 부신 피질 자극 호르몬(ACTH)* 등의 호르몬이 분

* 교감 신경(Sympathetic nerve): 위급하거나 스트레스적 상황에 신속하게 대처하기 위해 신체적 자원이나 에너지를 동원하는 기능을 담당하는 충추 신경계의 한 영역
* 노르아드레날린(Noradrenalin): 노르에피네프린이라고도 하는데 부신 수질에서 분비되는 카테콜아민 호르몬의 일종, 아드레날린과 생물 활성은 유사하지만 그의 활성은 아드레날린보다 적다.
* 부신 피질 자극 호르몬(ACTH): 스트레스가 생겼을 때 신속한 대처를 위해 뇌하수체에서 분비되며 혈액을 통해 신체 내 각종 분비샘에 전달되어 30여 가지의 다른 호르몬 분비에도 관련하는 호르몬

비되어 지방 세포 내의 기름방울 표면의 성질이 변화됨으로써 지방분해효소와의 접촉이 일어나 지방 분해가 시작된다.

지방산 가수분해효소가 어느 정도 활성을 갖고 있어도 기름방울 표면에 결합할 수 없으면 지방은 분해되지 않는다. 즉 지방산 가수분해효소는 기름방울 표면에 결합함으로써 지방 분해를 할 수 있다. 호르몬은 기름방울에 작용하여 그 표면의 성질을 변화시킴으로써 지방산 가수분해효소의 결합을 촉진시켜 지방 분해를 촉진하는 것이다.

비만시 지방의 합성과 분해

비만시 지방의 합성과 분해가 어떻게 진행되고 있는지는 효소가 지방을 분해하는 경우에는 반드시 효소 활성이 반응을 제어하는 주역이라고 할 수 없지만 그 효소 반응이 세포 내에서 활발한 상태로 있는지, 저하된 상태로 있는지를 판정하는 기준이 될 수 있다. 그 반응이 활발하게 진행되는 것은 효소 합성이 높아져 효소 활성이 상승하기 때문이다.

비만인의 지방 세포에서는 지방의 합성과 분해가 모두 상승하지만 분해되는 양보다 합성되는 양이 더 많기에 결과적으로 지방이 증가하여 비만으로 이어진다. 이렇게 보면 비만을 예방하기 위해서는 먼저 지방 세포에서 지방 합성을 억제할 필요가 있다. 이를 위해 우리들이 할 수 있는 것은 식사를 통하여 조절하는 것이다.

어떻게 식사를 조절하는 것이 좋은지에 대한 유의 사항은 그림 10-1에 나타난 지방 세포에서 지방 합성의 구성에 이용되는 재료인 혈액의 글루코오스와 리포단백질이다.

먼저, 글루코오스에 대하여 생각해 보자. 글루코오스의 문제점은 인슐린의 도움이 없으면 지방 세포 내로 들어갈 수 없고 지방 합성의 재료가 될 수 없다는 것이다. 인슐린 작용이 저하된 당뇨병에서 혈당이 높은데도 불구하고 살이 빠지는 것이 이것을 단적으로 보여준다. 즉 당질을 먹어도 인슐린이 상승하지 않으면 비만이 되지 않기에 글루코오스에 대해서 인슐린은 문제가 되지 않는다. 인슐린은 췌장의 베타 세포에서 혈당의 자극에 응하여 분비되지만 혈당이 데시리터(1/10리터)당 100에서 200㎎으로 상승하면 인슐린 분비량이 10배가 된다고 한다. 결국 같은 칼로리의 당질을 섭취해도 단시간에 흡수되어 혈당이 급상승하면 인슐린 분비가 증가하여 비만이 되지만 장기간에 걸쳐서 천천히 흡수되면 혈당 상승이 낮아 인슐린 분비 총량도 감소되어 비만으로 되지 않는다.

쌀을 가루로 만들지 않고 밥 형태로 먹으면 녹말을 가수분해하는 효소인 아밀라아제(amylase)의 작용이 미미하여 전분의 소화가 느려지고 장관 흡수에도 시간이 걸리기에 비만을 예방할 수 있다. 한편 백설탕이 많이 들어있는 빵 등은 설탕을 가수분해하는 효소인 슈크라아제(sucrase : 설탕을 가수 분해하는 효소)의 작용을 받아 빠르게 흡수되기 때문에 혈당이 상승하여 비만이 되기 쉽다. 백설탕 대신에 흑설탕을 사용하면 그 흑색 부분에 들어있는 페닐글루코시드(phenylglucoside, 페닐과 글루코오즈가 결합한 배당체)가 글루코오스의 장관 흡수를 저해하기 때문에 혈당의 급상승을 막고 비만을 예방할 수 있게 된다.

다음은 리포단백질에 대하여 생각해 보자. 지방 세포의 지방 합성 재료가 되는 리포단백질에는 유미 입자와 초저밀도 단백질(very low density lipoprotein, VL*dl*)이 존재한다. 전자는 식사 유래의 지방을 함유하고 있고 후자는 간장에서 합성된 지방을 함유한 리포단백질이다. 따라서 식사에 의해 조절할 수 있는 리포단백질이 유미 입자인 것이다. 유미 입자는 혈관 내벽 내피세포막의 헤파란 황산(heparan sulfate)에 결합한 리포단백질 지방산 가수분해효소에 접촉하면 그 표면의 인지질이 리포단백질 지방산 가수분해효소가 갖고 있는 인산 지방질 가수분해효소 A(phospholipase A) 활성에 의해 분해되어 그 아래에 있는 지방과 리포단백질 지방산 가수분해효소가 결합함으로써 분해가 시작된다. 이로 인해 생긴 글리세롤과 지방산 중 글리세롤은 주로 간장에서 대사되지만 지방산은 지방 세포로 들어가 지방의 재료가 된다. 그러나 유미 입자 유래의 지방산이 지방의 재료가 되는 것만은 아니다.

골격근의 혈관 벽에서 생긴 지방산은 근육 세포로 들어가 베타 산화(β-oxidation; β 위치의 탄소원자가 연속적으로 산화됨으로써 지방산이 아세틸Co-A로 분해되는 것)를 지나 탄산가스와 물로 분해되어 전자는 호흡기를 통해 배출되고 후자는 오줌으로 체외로 배출된다. 결국 식사 중의 지방이 골격근에서 대사되면 체외로 나가는 것이다. 그러나 골격근에서의 지방산 대사에는 개인차가 있다. 매일 운동하는 사람은 활발히 대사되지만 운동이 부족한 사람의 경우는 대사가 원활하지 않게 된다. 따라서 비만 예방을 위해서는 될 수 있는 대로 골격근에서 유미입자를 대사시키는 쪽이 유리하게 된다. 유미입자가 골격근에서 주로 대사되어 지방 세포의 지방 재료로 되지 않도록 하기 위해서는 유미입자를 혈액 중에 급격히 상승시키도록 할 필요가 있다. 즉 식사 중 지방을 천천히 흡수시키는 것으로, 이 점은 글루코오스의 경우와 아주 유사하다. 그러나 인슐린의 도움을 받아야지만 지방 세포로 들어가는 것이 가능한 글루코오스와는 달리 유미입자 유래의 지방산은 인슐린 등의 호르몬의 도움을 필요로 하지 않는다. 결국 비만 예방에 있어서는 혈액 중의 글루코오스 보다 지방산에 주목해야 하는 것이다. 50여 년 전 한국인의 식사에 차지하는 지방의 비율이 3~5%였던 것에 비해 현재는 25%로 증가했다. 이 지방 증가에 비례하여 비만이 증가한다는 사실도 식사에 들어있는 지방 유래의 유미 입자가 비만의 원인이 되고 있다는 것을 반증한 것이다.

비만 예방을 위해서는 식사 중에 지방을 줄임과 동시에 그 흡수를 억제하여 유미 입자의 급격한 상승을 저지할 필요가 있다.

키토산의 비만 예방

(1) 지방의 장관 흡수 저해

우리가 섭취한 식품 속의 지방은 십이지장에서 담즙에 함유된 담즙산*이나 인지질과 혼합되어 작은 기름방울이 된다. 지방은 결코 그대로 장에서 흡수되지 않는다. 반드시 췌장에서 십이지장으로 분비된 지방산 분해효소에 의해 지방산과 베타-모노글리세리드(β-monoglyceride)로 분해된 후에 흡수된다(그림 10-2). 지방은 물에 녹지 않기 때문에 많은 지방 분자가 집합하여 기름방울의 형태로 존재

* 담즙산(Bile acid): 간에서 콜레스테롤로부터 생성되어 지방의 소화를 돕는 스테로이드산.

한다. 한편 지방산 분해효소는 수용성이기 때문에 지방에 대한 지방산 분해효소의 반응은 기름방울의 계면(界面)에서 일어난다. 계면이 넓으면 넓을수록 지방산 분해효소의 반응은 활발하게 진행된다.

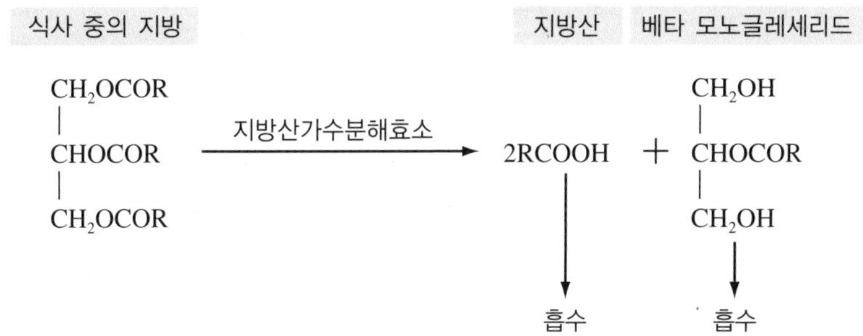

그림 10-2 식사 중 지방의 분해와 흡수

담즙에 들어있는 담즙산과 인지질은 식품중의 지방을 서로 혼합하여 작은 기름방울을 만들어 지방산 분해효소가 작용하기 쉽게 한다. 담즙산이나 인지질은 기름방울의 계면에 존재하기 때문에 계면 활성제*라고 부른다. 담즙산은 계면 활성제로서의 작용 외에 지방산 분해효소의 작용을 강하게 하는 활성화 인자로서의 작용도 함께 가지고 있다.

지방의 분해와 흡수 과정 중 어느 것을 저해시키면 유미입자가 저하되어 비만을 예방할 수 있게 된다. 예를 들면, 게 껍질에서 얻어진 키토산과 연어의 머리

* 계면 활성제(Interfacial active agent): 용액 중에서 기체의 액체, 액체와 액체, 액체와 고체의 계면에 흡착하여 계면장력을 저하시키는 물질
* 콘드로이틴 황산(Chondroitin sulfate): 연골을 중심으로 일반적으로 동물의 결합조직에 분포하는 산성 뮤코다당의 일종

부 연골에서 추출한 콘드로이틴 황산(chondroitin sulfate, 뮤코다당의 일종)이 지방 흡수를 저해하는 것으로 밝혀졌다.

이를 구체적으로 확인하기 위해 수가노(Sugano) 등은 지방으로서 트리올레산을 사용하여 담즙산과 함께 레시틴을 이용한 경우와 아라비아고무를 사용한 두 가지 기름방울을 조제하였다. 다시 말해 트레올레산 주변의 계면에 담즙산과 레시틴이 존재하는 기름방울과 담즙산과 아라비아고무가 있는 기름방울이다(그림 10-3).

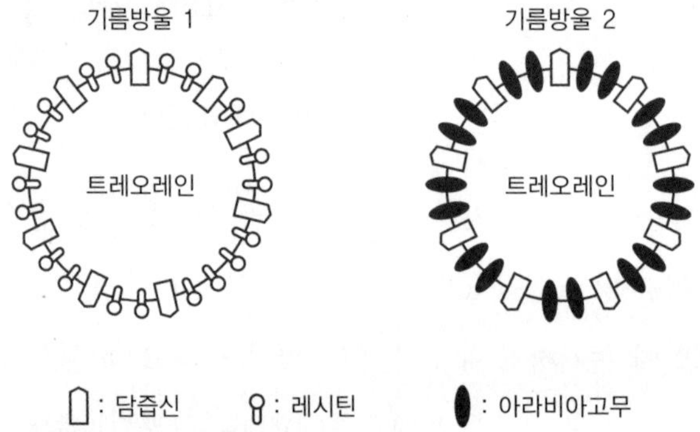

그림 10-3 레시틴과 아라비아고무를 이용한 두 종류의 기름방울

이같은 기름방울에 지방산분해효소를 작용시킨 다음, 여러 농도의 키토산과 콘드리이틴 황산도 각각 작용시켜 보았다. 그림 10-4에 보이는 것처럼 키토산은 레시틴을 사용한 기름방울에 대해서는 저해 작용을 나타내지만 아라비아고무의 기름방울에 대해서는 전혀 저해를 나타내지 않았다.

십이지장 안에서 생기는 기름방울은 아라비아고무가 아닌 레시틴을 이용한 기름방울이다. 만약 키토산이 지방산 분해효소에 작용해서 저해하고 있다면 양쪽 기름방울에 대해 저해 작용이 나타날 것이다. 그러나 레시틴을 이용한 기름방울에 대해서는 저해 작용을 나타내고, 아라비아 고무를 이용한 기름방울에는 저해 작용을 나타내지 않았다는 사실은 키토산이 지방산분해효소가 아닌 기름방울 쪽에 작용하여 그 반응을 저해한다는 것을 의미한다.

이것은 양전하를 가진 키토산 구성단위인 글루코사민의 아미노기가 음전하를 가진 레시틴이 이온 결합을 함으로써 작은 기름방울 표면을 덮어 지방산 분해효소의 접근을 막아 저해 작용을 나타낸 것이다.

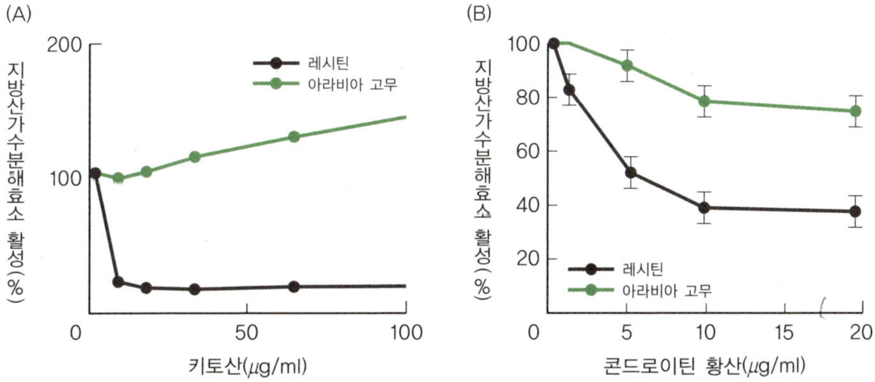

그림 10-4 두 종류의 기름방울을 사용한 키토산(A) 및 콘드로이틴 황산(B)에 의한 지방산 가수분해효소의 저해

한편, 콘드로이틴 황산의 경우는 키토산과 사정이 다르다(그림 10-4). 레시틴이 함유된 작은 기름방울인 트리올레산 기질에 대한 지방산 가수분해효소의 작용을 콘드로이틴 황산은 저해하지만 아라비아고무가 함유된 트리올레산을 작은 기름방울로 한 기질에 대한 지방분해효소의 작용도 약하게 저해하였다. 이것은 콘드로이틴 황산의 저해 작용은 키토산의 결과와 다르다는 것을 나타낸 것이다.

아마도 콘드로이틴 황산은 지방산 가수분해효소 측에 작용하여 지방산 가수분해효소와 기질과의 결합을 방해함으로써 저해 작용을 나타낸 것으로 생각된다. 정리하면, 콘드로이틴 황산은 지방산 분해효소 작용을 저해할 뿐만 아니라 지방 분해의 결과로 생긴 지방산의 장관내 흡수도 저해한다는 것이다.

키토산은 지방분해효소에 의한 식사 중 지방 분해를 저해함으로써 지방의 장관 내 흡수를 저해할 가능성을 보여주었지만 과연 혈액중의 지방(유미 입자)을 또한 저하시킬 수 있을까?

옥수수기름 6*ml*, 담즙산 80mg, 콜레스테롤 올리엣 2g 및 물 6*ml*과 모두 함께 초음파 처리를 하여 기름방울을 만들어 쥐(rat)에 경구 투여하면 혈청 중 지방이 상승하였다. 이것은 유미 입자가 상승한 것을 나타내는 현상이다. 이어서 기름방울 1*ml* 와 125mg의 키토산을 생리식염수 1*ml*와 함께 투여하면 혈청 중성 지방은 유의적으로 저하되었다.(그림 10-5).

이것은 키토산이 지방 흡수의 저해를 통해 유미 입자의 급격한 상승을 저지한

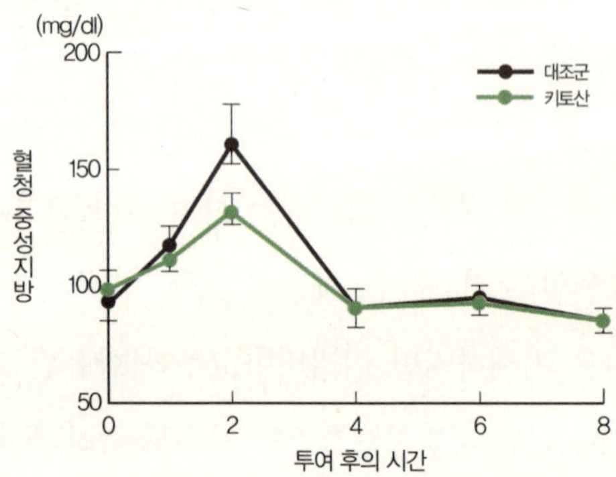

그림 10-5 옥수수 기름 투여 후의 혈청 중성 지방에 미치는 키토산의 작용

것을 나타낸 것이다. 이어서 지방산 가수분해효소의 작용을 저해하여 지방산의 흡수를 억제하는 콘드로이틴 황산의 경우에 대하여 조사한 것은 그림 10-6이다. 기름방울 1*ml*와 생리 식염수 1*ml*를 쥐(rat)에 경구 투여하면 혈청 중성 지방이 급격히 상승하지만 동량의 기름방울과 20㎎의 콘드로이틴 황산을 함유한 생리 식염수 1*ml*를 투여하면 혈청 중성 지방은 유의적으로 저하한다. 이것은 콘드로이틴 황산이 지방분해효소 작용과 지방산의 흡수 저해를 통해 유미 입자의 급격한 상승을 저지한 것이다.

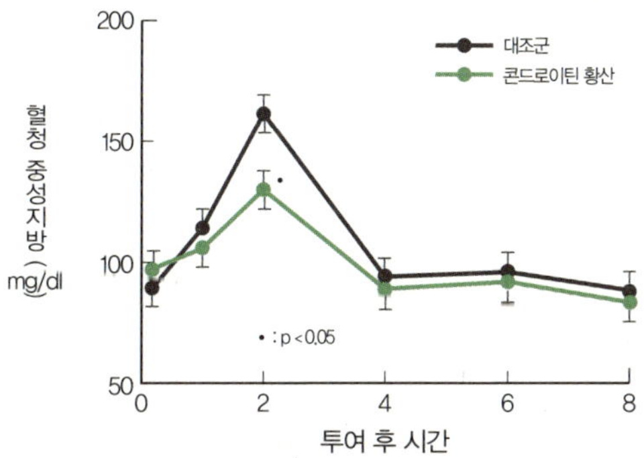

그림 10-6 옥수수기름 투여 후 혈청 중성 지방에 미치는 콘드로이틴 황산의 작용

(2) 키토산 및 콘드로이틴 황산의 항비만 작용

키토산과 콘드로이틴 황산이 식사 중 지방의 장관 흡수를 억제하여 혈액중 지방(유미 입자)의 급격한 상승을 저지하는 것으로 밝혀졌기 때문에 다음은 고지방식 투여로 쥐에 유도된 비만을 키토산에 의해 예방하는 작용에 대하여 오찌다의 연구 결과를 살펴보자. 이들은 사료 1kg 중에 400g의 쇠기름을 함유한 고지방식

을 보통식으로 9주간 사육한 후 채혈하여 생식기 주위 지방 조직과 간장을 적출하였다. 고지방식을 투여하면 보통식에 비해 생식기 주위 지방 조직 중량이 증가하여 비만으로 되었으나 키토산을 3%, 7%, 15% 첨가한 경우는 생식기 주위 지방 조직은 유의적으로 감소하여 비만이 예방된 것을 알 수 있었다(그림 10-7).

한편, 간장에는 고지방식에서 지방을 축적하여 지방간이 발증하였다. 키토산은 간 지방량을 떨어뜨려 지방간을 개선하였다(그림 10-8). 또한 고지방식 투여로

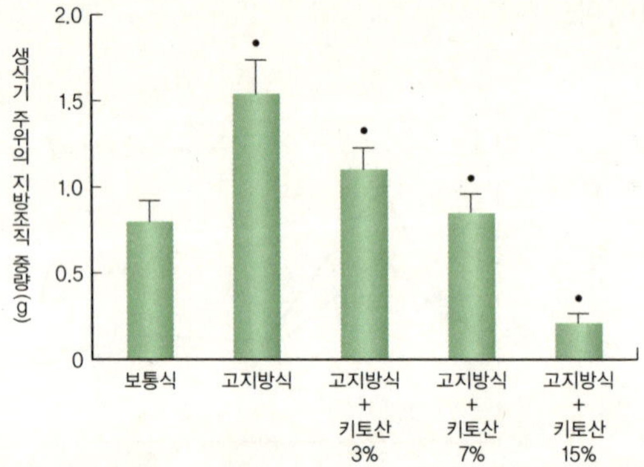

그림 10-7 생식기 주위의 지방 조직 중량

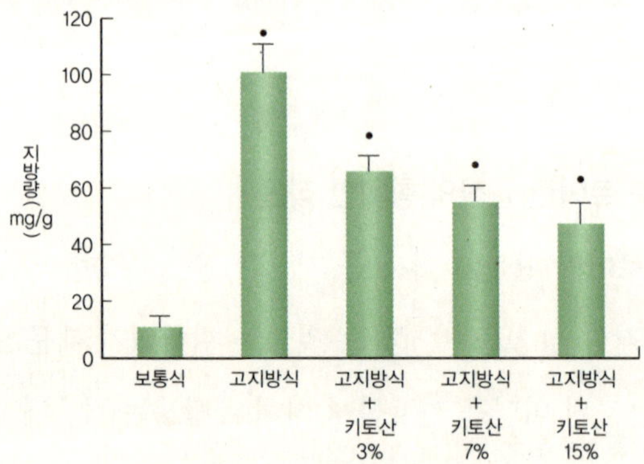

그림 10-8 간장에 함유된 지방량

혈액의 지방도 증가하였지만 키토산은 이 지방 함량도 저하시켰다(그림 10-9). 즉 키토산은 고지방식 투여로 쥐에 발증하는 비만, 지방간, 고지혈증을 예방하는 것이 밝혀졌다.

콘드로이틴 황산의 경우, 키토산 실험에서와 같은 사료(키토산 대신 콘드로틴 황산 첨가)를 8주간 투여한 후 같은 방법으로 측정하였다. 고지방식에서 보통식에 비해 생식기 주위 지방 조직 중량이 2배 증가하여 비만으로 되었다(그림 10-10). 고지방

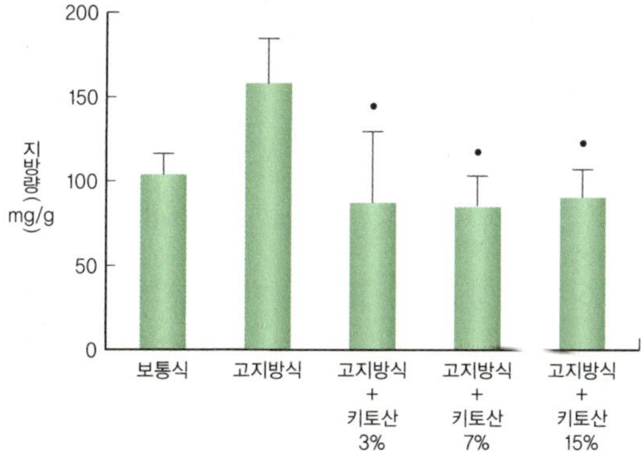

그림 10-9 혈액중에 함유된 지방량

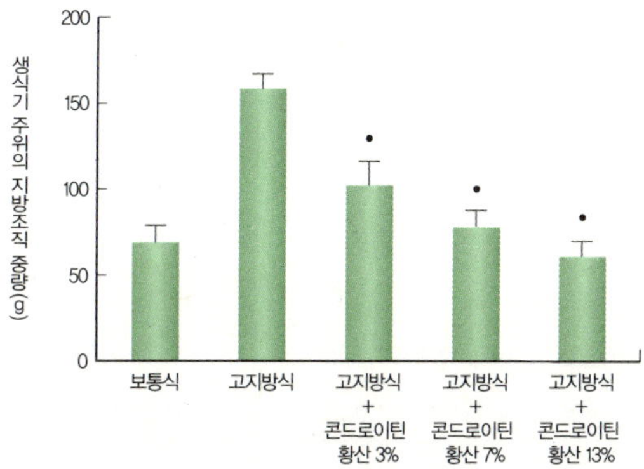

그림 10-10 생식기 주위의 지방 조직 중량에 미치는 콘드로이틴 황산의 작용

식에 콘드로이틴 황산을 가하면 지방 조직 중량이 저하되지만 7%, 13% 첨가로 인하여 유의적으로 저하하였다. 이것은 콘드로이틴 황산이 고지방식에 의해 유도된 비만을 예방한 것으로 나타난 결과이다.

한편, 고지방식에 의해 유도된 간장 중량의 증가나 지방, 콜레스테롤의 증가도 콘드로이틴 황산의 첨가로 막을 수 있다(표 10-1). 또한 이것은 고지방식 투여로 발현하는 혈청 중의 지방이나 콜레스테롤의 상승도 저지한다(표 10-2). 이같은 결과는 콘드로이틴 황산이 고지방식에 의해 유도된 비만, 지방간, 고지혈증을 예방하는 것을 보여준다.

즉 키토산과 콘드로이틴 황산은 유지 40% 함유된 고지방식에 의해 발현하는 비만, 지방간, 고지혈증을 예방한다는 점에서 동일하지만 그 작용 기작에서는 차이를 보인다. 키토산이 지방산분해효소의 지방 분해를 저해하는 것이고, 콘드로이틴 황산은 지방산분해효소 작용과 지방산의 흡수 모두를 저해시킴으로써 사료 중 쇠기름의 장관 내 흡수를 저하시켜 혈중 유미 입자의 급격한 상승을 저해하는 것이다.

표 10-1 간장의 중량, 지방 및 콜레스테롤에 미치는 콘드로이틴 황산 작용

구분	간 중량(g/100g)	지방(μmol/g)	콜레스테롤(μmol/g)
보통식	5.3±0.15	21.2±2.58	8.4±0.44
고지방식	7.6±0.23	124.5±7.73	11.7±0.31
고지방식+콘드로이틴 황산 3%	7.1±0.57	94.2±14.64	8.8±0.41
고지방식+콘드로이틴 황산 7%	6.5±0.25	72.7±7.19	8.3±0.31
고지방식+콘드로이틴 황산 13%	6.4±0.13	68.7±6.16	7.6±0.32

표 10-2 혈청지질에 미치는 콘드로이틴 황산 작용

구분	지방(mM)	콜레스테롤(mM)	유리지방산(mEq/l)
보통식	1.94±0.13	0.94±0.11	0.664±0.04
고지방식	2.74±0.04	2.76±0.15	0.98±0.06
고지방식+콘드로이틴 황산 3%	1.86±0.08	2.22±0.12	0.90±0.05
고지방식+콘드로이틴 황산 7%	1.91±0.09	2.17±0.15	0.86±0.06
고지방식+콘드로이틴 황산 13%	1.69±0.11	1.94±0.08	0.82±0.04

키토산의 항콜레스테롤 작용에 대하여 살펴보겠다.

키토산은 혈액의 중성 지방 뿐만 아니라 콜레스테롤도 저하시키는 것으로 알려져 있다.

스기노 교수는 그 원인이 키토산이 담즙산과 결합하기 때문이라고 생각하여 실험을 한 결과, 산성 영역에서의 결합 능력은 종래부터 알려져 있는 펙틴보다 강했으며, 담즙산 표착제로서 사용되고 있는 콜레스티라민과 같은 정도의 작용을 갖고 있는 것을 밝혔다.

담즙산은 간장에서 콜레스테롤로부터 만들어지지만 1일 생성량은 약 1g이다. 한편 담즙으로서 십이지장으로 배설되는 담즙산은 1일 30g에 달한다. 간장에서 1g 밖에 생산되지 못하는 것이 30g이나 십이지장으로 분비되기 때문에 당연히 담즙산은 부족하게 될 것이다. 여기서 일단 십이지장으로 분비된 담즙산을 장에서 재흡수하여 문맥(門脈)*을 지나 간장으로 되돌려지는 것이다. 이것을 담즙산

* 문맥(Portal vein): 심장으로 되돌아가는 정맥이 도중에서 가지를 형성하여 이루어진 모세 혈관망

의 장간순환이라 한다. 변으로 배설되는 담즙산은 0.8g에 지나지 않는다.

한편 식사에 들어있는 콜레스테롤은 1일 평균 0.5g이며 담즙과 함께 분비되는 콜레스테롤은 2g, 장내 세포의 작용으로 스테롤 형태로 변화된 콜레스테롤이 변으로 배설되는 것은 0.4g 정도이다.

만일 키토산에 의하여 담즙산의 배설이 높아지면 그만큼 간장에서 콜레스테롤로부터 담즙산 합성을 많이 해야한다. 담즙산 합성이 진행되면 체내의 콜레스테롤이 재료로 사용되기 때문에 혈액중의 콜레스테롤도 저하되기 때문이다.

스카노 교수는 콜레스테롤이 많은 사료를 쥐에게 20일간 투여하여 키토산의 영향을 조사한 결과, 키토산 투여로 혈장 콜레스테롤이 저하한다는 것을 밝혔다.

해조류의 항비만 작용

제주대 전유진 교수는 다양한 해양 생물로부터 항비만 소재 개발 연구를 한 결과, 해조류인 넓패와 우뭇가사리 추출물에서 지방 세포 분화 억제 및 체중 조절 효과를 확인하였다. 항비만의 작용 기전은 전지방 세포(preadipocyte)에서 지방 세포로 분화하는 과정을 억제시켜 주는 것이 가장 기본적인데 지방 세포에 축적된 지방을 염색해 육안으로 관찰해본 결과, 넓패와 우뭇가사리 모두 그림 10-11과 같이 해조추출물 처리군에서 지방 세포가 적게 생성된 것을 알 수 있었으며 이를 통해 지방 축적 억제 효과가 있음을 확인하였다.

비만은 지방을 축적하는 지방 세포의 분화를 억제하는 것이 무엇보다 필요하

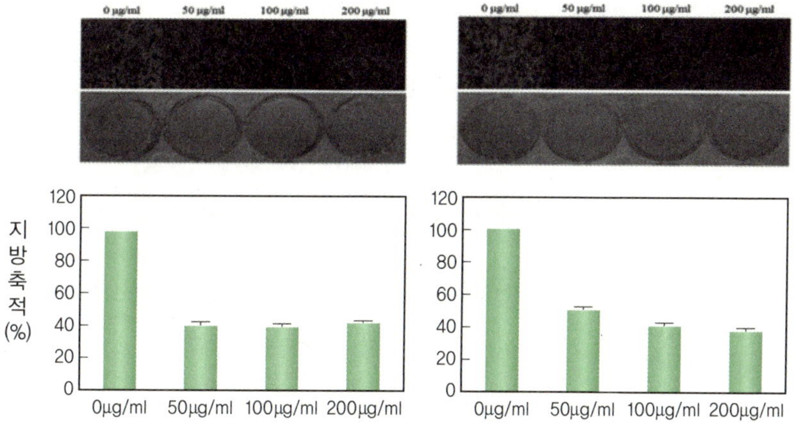

그림 10-11 넓패와 우뭇가사리 추출물의 지방 세포 분화 억제 효과

다. 이러한 지방 세포의 분화 억제에 관한 연구는 생쥐의 배아에서 유래된 지방 전구 세포를 주로 이용하게 되는데, 지방 전구 세포의 분화는 인슐린 등과 같은 몇 가지 유도인자들을 필요로 한다. 이때 지방 전구 세포의 지방 세포로의 분화를 담당하는 가장 핵심적인 기능은 퍼옥시좀 증식체 활성화 수용체(peroxisome proliferator activated receptor γ, PPAR-γ), CCAAT 증강 결합 단백질 알파(CCAAT-enhancer binding protein α, C/EBPα) 그리고 콜스테롤 조절 요소 결합 단백질(sterol regulatory element binding proteins-1c, SREBP-1c) 등에 의해서 이루어지는데, 이들 전사인자들은 섭취된 잉여 에너지원이 중성 지방으로 합성되도록 촉진시켜 지방과 간 조직에 저장하게 한다. 그러므로 비만에 관련된 작용 기전 연구에서는 이들 전사인자들의 발현을 억제시키는 분야로의 연구가 활발히 진행되고 있다. 앞에서 언급한 것과 같이 이들 비만 관련 전사인자들의 억제활성에 관한 연구 결과를 보면 우뭇가사리 추출물이 농도 의존적으로 명확하게 이들 3가지 전사인자들의 발현을 억제

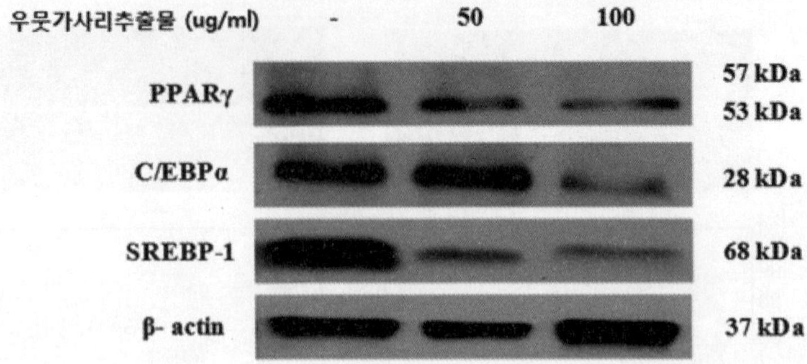

그림 10-12 해조류 추출물의 비만유도인자 조절 효능

하는 것으로 확인되었다. 따라서 우뭇가사리와 같은 해조류 추출물은 지방 전구세포의 분화를 억제하여 항비만 효과가 나타나는 것으로 확인되었다(그림 10-12).

또한, 고지방 식이를 통해 유도한 비만 동물 모델에 12주간 우뭇가사리 추출물을 경구 투여한 결과, 저용량의 우뭇가사리 추출물(식이에서 1% 우뭇가사리 추출물 함

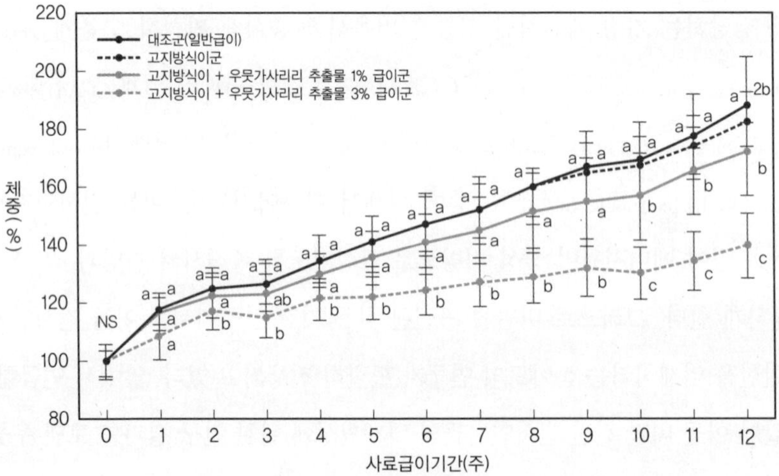

그림 10-13 고지방 식이로 유도한 동물 모델에 해조 추출물의 체중 변화 효과

유)에서는 유의적인 체중 감소 효과가 나타나지 않았지만, 고용량(식이에서 3% 우뭇가사리 추출물 함유) 투여군에서 유의적인 체중 감소 효과를 확인하였다(그림 10-13).

한편, 고지방 식이를 한 비만 동물 모델에서 적출한 지방 세포 조직의 지방 분포도를 현미경으로 분석한 결과, 고지방 식이군은 명확하게 지방의 함유량이 증가되어 있다는 사실이 확인되었으나 우뭇가사리 추출물 1%와 3%를 첨가한 식이군에서는 지방 함량이 감소하였으며, 우뭇가사리 추출물의 함량이 높을수록 좀 더 명확하게 지방 함량이 감소하는 것이 관찰되었다(그림 10-14).

이와 같은 결과는 우뭇가사리 추출물이 동물 실험에서도 명확하게 체중을 감소시켜 항비만 효과가 있음을 나타내며 향후 비만 치료제로 활용할 수 있을 것으로 기대된다.

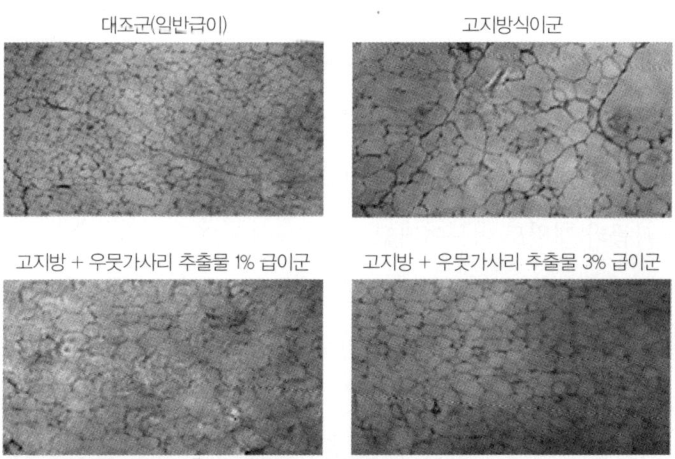

그림 10-14 고지방 식이로 유도한 동물 모델에서 적출한 지방 세포의 현미경 분석에 의한 지방 분포

11 골다공증과 생선 뼈 수용성 칼슘

BLUE OCEAN HEALTH CARE

최근 우리나라도 고령화 사회로 접어들면서 당뇨병, 고혈압, 동맥경화 등의 다양한 생활 습관병 중에서도 골다공증 환자의 증가가 문제 되고 있다. 골다공증은 골 미네랄과 골기질이 감소하여 골량의 미세 구조가 변화하여 골절 또는 그 위험성이 높아진 상태이다. 골다공증의 원인으로는 칼슘 등의 미네랄이나 비타민 D의 섭취 부족, 여성에서는 몸의 컨디션 조절이 불량하거나 폐경에 의한 에스트로겐(Estrogen, 난포호르몬)의 분비 저하, 운동 부족 등을 들 수 있다.

골다공증을 예방하기 위해서는 최대 골량을 높이기 위해 성장기부터 충분한 칼슘을 섭취해야 한다. 골다공증 예방책에 있어서 칼슘의 섭취 부족이 문제로 지적되고 있고, 현재 행하고 있는 영양 소요량 이상으로 섭취할 것이 장려되어 칼슘 보조 식품의 개발도 이루어지고 있다.

최근들어 중학생 때부터 살이 찌면 안 된다며 극심한 다이어트를 하는 경우가 있는데 이로 말미암아 이들이 중년에 접어들 때 골다공증 환자가 급증할 것으로 전망된다. 골다공증 검사는 뼈가 약해지는 것이 나이 탓이라고 여기기 때문에 대부분 노년이 되어서야 시작한다. 하지만 사실 뼈 건강은 청소년 시기에 결정된다. 현재 우리나라 골다공증 환자는 약 81만 명으로(건강보험심사평가원, 2013) 해마다 5.6%씩 증가하고 있다.

미국 소아과학회는 이미 "노년기의 뼈 건강은 성장기에 뼈가 얼마나 밀도 있게 형성되는지에 달렸다."라고 발표한 바 있다. 뼈 건강을 위협하는 가장 큰 요인은 다이어트이다. 교육부가 2015년 2월 발표한 '학교 건강 검사 표본 조사'에 따르면 중 · 고등학교 여학생 100명 중 5명이 저체중이다. 저체중은 체질량 지수(BMI : 체중을 신장의 제곱으로 나눈 것)가 18.5이하인 사람을 말한다. 체중 부하가 뼈에 잘 실리지 않는 저체중은 정상체중보다 골다공증 발병 위험이 5~6배 높다고 한다.

청소년기에는 뼈가 약하더라도 특별히 나타나는 증상은 없지만 중년 후에는 상황이 달라진다. 최대 골량(뼈의 양)을 100으로 봤을 때 청소년 시기에 50까지만 채워 놓은 사람은 중년이 된 이후 노력을 해도 50을 넘지 못한다. 뼈는 50대부터 급격히 약해지며, 매년 1~2% 가량 골 밀도가 감소한다. 조골 세포*의 활동이 파골 세포*의 속도를 따라가지 못하기 때문이다. 조골 세포가 풍부하게 활동하는 청소년기 뼈 건강이 중요한 이유이다. 청소년기에는 골 밀도가 가파르게 채워진다. 남성은 21세, 여성은 19세 때 최대 골량의 85%까지 도달한다. 이때 필요한 연료가 비타민 D와 칼슘, 성장 호르몬, 뼈를 자극하는 운동이다.

국제 골다공증 재단에 따르면 골 밀도를 10% 높이면 골다공증 발병을 13년 늦출 수 있다고 한다.

노년기에 이르면 뼈의 생리적인 노화 현상이 일어나서 영양분, 호르몬 활동의

* 조골 세포(Osteoblast): 골기질을 합성, 분비하며 기질에 칼슘, 마그네슘, 이온 등의 무기염을 침착시켜 골조직을 석회화하는 세포.

* 파골 세포(Osteoclast): 뼈조직을 흡수하는 기능을 가진 대형 세포

감소 등 여러 가지 변화가 생기기 때문에 질병으로 보기보다는 하나의 증후군으로 볼 수도 있다. 노년기에는 1년에 약 2~3%의 골량의 감소를 가져 온다고 하는데 어느 정도는 예방이나 치료가 가능한 경우도 있다.

본래 뼈 조직은 골기질(bone matrix)과 골염(bone salt, 교원질을 함유한 교원 섬유의 골기질 내의 작은 결정)으로 이루어져 있는데 그 비율은 일정하여 변화하지 않고, 골기질과 골염을 합하여 골량이라고 한다. 골다공증은 골량 전체가 감소하는 상태이고, 이에 대해 골의 석회화 장애로 골염만이 감소하여 골의 연화가 일어나는 것을 골연화증(osteomalacia)이라고 한다.

골연화증이 있는 경우에는 무기질이 지속적으로 감소하여 연골은 얇아지고 골소주(骨小柱)의 수량과 크기가 감소하여 뼈는 약해진다.

칼슘은 최근 국민 영양 조사 보고서에서도 유일하게 소요량이 충분하지 않은 영양소로 언급되고 있다. 칼슘 부족을 개선하기 위해서는 섭취량을 증가시켜야 할 뿐만 아니라 흡수가 잘 될 수 있도록 하는 것과 뼈로의 이용률을 높이는 것도 중요하다. 칼슘의 흡수와 체내 이용을 촉진하는 것에는 구연산(citric acid), 말산(malic acid) 등의 유기산, 비타민 D, 유당(milk sugar), 카제인 인산펩티드(casein phosphopeptide, CPP)가 있다.

반대로 흡수를 저해하는 인자로는 옥살산(oxalic acid, 코코아), 피트산(phytic acid, 곡류, 두류), 동물성 단백질에 들어있는 함황아미노산(시스테인, 메티오닌), 식물 섬유, 알콜, 카페인, 식염의 과잉 섭취 등이 있다. 이들의 플러스나 마이너스 요인을 고려하여 칼슘을 최대한으로 생체 내에서 이용할 수 있도록 노력해야 한다. 그러나 칼슘만을 대량으로 섭취하면 변비, 장내 부종이나 철과 아연 등의 생체 내 이용이 현저히 저하된다.

미국국립보건원(NIH)에서 칼슘 최대 권장 섭취량은 모든 고령자에 하루 1500㎎을 권장하고 있지만 하루 2000㎎이상을 섭취하면 부작용이 발생하는 있다. 일본의 '식사 섭취 기준'에서 칼슘의 허용 상한 섭취량을 하루 2500㎎으로 결정한 것은 양보다 균형(balance)을 중시한 것이다.

표 11-1 식품군별 칼슘 섭취 비율

종류	체내 흡수율(%)
멸치, 정어리	20～30
우유	50～60
해조류	4.5
채소류	18
곡류 및 감자류	6.1

우리나라에서 정상 성인의 칼슘 섭취 권장량은 1일 700㎎이고 몸이 많이 성장하는 사춘기에는 800～900㎎, 그리고 임신 중에는 1000㎎까지 권장한다.

음식물 형태로 체내에 유입된 칼슘은 위에서 위산에 의해 가용화된 후 소장에서 흡수가 일어나는데 소장의 pH가 중성이므로 무엇보다도 중성에서 수용성 상태로 존재해야 흡수가 잘 된다. 예를 들면, 우유의 경우 pH 중성에서 칼슘이 수용액 상태로 존재하여 흡수가 잘되는 것으로 알려져 있다.

한편 대량으로 폐기되고 있는 생선 뼈를 칼슘원으로써 유효 이용하는 것은 폐기에 의한 환경 오염 문제를 개선하는데 중요하다. 이 같은 사회적 배경을 고려하여 카토(Kato) 등은 실험동물의 성장기에 있어서 칼슘의 필요량을 알아보기 위해 칼슘제로 사용하고 있는 인산 칼슘과 생선 뼈 칼슘에 의한 뼈의 기능과 조성의 영향을 조사하여 생선 뼈가 칼슘원으로 유효한가를 검토한 바 있다.

이들은 성장기의 수컷 쥐에 인산 칼슘, 연어 뼈 분말, 방어 뼈 분말의 칼슘 함량을 2000㎉당 0~2000㎎ 사이로 변화시킨 식이를 6주간 먹여 체중 변화를 조사한 결과, 칼슘을 첨가하지 않은 시료는 칼슘 첨가군에 비해 체중 증가가 억제되어 성장 발육에 좋지 않은 영향을 미쳤으며, 칼슘원의 차이에 의한 체중 증가 차이는 거의 없었다.

이 같은 결과는 칼슘이 뼈 형성에 관여할 뿐만 아니라 성장 발육에 중요하다는 점을 부각시킨다. 칼슘은 99%가 뼈와 치아에 존재하고 있지만 나머지 1%는 근육이나 혈액에 존재하고 있으며 아주 미량으로 함유되어 있는 세포 내의 칼슘은 신경 전달, 근 수축, 에너지 생성, 혈액응고, 대사에 관여하는 효소의 활성화 등의 생체 조절 시스템에 관여한다.

뼈 강도는 인산 칼슘 식이군에서는 2000㎉당 1200㎎까지는 칼슘 함량에 비례하여 증가했으나 그 이상의 칼슘 함량에서 뼈 강도는 증가하지 않았다.

연어와 방어 뼈 칼슘군은 인산 칼슘군과 뼈 강도에 있어서 유사한 결과를 보여 식품 재료로 지금까지 활용하기 어려운 생선 뼈가 칼슘원으로서 유효하다는 것을 제시한 것이다. 칼슘의 섭취량에 비례하여 뼈 강도는 증가되지만 뼈 중량에는 차이가 없었는데 칼슘의 섭취량이 적으면 뼈 미네랄의 저하로 인해 대신 수분량이 증가하여 뼈 강도는 저하한다. 뼈 강도와 뼈 조성과의 상관관계를 조사해 보면 1000㎎이하의 칼슘함량에서 현저히 나타났으며 그 이상에서는 거의 변화가 없어 결국 뼈 기능을 유지하는 데 칼슘의 최저 필요량은 1200㎎정도라고 밝혔다.

칼슘의 장관 흡수는 인산 칼슘의 섭취량이 1200㎎까지는 칼슘 흡수율이 80% 정도로 높고, 그 이상이 되면 오히려 흡수율이 떨어졌으며, 과잉으로 칼슘을 섭취해도 흡수율이 저하하기 때문에 체내에 여분의 칼슘이 흡수되지 않는 조절 시스템이 작동하고 있다고 판단하였다. 흡수 면에서의 결과로부터 칼슘의 필요량은 1200㎎정도인 것으로 예측하였고, 생선 뼈 칼슘의 흡수율은 낮았지만 뼈 강도에서는 차이가 없어 뼈로의 이용이 가능하다고 할 수 있다.

철의 대사와 칼슘

인산 칼슘이나 탄산 칼슘의 다량 섭취는 비헴철(non-heme iron, 철을 함유한 단백질 내에서 헴 이외의 상태로 결합하고 있는 철)의 흡수를 억제하는 것으로 밝혀졌다. 성인 여성에 있어서는 골다공증과 마찬가지로 철 결핍성 빈혈은 큰 문제가 되고 있다.

가토 등은 칼슘원의 차이에 의한 철 흡수에서의 영향을 생선 뼈 칼슘과 인산 칼슘을 사용하여 조사하였는데, 실험동물은 성장기의 수컷 쥐였으며, 칼슘과 철 등의 미네랄 대사에 관여하는 간장을 3분의 2를 절제한 쥐와 정상쥐를 비교하였다.

간장은 칼슘의 흡수에 필요한 비타민 D를 활성화하는 장기이면서 철의 저장고이기도 하다. 간 절제에 의해 저장된 철을 감소시킨 쥐를 이용하여 칼슘원의 차이가 철의 생채내 이용에 미치는 영향에 대하여 상세히 검토했다. 칼슘원은 인산 칼슘과 방어뼈 칼슘이며 칼슘 함량은 필요량의 2000㎉당 1000㎎과 과잉량 3000㎎의 식이를 3주간 투여한 경우 칼슘 섭취량을 1000㎎ 이상으로 늘려도 뼈는 강화되지 않았다.

이 결과로부터 뼈 강도의 유지에 필요한 칼슘량은 2000㎉당 1000㎎이면 충분하다고 밝혔으며 또 생선 뼈 칼슘도 인산 칼슘과 마찬가지로 칼슘원의 차이에 의한 차이는 나타나지 않았다. 또한 비타민 D의 활성화에 관여하고 있는 간의 대부분이 절제된 쥐에서도 뼈 강도는 유지되었고, 칼슘의 흡수율은 변하지 않았기 때문에 간장이 3분의 1만 남아 있으면 칼슘의 흡수에 필요한 비타민 D의 활성화가 가능하다고 추정하였고, 인산 칼슘의 칼슘량을 증가시키면 철의 장관에서의 흡수율은 2분의 1까지 저하하였다. 그러나 방어 뼈 분말의 칼슘을 대량 섭취하여도 철의 흡수 억제 작용은 나타나지 않아 생선 뼈 분말의 칼슘은 철 흡수에 악영향을 미치지 않는 우수한 칼슘원이 될 수 있다고 보고한 바 있다.

생선 뼈에 의한 생리 효과

고령화에 의한 골다공증의 증가는 폐경과 관계가 있다. 지금까지의 연구에서 뼈 형성에 관여하는 에스트로겐의 분비가 저하하거나 소실하면 골량은 그대로이나 체중은 증가하는 것으로 밝혀졌다. 성장이 멈춘 성숙한 암컷 쥐의 난소를 절제하여 생선 뼈 칼슘식과 인산 칼슘식을 장기간 사용하여 체중과 뼈 강도를 조사하기 위해 15주령의 암컷 쥐를 사용하여 절반은 양측의 난소를 적출(ovax)하였고, 나머지 절반은 가장 수술(sham control)을 하였다. 또한 2군으로 나누어 칼슘량을 2000㎉당 600㎎의 인산 칼슘과 생선 뼈 칼슘식을 약 12주간 주어 사육한 결과, 난소를 절제하면 보상적인 체지방과 체중의 증가가 일어나나 생선 뼈를 섭취시킨 쥐에서 체중 증가가 인정되지 않았다. 난소 절제와 칼슘의 차이에 의한 뼈 강도에의 영향은 난소를 절제하여도 뼈 강도에 차이가 없었다. 몸을 지지하는 뼈는 체중당 뼈 강도로 환산하면 난소의 절제에 의해 저하하였으나 생선 뼈를 섭취하면 체중의 증가가 억제되어 체중당 뼈 강도는 가장 수술한 쥐와 같은 수준까지 회복하였다.

난소절제에 의한 혈중 중성 지방은 생선 뼈에서 유의적으로 감소하였고 간장에서 합성된 중성지질을 다른 조직으로 운반하는 리포 단백질(VL*dl*)도 생선 뼈 섭취로 인해 저하하였다. 또 난소 절제에 의해 혈중 총콜레스테롤 양은 증가하지만 생선 뼈 칼슘 섭취에서는 억제되는 경향을 나타냈다. 생선 뼈 칼슘은 인산칼슘과 달리 필요 이상의 체중 증가를 억제하기 때문에 간접적으로 골다공증의 예방에 효과적이며, 또 생선 뼈에 함유되어 있는 고도불포화 지방산(EPA, DHA)* 은 지질대사의 개선에 유효하기 때문에 생선 뼈는 단지 칼슘원으로서 뿐만아니라 부가 가치가 있는 기능성 영양원이라 할 수 있다.

생선 지방(지용성 비타민)과 골다공증

비타민은 현재 밝혀진 영양가 외에 암이나 생활 습관병의 예방에 기여하는 생리 작용이 있고, 영양소로서 뿐만 아니라 기능성 물질로서도 주목받고 있다. 어유에는 EPA, DHA의 고도 불포화 지방산 외에 다량의 지용성 비타민이 함유되

* 고도 불포화 지방산(Highly unsaturated fatty acid): 2중 결합을 4개이상 갖는 불포화도가 높은 지방산

어 있어 이들이 수산물 유래의 식품 기능성에 큰 이점을 주고 있다고 생각된다. 특히, 고령자에게 발생하기 쉬운 골다공증을 어유로부터 비타민 D를 섭취하여 예방하는 것은 고령기의 건강 유지 증진에 크게 기여할 것이다.

어류에서의 지용성 비타민의 분포를 살펴보면, 대표적인 담수어인 잉어에서 지용성 비타민(A, D, E)의 분포는 비타민 A는 간췌장(hepatopancreas)에 단위 중량당 많이 함유되어 있고 다음은 안와* 지방, 적색육, 백색육 순으로 함유되어 있다. 비타민 D는 안와 지방과 간췌장에 많이 함유되어 있고, 이어서 적색육, 백색육 순으로 함유되어 있다. 또한 비타민 E는 비타민 D와 마찬가지로 안와 지방에 많이 함유 되어 있고 적색육에도 존재하나 백색육과 간췌장에는 거의 존재하지 않았다. 이런 점에서 잉어의 안와 지방 및 간췌장은 유용한 지용성 비타민의 공급원이라 할 수 있다.

해수어인 다랑어(참치의 일종)에서의 지용성 비타민(A, D, E)의 분포는 비타민 A는 간장에서 단위중량당 많이 함유되어 있고 이어서 적색육, 안와 지방, 심장, 백색육 순으로 많이 들어 있다. 또 비타민 D는 안와 지방과 간장에 많이 함유되어 있고 이어 심장, 적색육, 백색육 순으로 함유되어 있다. 비타민 E는 안와 지방에 많이 있고 간장, 백색육 순으로 함유되어 있다. 가다랑어에 있어서 지용성 비타민 분포는 잉어의 경우나 유사하지만 비타민 E에 관해서는 안와 지방에는 없고 간장에 많이 함유되어 있다. 상대적으로 보면 다랑어의 지용성 비타민 함량은 잉어의 함량보다 높다. 따라서 수산물의 비타민이나 생체 미량 인자(biofactor, 소량

* 안와(Orbit): 머리뼈 속 안구가 들어가는 공간. 뼈로 둘러싸여 있으며 눈 주위 근육, 혈관, 신경 등이 있다.

이지만 생물이 생명 현상을 영위하는 데 반드시 필요한 생체 물질)의 유효한 섭취를 적극적으로 함으로써 우리들에게 직면하고 있는 골다공증이나 구루병(곱사병)의 예방은 물론 암이나 자기 면역 질환의 예방이나 치료 효과도 기대된다. 비타민 D는 엄격하게 정의하면 사람의 피부 상피에서 7-디하드록시콜레스테롤(7-dehydroxycholesterol)로부터 합성된 지질 생체 미량 인자(lipid biofactor)라고 부르는 것이 어울릴 것 같다. 그러나 그것만으로는 소요량을 충분히 보충할 수 없기 때문에 식사를 통해 더 섭취할 필요가 있다.

어유가 칼슘 흡수 및 뼈 형성에 미치는 영향

비타민 D는 뼈 형성에 중요하며 그 작용과 골다공증과 같은 병에 관련 있다는 사실은 이미 밝혀졌다. 또 어류의 안와 지방은 유용한 비타민 D의 공급원이라고 기술했지만 일반적으로 비타민 D는 대형 어류일수록 함량이 높다.

비타민 D 함량이 높은 참치 안와 지방을 지질원으로 한 사료(지질 함량: 25%, 칼슘 함량: 4776㎎/1000g, 비타민 D함량: 504695 1U/1000g)를 섭취한 쥐(어유식 군)의 칼슘 흡수율, 칼슘 보유량, 순 칼슘 이용률 등을 우지를 지질원으로 한 사료(지질 함량: 25%, 칼슘 함량: 4774㎎/1000g, 비타민 D함량: 2330 1U/1000g)를 섭취한 쥐(우지식 군)와 서로 비교하면 칼슘 흡수율은 어유식 군 쪽이 우지식 군보다 높았으나 칼슘 보유율은 양쪽 모두 높고 군 간에 차이는 나타나지 않았다. 따라서 순칼슘 이용률은 칼슘 흡수율의 차이를 반영시키면 어유식 군 쪽이 우지식 군보다 높다.

어유와 우지를 각각 배합한 사료를 사용하여 쥐를 사육했을 때 각 군 쥐의 체중 증가량은 전 사육 기간을 통하여 거의 같았고, 사육 종료 시 체중은 사육 개시의 약 1.5배로 증가했지만 사육 종료 후 적출한 대퇴골의 건조 중량은 시료에 함유된 어류량이 많은 사료로 사육한 쥐일수록 증가하는 경향이 나타났다.

또한 쥐의 뼈 강도는 사료에 함유된 어유량이 많을수록 강하게 되는 경향을 보였으며, 전반적으로 사료에 함유된 어유량이 많을수록 칼슘 농도도 높은 경향을 보였다.

이들 결과로부터 생선의 안와 지방은 유용한 비타민 D 공급원이며 골 밀도 유지는 물론 골다공증의 비타민 D부족이 하나의 원인이 되는 질병의 예방에 유용하다고 생각된다.

생선 뼈로부터 수용성 칼슘 개발

필자는 큰 고기는 작은 물고기를 잡아먹어도 뼈가 쉽게 분해되는 것을 착안하여 어류 내장에서 조효소(crude enzyme)를 추출하고 이를 이용하여 생선 뼈를 분해시켜 수용성 칼슘을 만들었다.

수용성 칼슘제를 골다공증 쥐에게 투여한 결과 대퇴골의 강도가 우유로부터 만든 칼슘 흡수 촉진제(CPP)와 동일한 정도로 높았다(그림 11-1). 수용성 칼슘을 투여 한 후 근골 세포 내로 유입된 칼슘도 CPP와 유사한 결과를 얻었다(사진 11-1).

전자 현미경에 의한 실험쥐 대퇴골의 골 밀도를 확인한 결과 수용성 칼슘의 섭취로 골 밀도가 높아져 골다공증에 효과가 있는 것으로 나타났다(사진 11-2).

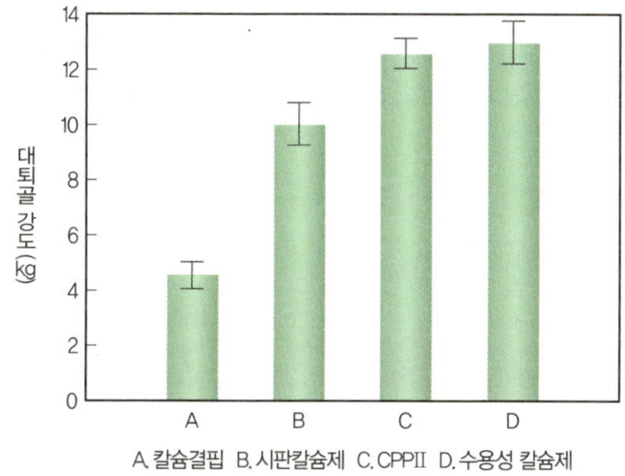

그림 11-1 실험쥐의 대퇴골 강도 측정

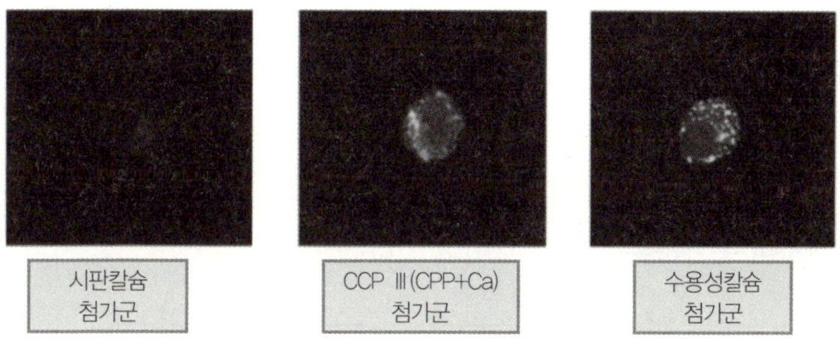

사진 11-1 수용성 칼슘 처리 후 조골세포 내 칼슘 흡수 효과

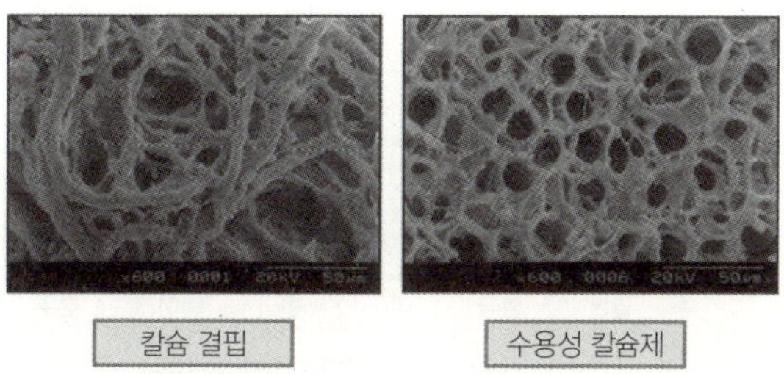

사진 11-2 전자현미경에 의한 실험쥐 대퇴골 단면(골 밀도)확인

12 성 기능 장애-발기 부전과 개불

성생활에 성욕, 발기, 쾌감, 지속 시간, 사정, 이완 등의 조건 중 한 가지 이상 장애가 나타나면 성 기능 장애라고 하고, 성교 시 삽입이 75% 이상 불가능하고 3개월간 이런 증상이 지속될 때 발기 부전이라 한다.

최근 발기 부전 유병률을 보면 미국이 52%로 가장 높고 일본이 28%로 가장 낮은데, 이는 전 세계적으로 발기 부전이 문제가 되고 있다는 실정을 의미한다(그림 12-1). 우리나라의 경우, 국가건강 정보 포털에 의하면 경도 이상의 발기 부전 유병률은 30대는 23%, 40대는 34%, 50대는 64%, 60대 이상은 86%로 연령에 비례하여 증가하는 양상을 보이고 있다(그림 12-2).

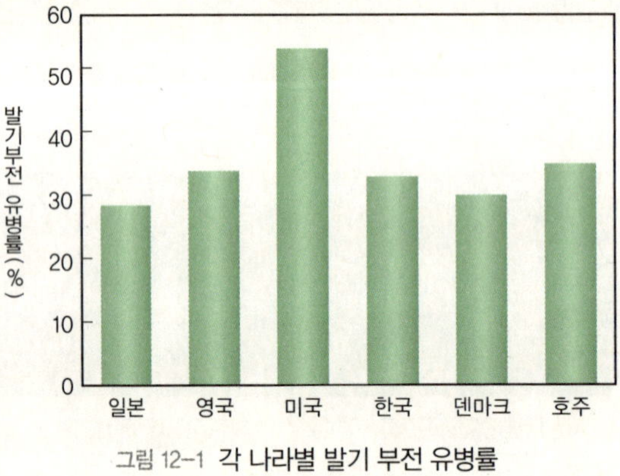

그림 12-1 각 나라별 발기 부전 유병률

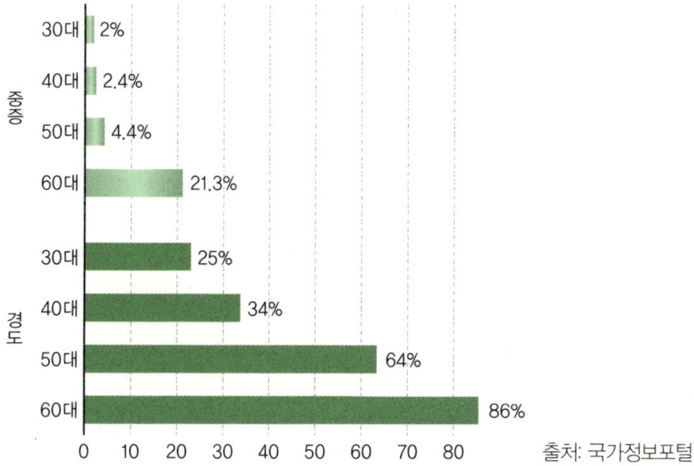

그림 12-2 연령, 증상 정도별 발기 부전 유병률

그럼에도 불구하고 근래에까지도 발기 부전이라는 현상에 대해 질병이라기보단 노화에 따른 현상으로 자연스럽게 받아들이거나 포기하는 경우가 많았다. 하지만 최근에 이르러서는 발기 부전이 삶의 질 측면에서 매우 중요하게 고려되고 있고 치료를 받아야 할 질환이라는 인식이 자리 잡아 가고 있다.

발기 부전 치료의 목적은 무엇보다도 개인 또는 동반자가 만족스러운 성관계를 가지도록 하는 것이며 이는 치료 가능한 발기 부전의 원인을 찾아내고 생활 방식이나 위험 인자의 변화를 이끌어내어 바람직한 성생활을 할 수 있게 하는 것이다.

또한 발기 부전은 당뇨나 고혈압, 고지혈증 등 심혈관계 질환의 다른 위험 요인들과 관련되어 있다. 따라서 발기 부전이 당뇨나 고혈압처럼 보다 심각한 내과적 질환의 전구 증상으로 나타날 수 있음을 항상 염두에 둘 필요가 있다.

발기 부전의 원인

발기가 되기 위해서는 성기 내 혈관이 확장되어야 하며, 그림 12-3에 나타난 바와 같이 산화질소 합성효소(nitric oxide synthase, NOS)에 의해 아미노산인 아르기닌으로부터 산화질소(NO)가 생성되는데 이 산화질소가 발기에 중요한 역할을 한다. 혈관 내피 세포에서 산화질소의 생성량이 증가하게 되면 혈관의 평활근 세포로 침투되어 구아닐산 고리화효소(guanylate cyclase)*를 활성화시켜 구아노신 삼인산(GTP)을 고리형 구아노신 일인산(cyclic guanosine monophosphate, cGMP)으로 전환시킴으로써 cGMP에 의해 혈관의 이완이 일어나게 된다. 혈관의 이완은 혈류량

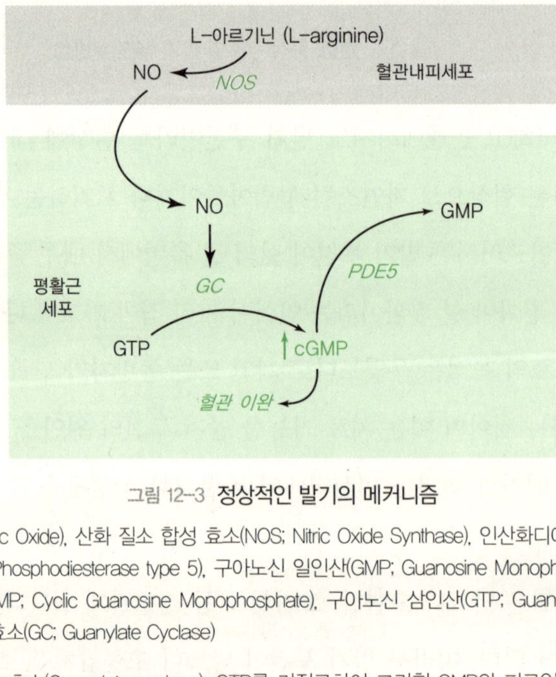

그림 12-3 정상적인 발기의 메커니즘

산화 질소(NO; Nitric Oxide), 산화 질소 합성 효소(NOS; Nitric Oxide Synthase), 인산화디에스테르 가수분해효소 타입 5(PDE5; Phosphodiesterase type 5), 구아노신 일인산(GMP; Guanosine Monophosphate), 고리형 구아노신 일인산(cGMP; Cyclic Guanosine Monophosphate), 구아노신 삼인산(GTP; Guanosine Triphosphate), 구아닐산 고리화 효소(GC; Guanylate Cyclase)

* 구아닐산 고리화 효소(Guanylate cyclase): GTP를 기질로하여 고리형 GMP와 피로인산의 형성을 촉매하는 효소

을 증가시키게 되고 혈류량이 증가함과 동시에 들어온 혈류를 나가지 못하게 막아줌으로써 발기를 유지시킬 수 있게 된다(그림 12-3).

과거에는 발기 부전의 원인이 대부분 심인성이며, 기질적인 원인들은 단지 일부의 경우에만 해당하는 것으로 여겨졌으나 근래에는 오히려 기질적인 원인들이 발기 부전의 더욱 흔한 원인으로 밝혀지고 있다.

(1) 심인성 발기 부전

심인성 발기 부전은 성행위에 대한 불안, 상대방과의 관계에서 오는 긴장과 스트레스, 특히 우울 및 불안 정서들과 관련이 많다. 우울증의 주요 증상들로는 지속적인 기분의 저하, 흥미와 즐거움의 상실, 그리고 수면과 식욕, 성적 욕구의 저하 등이 있다. 우울증에서 관찰되는 신경 내분비계의 기능 이상은 직접적으로 발기 부전에 영향을 미칠 수 있으며 우울증을 치료하기 위해 사용되는 항우울제들이 이차적으로 발기 부전을 유발하거나 증상을 악화시킬 수 있다.

(2) 혈관성 발기 부전

혈관성 발기 부전은 동맥성과 정맥성 발기 부전으로 나눌 수 있다.

동맥성 발기 부전은 음경 동맥으로 흐르는 혈류의 장애에 의하여 발생하며, 음경 동맥에 발생하는 질환이나 손상이 그 원인이 된다. 그 대표적 질환으로 관상 동맥 경화증이 있다. 동맥성 발기 부전의 특징은 서서히 점진적으로 진행하여 발기 시 강직도가 소실된다.

심혈관계 질환의 위험 인자는 나이, 고혈압, 고지혈증, 당뇨, 비만, 우울증, 지나친 흡연 등이 있다. 이 중 고지혈증과 흡연은 발기에 관여하는 음경 해면체에 직접적인 영향을 미친다. 심장 질환과 발기 부전의 발생 비율은 나이와 비례하는데 이는 심장 혈관뿐만 아니라 음경 동맥 또는 해면체 내피의 손상이 같은 시기에 발생할 수 있음을 의미한다. 고지혈증은 일산화질소 합성효소(inducible NO synthase, NOS)를 억제하여 발기 부전을 초래하며, 발기 부전 환자의 42.4%에서 고지혈증이 동반된다.

이뇨제와 같은 항고혈압제의 사용 또한 발기 부전의 발생을 초래한다. 당뇨 환자에서는 음경 동맥의 경화, 고지혈증으로 인한 내피의 증식, 석회화, 내경의 흡착 등이 발생하여 동맥성 발기 부전이 초래된다. 흡연에 의한 니코틴의 흡수는 음경 동맥과 해면체의 이완을 방해하여 혈류의 흐름을 악화시킬 뿐 아니라 정맥을 통한 혈류의 차단을 방해하여 발기 부전을 초래한다.

정맥 폐쇄성 발기 부전은 음경 해면체에서 정맥을 통한 혈류의 유출이 동맥을 통한 혈류의 유입보다 많을 때 발생한다. 정상적인 발기를 위해서는 동맥을 통한 혈류의 흐름, 음경 해면체 평활근의 이완, 그리고 백막*의 기능이 정상이어야 한다. 이 세 가지 기능 중 어느 하나라도 정상적인 기능을 하지 못할 때는 음경 해면체내의 혈액이 전신 혈관계로 빠져나가는 것을 막는 정맥 폐쇄 기능이 소실되어 정맥 폐쇄 부전성 발기 부전이 발생하게 된다.

* 백막(Albuginea): 기관의 피막층을 덮고 있는 섬유상 조직으로 형성된 견고한 백색층

(3) 신경인성 발기 부전

발기는 신경 혈관계 조절에 의존하므로 뇌, 척수, 해면체 신경 및 외음부 신경의 장애나 질환은 발기 부전을 일으킬 수 있다. 또한 많은 신경 질환들은 발기능 이외에 감각인지 및 사정 기능 등을 감퇴시킬 수 있다. 음경 발기의 중추 신경 장애에 의해 심인성 발기 부전도 일부 야기될 수 있다. 신경인성 발기 부전은 뇌출혈, 뇌졸중, 파킨슨씨병과 같은 뇌 질환에 의해 발생하기도 하고 당뇨와 같은 만성 질환에 의해 야기되기도 한다.

(4) 내분비성 발기 부전

남성 호르몬인 테스토스테론이 매우 낮은 경우 일반적으로 성적인 흥미나 성기능이 저하된다. 테스토스테론은 성적인 흥미를 증가시키고, 성적인 행동의 빈도를 증가시키며, 야간 발기의 빈도를 증가시킨다. 남성 호르몬이 저하된 경우 발기의 기능 감소 외에 성적인 생각이나 성교의 빈도도 감소되며 사정액 양이 감소하고 정액의 성상도 나빠진다.

생활 방식 변화에 의한 발기 부전 예방

발기 부전의 치료에서 가장 기본적인 것은 교정할 수 있는 위험 요소들을 확인하여 제거하는 것으로 이에 따른 생활 방식의 변화는 발기 부전의 발생을 매우 효과적으로 줄일 수 있다. 이런 경우, 적절한 약물 치료나 정신과적 도움을 동반하는 것이 효율적이고, 특히 심리적 원인에 의한 발기 부전에 효과가 큰 것으로 알려져 있다. 또한 당뇨나 고혈압 등 심각한 내과적 질환을 가지고 있는 발기 부전 환자들에서는 그 질환의 호전이라는 효과를 얻을 수 있다.

중년에 적절한 운동을 시작한 경우 그렇지 않은 사람에 비해 발기 부전의 발생율이 70%까지 감소한다거나 장기 추적 관찰에서 규칙적인 운동을 할 경우 발기 부전의 발생률이 의미 있게 낮아졌다는 연구가 있다. 또한 비만인 사람에서 2년간의 집중적인 운동과 그로 인한 체중 감소로 발기 부전이 호전되었다는 보고도 있는데 호전의 정도는 운동의 강도와 체중 감소의 정도와 관련이 있었다. 체내 지방을 적극적으로 낮추는 것이 3개월 내 발기 부전을 호전시킨다는 보고도 있으며 또한 몇몇 연구에서는 경구 복용 치료에 효과가 없는 환자에게서 치료 효과를 나타내기도 하였다. 보다 많은 연구들이 필요하긴 하지만 발기 부전에 대한 운동, 체중 감소, 지방 감소의 영향은 생활 방식의 변화에 대한 강한 동기 부여가 될 수 있다. 또한 일반적인 건강의 이상, 배우자의 성 기능 이상, 오랜 기간 동안 성생활을 하지 않은 경우에도 발기에 장애가 생길 수 있고 스트레스나 우울증 등도 영향을 끼치는 것으로 알려져 있다.

따라서 규칙적인 생활 습관과 적당한 운동으로 몸의 건강을 유지하고 건전한 성생활을 지속하며 과도한 스트레스를 피하고 긍정적인 심리 상태를 유지하는 것도 발기 능력을 유지하거나 발기 부전에서 회복하는 데 매우 중요하다. 또한 저지방 식이와 단백질, 비타민이 풍부한 식단을 가지며 음주, 흡연을 삼가는 것도 중요하다고 생각된다.

발기 부전 치료제의 부작용

음경 해면체 내의 동맥혈을 증가시켜 평활근의 이완과 음경의 발기를 유발하는 기전을 갖고 있다는 것은 이미 설명하였다. 현재 우리나라에서 사용가능한 인산화디에스테르 가수분해효소 타입 5(phosphodiesterase type 5, PDE5)* 억제제는 총 5가지로 비아그라(성분명, Sildenafil)부터 시알리스(성분명, Tadalafil), 레비트라(성분명, Vardenafil), 자이데나(성분명, Udenafil) 그리고 엠박스(성분명, Mitodenafil) 등이 있다. 이 약제들은 일반적인 발기 부전은 물론 당뇨나 전립선 적출 등 특수한 상태의 발기 부전 환자들에서까지 안정성과 효율성이 입증되어 있다. 이 약제를 복용할 경우 주의해야 할 점은 PDE5 억제제는 발기의 유도 물질이 아니어서 발기를 유도하는 성적 자극을 필요로 한다는 것이다.

PDE5 억제제는 흔히 음식물 특히 지방 섭취와 상호 작용이 커서 식후 충분한 시간이 지난 후 복용해야 하나 소량의 음주와는 별다른 상관관계가 없다. 일반적인 연구들에서 대부분 PDE5 억제제들은 75% 정도의 성관계 성공률을 보이고 당뇨환자(50~55%)나 전립선 적출술을 받은 환자(37~41%)에서는 보다 낮은 효과를 나타냈다. 효용성에 대한 연구에서는 대상 환자들의 선택 기준의 차이로 인해 각각 약제들의 효용성에 대한 직접적 비교는 매우 어렵다. 그러나 협심증 등의 심장 질환이 있거나 질산염 약물을 먹고 있는 경우에는 이러한 약제들이 심장 질환을 악화시키거나 저혈압을 일으켜 심한 경우 사망하는 경우도 있었다는 보고도 있다. 따라서 이런 문제를 예방하기 위해서는 의사와 상의 후에 기본

* 인산화디에스테르 가수분해효소 타입 5: 인산 모노에스테르와 알코올이 되는 반응을 촉매하는 효소로서 인산가수분해효소의 일종

적인 심혈관계 검사를 한 다음 복용하는 것이 바람직하다.

하지만 이러한 약물 치료도 부작용을 나타내고 있다. 가장 흔한 부작용은 15% 전후에서 나타나는 두통이며 이는 뇌로 가는 혈관이 확장되어 생기는 통증이다. 마찬가지로 혈관 확장 증세로 인한 안면 홍조, 코막힘, 현기증 등도 2~10% 이내에서 나타나는 것으로 보고되어 있지만, 비아그라는 망막에 존재하는 PDE 제 6형에 대한 동반 억제로 청색시증(cyanopsia : 모든 대상이 청색 상태로 보이는 시각의 이상)이나 기타 시각 장애가 드물게 나타날 수 있고, 시알리스의 경우에는 PDE 제 11형에 대한 억제 작용으로 요통 등도 드물게 보고되어 있다.

비아그라의 경우 혈관을 확장하는 기능 때문에 다른 장기의 혈관도 확장을 시키게 된다. 이 중에서 심혈관과 관계된 혈관의 확장에 영향을 주게 되면 심혈관계 질환을 앓고 있는 환자의 경우엔 그 성행위만큼의 운동량을 감당할 만한 심장을 가지고 있는가에 대한 판단이 선행되어야만 한다.

해양 생물을 이용한 성 기능 개선 효과

중국의 의학 고서인 "중화본초(中華本草)"에는 200여종의 해양 생물이 한약제로 이용된 것으로 나와 있으나 현재는 10여종에 불과하며 주로 해마, 해룡, 해삼, 불가사리, 상어 연골, 조개, 오징어 뼈 및 모자반 같은 해조류만이 일부 활용되고 있다.

"중화본초"와 "동의보감"에 따르면 해마는 신랑의 원기를 북돋우고 정력을 강화해 준다고 나와 있다. 특히 중국에서는 한약방에서 해마를 정력제로 고가에 판매하고 있고 인삼주처럼 술병 안에 넣어 저장해 두고 즐겨 마신다. 그러나 이에 관한 구체적인 연구나 임상 검사에 관한 자료는 찾아볼 수 없다. 따라서 필자는 중국에서 양식한 해마가 정력에 어떤 효과가 있는지 연구를 한 결과, 남성 호르몬인 안드로겐(androgen)과 유사한 활성을 갖는 새로운 물질 두 가지를 분리하여 그 기능을 밝힌 바 있다.

그러나 국내에서는 해마가 양식 되지 않고 있고 바다에 서식하는 해마의 양도 매우 적어 활용에 관한 연구를 계속 진행하기 어려워 여러 가지 해양 생물로부터 성 기능 개선 소재를 탐색하였다.

산화 질소(NO)가 구아닐산 고리화효소(guanylate cyclase)라는 효소를 활성화시켜 구아노신 삼인산(GTP)을 고리형 구아노신 일인산(cGMP)으로 만들어 주는데 이 cGMP는 직접적으로 발기를 유도하는 물질이므로 다양한 해양 생물 종에서 산화 질소 생성량을 비교한 결과, 굴, 가리비, 멍게, 오징어, 개불에서 비교적 산화 질소 발생량이 높게 나타났다. 특히 개불에서 가장 높은 산화 질소 생성량이 확인되었다(그림 12-4).

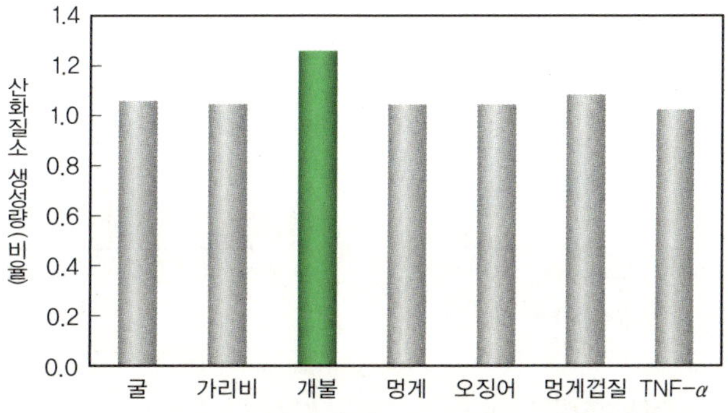

그림 12-4 다양한 해양 생물 종에 따른 산화 질소 발생 함량 비교

개불 추출물이 성 기능 활성에 중요한 인자인 산화 질소 및 남성 호르몬인 테스토르테론 생성에 미치는 영향을 확인해 본 결과, 농도 의존적으로 산화 질소 및 테스토르테론 생성량이 증가되는 것으로 나타났다(그림 12-5).

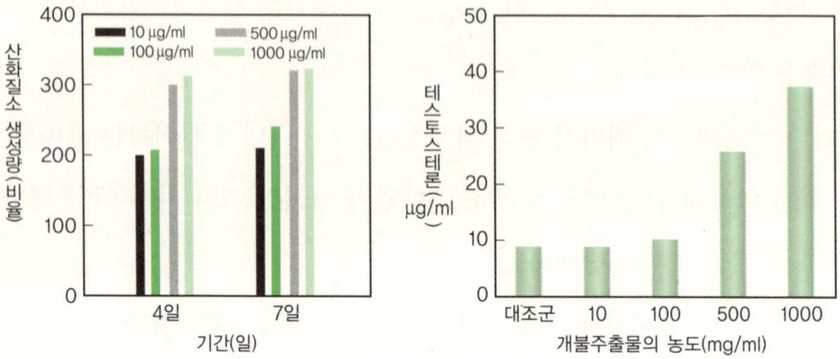

그림 12-5 개불 고온/고압 열수 추출물의 산화 질소 및 테스토스테론 생성량

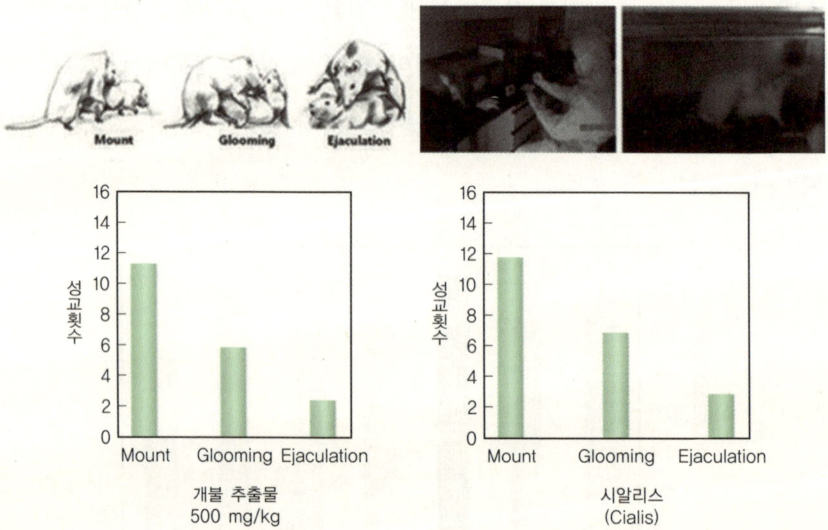

그림 12-6 개불 추출물(500㎎/㎏)과 시알리스(Cialis)의 동물 실험에 의한 성 기능 개선 효과 (쥐의 성교 시 애무, 삽입, 사정 횟수 측정)

또한 개불 추출물의 효능을 시중에 판매 중인 약물(시알리스)과 비교하기 위하여 아래 그림에서와 같이 동물 실험을 통해 측정한 결과, 개불 추출물로 처리한 경우 시알리스의 효능과 유사한 것으로 확인되었다(그림 12-6).

인체에 대한 효능을 확인하기 위하여 개불 추출물로 임상 시험을 시행한 결과, 시험 제품(개불 추출물)을 8주간 복용하여 그 동안 혈중 테스토스테론, 간 기능 수치 및 발기 부전 정도와 신체적 개선정도(국제 발기능 지수, 전립선 증상) 그리고 영역별 남성 갱년기 증상 점수가 호전되는 것을 확인하였고, 피험자의 주관적 설문 평가에서도 증상 개선 효과를 느끼는 것으로 나타났다(표 12-1).

표 12-1 개불 추출물의 성 기능 개선에 대한 임상 결과

	처리군	복용 전	복용 8주 후	변화량	
		평균±표준 편차	평균±표준 편차	평균±표준 편차	p－값*
총 테스토스테론 (Total testosterone variation)	개불 추출물 군 (N＝3)	3.11±1.58	3.41±0.56	0.30±1.96	0.8153
	위약군(N＝5)	4.17±1.59	3.58±1.28	−0.59±0.73	0.1447
국제 발기 기능 지표 (International index of erectile function)	개불 추출물 군 (N＝3)	8.67±7.51	13.33±3.06	4.67±7.23	0.3801
	위약군(N＝5)	16.20±7.69	18.80±10.85	2.60±6.19	0.4007
국제 전립선 증상 점수 (International prostate symptom score)	개불추 출물 군 (N＝3)	6.67±4.04	5.33±4.04	1.33±4.04	0.6254
	위약군(N＝5)	15.40±10.64	13.00±6.32	2.40±6.73	0.4699
노령화 남성 증후 점수 (Aging male's symptom score)	개불 추출물 군 (N＝3)	51.67±5.03	43.67±14.36	8.00±9.54	0.2835
	위약군(N＝5)	45.60±7.80	40.20±9.18	5.40±8.88	0.2454

* p－값: 표본의 결과 값에서 유의한 최소 수준

따라서, 해양 생물인 개불 추출물은 부작용이 없는 천연물로서 발기 부전 남성들에게 희망을 줄 수 있기를 기대해 본다. 일본이 세계에서 발기 부전 유병률이 가장 낮은 것도 세계에서 수산물을 가장 많이 먹는 것과 무관하지 않은 것으로 생각된다.

13 수면 장애와 진주담치

BLUE OCEAN HEALTH CARE

2008년부터 2년간 카톨릭의대 수면역학센터에서 전국 15세 이상의 남녀 2,375명에 대한 불면증 및 수면 장애에 대한 실태를 조사 연구한 결과, 일반 인구의 12%인 약 400만 명 정도가 주 3회 이상 밤에 잠을 못자는 불면증을 앓고 있는 것으로 조사되었다.

불면증을 유형별로 나누면, 잠이 들기 힘든 불면 증상은 2.3%, 잠이 든 후 자주 깨는 경우는 8.3%, 새벽에 깨서 다시 잠을 자려고 해도 힘든 경우는 1%였으며, 잠을 잔 것 같지 않은 비회복 수년은 5.1%, 자신의 수면에 대해 만족하지 못하는 경우는 6.1%에 달해 수면 문제가 건강에 심각한 문제임이 연구를 통해 드러났다.

잠을 적게 자는 사람들의 낮 증상들에 대한 연구 분석에 의하면 일반인들의 8.3%는 하루 5시간 이하로 잠을 잔다. 잠을 5시간 이하로 자면 7시간 이상 자는 사람들보다 낮에 졸림증(4.7배)이 많이 나타나고 더 피곤하며(8.5배), 인지 기능의 문제(6.6배)들과 기분의 변화와 불안, 우울(5.7배)이 심하게 나타나고 불면증(6.2배)과 수면 무호흡증(3.1배)이 더 많이 나타난다.

잠을 자는 것은 단순히 휴식을 위해 필요한 게 아니다. 자는 동안 뇌파가 수시로 변하면서 에너지 생성, 기억력 강하 등 중요한 일들이 이루어진다. 이 과정이 순조롭게 진행되어야만 신체적, 정신적으로 건강하게 지낼 수 있다. 자는 동안 우리 몸속에서 일어나는 변화 및 수면의 역할을 살펴보면, 수면은 뇌파의 변화에 따라 크게 비렘(non-REM, rapid eye movement) 수면과 렘(REM) 수면으로 나뉜다. 비렘은 수면의 길이에 따라 1~3단계로 구분된다.

비렘 1단계(잠들기 위한 과정): 깬 것과 잠든 것의 중간 상태로 잠자리에 든 후 처음 10분 정도가 1단계이다. 높은 곳에서 떨어지거나 불빛이 번쩍이는 느낌이 들어 깨는 것은 주로 이때 일어나는 일이다. 1단계가 차지하는 시간이 길어지면 같은 시간을 잤어도 '푹잤다'는 느낌이 덜 든다.

비렘 2단계(단순 기억 저장): 얕은 잠으로 하루 동안 받아들인 단편적인 정보들을 기억하기 위해 꼭 필요하다. 전체 수면시간의 45~50%를 차지한다.

비렘 3단계(피로 회복): 피로 회복을 위해 반드시 필요하다. 느린 뇌파(서파, 徐波)가 나와서 깊은 잠을 자는 단계로 전체 수면 시간의 13~23%다. 이때 근육이 서서히 이완되며, 고갈된 에너지가 다시 생성되고 세포 재생에 필요한 성장 호르몬이 분비된다. 외부 자극 때문에 잠에서 계속 깨어 1~2단계만 반복하면 아무리 많이 자도 피로가 풀리지 않는다. 한번 잠들고 난 후에는 오랫동안 깨지 않고 푹 자야 하는 이유이다.

렘(기억의 통합): 나이 들면 왜 오래 못잘까? 노화로 인한 신체적 변화가 다양하다. 나이가 들면 잠도 변한다. 초저녁잠이 많고 새벽잠이 적어진다. 잠이 오는 시간대가 앞당겨지는 것은 잠이 오는 시점을 조정하는 생체 시계의 주기가 짧아지기 때문이다. 한편 잠 오는 시간이 당겨졌더라도 길게 잘 수 있다면 새벽에 깨어서 다시 잠들기 힘든 어려움을 겪는 일이 없을 것이다. 그런데 노인은 잠을 길게 자지 못한다.

그 이유로 첫째는 비렘 수면과 렘 수면은 90분을 주기로 반복되지만 나이가 들면서 비렘 수면이 줄고 렘수면이 늘어난다. 즉, 깊은 잠이 줄어들기 때문이다. 소아 청소년기에는 성장 호르몬이 분비되는 깊은 잠인 서파 수면의 비율이 높다, 얕은 잠을 자고 수시로 깨어서 몸을 뒤척인다. 그러다가 완전히 깨게 된다.

둘째로 노인은 낮잠이 많다. 5세 미만의 소아는 하루 두 번 잠을 자다가 성인이 되면 밤에만 길게 잠을 잔다. 그러다 55세 이후가 되면 낮에도 졸음을 자주 느끼고 낮잠을 자기 때문에 밤에 깊은 잠을 자기 힘들다. 수면은 뇌가 조절한다. 뇌 속에는 잠을 오게 하고 깨게 하는 일을 담당하는 수면 중추가 있다. 나이가 들면서 이 수면 중추를 구성하는 세포들이 파괴된다. 그래서 잠을 오게 하는 신호를 강하고 지속적으로 만들어내지 못한다. 또 노화는 수면 유도 호르몬인 멜라토닌 분비를 감소시킨다. 노인의 멜라토닌은 소아의 5분의 1도 안 될 정도로 적다.

셋째로 나이가 들면 여러 가지 신체적, 정신적 질환이 늘어난다. 불면증의 가장 흔한 원인이 통증이다. 노인에게서는 관절염과 같은 통증을 동반하는 만성 질환이 많다. 또, 고혈압, 당뇨 등으로 여러 가지 약물을 복용하는데 이들 약물(혈압약, 항우울제 등)이 불면증을 유발하기도 한다. 수면 중에 호흡이 멈추면서 얕은 잠을 자게 하는 수면 무호흡증과 자기 전에 하지 불편감으로 잠들기 힘든 하지 불안 증후군 등도 나이가 들면서 늘어나는 질환이다.

한편 노인이 되면서 생기는 정서적 변화로 인한 우울감, 불안감과 같은 정신적인 문제도 수면 장애의 종요한 원인이다. 노인의 수면 장애는 노화에 따른 생리적 변화에 의한 것도 있고 내과적 질환 그리고 수면 질환에 의한 것도 있으므로 지속되면 전문적인 도움을 받아야 한다. 불면증을 방치하면 만성 피로, 건망증 등을 겪을 수 있으므로 정상적인 수면을 돕는 생활 습관을 실천해야 한다. 가장 이상적인 수면 시간은 7시간 30분이다.

불면증의 증상

잠이 들기 힘들고 잠이 들어도 자주 깨고, 아침 일찍 깨서 잠들기 힘든 증상이 한 달 이상 지속되고 이로 인해 낮에 일을 수행하는 데 어려움이 있다면 불면증으로 진단을 내리게 된다. 불면증의 원인은 다양해서 스트레스, 걱정 등의 심리적 요인, 우울증, 불안증 등의 정신적인 문제, 하지 불안 증후군(잠들기 전에 다리에 불편한 감각증상), 수면 호흡 장애 등의 수면 장애, 각종 약물(고혈압 약물, 알코올, 부신피질 호르몬제, 기관지 확장제, 진통제, 갑상선 호르몬제, 아편류, 중추 신경 자극제, 각성 작용이 있는 우울증 치료제 등)과 만성 질환(관절염, 심장 질환, 고혈압, 폐경, 임신, 만성신부전, 천식, 위식도역류, 감염, 뇌졸중, 경련성 질환, 파킨슨병, 만성 호흡기 질환 등), 통증 유발 질환 등이 불면증을 일으킬 수 있으며 불규칙한 수면 습관을 포함한 불량한 수면 위생이 불면증을 지속시킬 수 있다.

대개 치료를 적극적으로 받지 않으면 불면증은 지속되며 역학 연구에서도 불면증이 있는 사람들의 80%가 1년 이상 지속되고, 50% 이상은 5년 이상 지속되는 결과를 보고하여 상당수의 불면증이 만성화됨을 알 수 있다.

불면증을 치료받아야 하는 이유 중 하나는 불면증이 낮 기능을 심하게 저하시키는 것은 물론 우울증의 유발 요인으로도 작용하기 때문이다. 불면증 환자의 약 30%에서 우울증이 발생한다고 한다. 우울증 환자의 90% 정도가 불면증을 호소하므로 불면증과 우울증은 서로 밀접한 관계가 있어 조기 치료를 통해 불면증과 우울증을 예방할 수 있다.

불면증으로 인해 집중력 저하, 기억력 감퇴 등 인지 기능의 저하는 물론, 우울, 불안, 심계 항진(palpitation: 환자가 느낄 수 있는 과도한 심장 박동), 초조감, 낮 졸림증, 피로감, 졸음 운전 등의 사고 위험이 높으며, 불면 증상으로 인해 학습 장애는 물론 작업 효율을 심하게 저하시켜 이로 인한 사회적 비용은 헤아리기 힘들 정도다.

수면 위생과 비약물 치료

건강을 유지하기 위해 술, 담배 등을 절제하고 운동을 권하는 것처럼 수면 건강을 위해서 수면에 도움이 되는 조건들을 수면 위생이라고 한다.

- 수면 위생에서 제일 강조하는 것은 규칙적인 수면 각성 리듬을 유지하는 것이다. 이 리듬을 유지하기 위해 아침에 일정한 시간에 일어나는 것이 중요하다.
- 그 다음으로는 이른 아침에 일어나면 곧바로 40분에서 한 시간 정도 햇빛을 쬐는 것을 권한다. 햇빛을 쬐는 것은 수면 각성 조절 중추에 이제는 낮이 시작되었다는 신호를 보내는 동시에 밤에 멜라토닌 분비를 왕성하게 하기 때문이다. 낮 동안에는 활동을 충분히 하도록 하며 가능하면 낮잠을 자지 않도록 하고 누워 있는 시간도 줄여야 한다. 활동을 하는 동안 밤에 잘 자게 하는 호르

몬이 분비 되고 이 호르몬이 적당량 축적이 되어야만 잠을 잘 잘 수 있기 때문이다.

- 낮잠을 자거나 누워 있게 되면 오히려 호르몬의 분비를 줄여주기 때문에 적절한 양에 도달하기 위해서는 늦은 시간까지 깨어 있어야 하는 것이다. 불면증을 앓고 있는 사람이 이른 아침에 햇빛을 쬐면 쬐지 않은 사람에 비해 밤에 멜라토닌 분비량이 3~4배 증가하여 잠을 자는 데 도움이 된다는 연구 결과도 있다.
- 매일 규칙적으로 운동을 하면 깊은 잠을 자는 데 도움이 된다. 운동하는 시간도 중요한데, 잠들기 직전에는 운동을 피하는 것이 좋다. 잠들기 전의 심한 운동은 뇌의 각성(교감 신경계 활성화)과 체온의 증가를 일으켜 잠들기 어렵게 하기 때문이다.
- 커피, 담배, 술은 피해야 하는데, 커피와 담배는 각각 아데노신*활성화를 감소시키고(아데노신은 우리 몸에서 분비되는 호르몬의 일종으로 잠을 잘 자게 하는 작용을 가지고 있음), 니코틴을 활성화 시켜 뇌를 각성시키고 술은 진정작용을 통해 잠을 잘 들게는 하나 수면을 분절시켜 수면을 방해한다.
- 몸과 마음을 이완시키는 복식 호흡, 명상 등이 도움이 되며 따뜻한 물에 목욕하는 것도 도움이 된다.
- 저녁 무렵에 침실이나 거실의 조명이 너무 밝으면 잠을 오게 하는 멜라토닌 분비를 억제(어두워야 분비되는 호르몬이므로)하여 수면을 잘 취하지 못하게 하므로

* 아데노신(Adenosine): 생체내의 리보핵산(RNA), 아데노신 삼인산(ATP), 니코틴아데닌다이뉴클레오타이드(NAD), 플레빈아데닌다이뉴클레오타이드(FAD) 등의 구성 성분

적절하게 밝기를 조절해야 한다. 저녁 무렵에 수분 섭취를 너무 많이 하거나 음식을 너무 많이 먹어도 잠이 자주 깨게 된다.

- 낮잠을 잔다면 30분 이내로 자는 것을 권장하며 낮에 오랜 시간 누워있거나 긴 낮잠은 밤잠을 방해한다.

수면 치료에서 약물 치료의 경우 자고나서 개운하지 않은 느낌과 복용 다음날 졸림이나 인지 기능 저하 등의 부작용이 있어 문제가 되고 있다.

최근에 미국을 중심으로 불면증의 인지 행동 치료를 많이 시행하고 있다. 비약물 치료라고도 불리는 이 치료는 불면증 환자들이 잠과 관련된 불안이 심하기 때문에 자려고 노력하면서 나타나는 여러 가지 행동적인 패턴을 바꾸어 주는 프로그램을 사용하고 있다. 초기에는 수면에 대한 교육을 통해 어떻게 잠을 자게 되고 수면 및 불면에 미치는 여러 가지 요인들에 대한 설명을 통해 잠은 자기 자신이 통제할 수 있는 것이기 보다는 잠을 잘 자게 하는 조건들을 생활화하는 것이 중요함을 강조한다.

가장 중요한 개념은 하루 24시간 중에서 16시간 정도를 충분히 활동을 해야 하는 것이다. 대개의 불면증 환자들이 밤잠을 못 잤다는 이유로 시간만 있으면 누워 있고 잠을 청하려 하는데 오히려 그 시간에 신체적 정신적인 활동을 하는 것이 밤 수면에 도움이 된다고 한다. 낮잠도 밤잠에 영향을 미치지 않을 정도로만 30분 정도의 짧은 시간을 권하며 낮잠을 되도록이면 안자는 것이 수면 위생에 도움이 된다.

이후에는 이완 요법, 지속적인 수면 위생의 점검, 과도하게 누워 있는 시간을 줄여서 실제 잠자는 시간에 맞추는 것 등을 목표로 한다.

또한 불면과 관련된 왜곡된 인지, 예를 들면 '8시간 잠을 못자면 건강을 해치게 되고 일찍 죽을지도 모른다.'라는 생각을 하는 불면증 환자가 있다면 이런 생각에서 벗어나도록 해야 하는데 환자들에게 8시간을 꼭 자야만 건강을 지키는 것은 아니라는 것을 이해시킴으로써 왜곡된 인지를 바꾸어 주는 노력을 한다.

패류로부터 수면 유도제 개발

필자는 수면 진정용 소재 개발을 위하여 국내에서 많이 소비되고 있는 패류 10종(동죽(MV), 개조개(SP), 가리비(AN), 고둥(NC), 바지락(RV), 키조개(AP), 백합(MS), 꼬막(TG), 가무락(CS), 홍합(ME))을 선정하여 이들의 수면 진정 유도 효과를 비교해 보았다. 10종의 후보 소재를 체중 kg당 1,000㎎을 마우스에 경구 투여한 후 수면 진정 유도 효과를 측정 해본 결과, 홍합 추출물(ME)에서 잠이 들기 시작하는 입면 시간(sleep latency)을 줄이는 반면 숙면인 수면 시간(sleep duration)은 증가되어 가장 좋은 수면 진정 유도 효과가 있는 것을 확인할 수 있었다.

또한, 수면 유도 실험의 일종인 펜토바르비탈(pentobarbital)* 실험을 통해 시중에 판매되고 있는 수면제 디아제팜(diazepam)과 홍합 추출물의 수면 증진 효과를 비교한 결과, 홍합 추출물(ME)의 농도가 증가할수록 잠이 들기 시작하는 입면 시간이 감소하였고, 수면 시간은 홍합 추출물 kg당 1000㎎에서 34% 증가하였다(그림 13-1).

* 펜토바르비탈(Pentobarbital): 백색의 미세분말로서 진정 및 수면제로 사용되며, 경구적으로 투여한다.

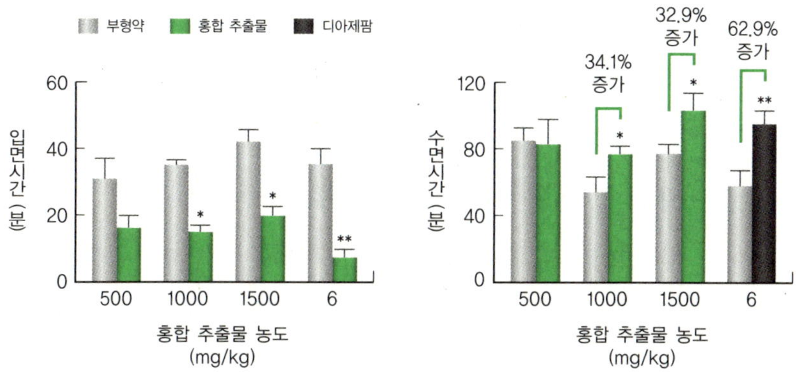

그림 13-1 동물 모델(ICR mice)에서 홍합 추출물의 수면 유도 효과

이러한 결과를 통해 홍합 추출물이 디아제팜과 유사한 수면 유도 효과가 있음을 확인할 수 있었다.

동물 실험을 통하여 얻은 결과를 토대로 수행한 인체적용 수면 다원 검사(poly sommograpy)* 결과에서도 홍합 추출물을 이용했을 때 숙면의 척도인 3단계 수면 시간 증가와 잠이 든 후 뇌파가 각성된 시간을 합친 값인 WASO(wake after sleep onset)가 향상되어 수면 증진 효능을 확인하였다(표 13-1).

표 13-1 피험자들의 수면 다원 검사

구분	위약		홍합 추출물	
	복용 전	복용 후	복용 전	복용 후
수면 3단계(%)	2.3 ± 4.5	1.4 ± 2.8	2.4 ± 3.5	4.7 ± 3.6
잠이 든 후 뇌파가 각성된 시간을 합친 값(WASO)	103.3 ± 59.6	61.8 ± 34.8	65.6 ± 79.7	67.0 ± 94.4

* 수면 다원 검사(Poly sommograpy): 일종의 의학적 검사로 수면 장애의 정확한 진단과 그 장애의 정도를 평가하는데 객관적인 자료를 제공함

홍합은 따뜻한 성질을 지닌 패류로서, 허약함을 보하고 기운을 증강시키며, 내장을 조절하여 소화 기능을 증진시키며, 또한, 허리와 각기병을 치료하며 배의 냉기를 몰아내 양기를 증강시키는 보양 효능이 있는 것으로 알려져 있다. 국내 패류 중 홍합은 생산량이 높고 단가가 저렴하여 식품으로 자주 애용되고 있으며, 국민 식생활과 밀접한 관련이 많을 뿐만 아니라 본 연구에서 밝혀진 수면 진정 및 증진 효과는 세계적으로 처음 발견한 것으로 새로운 기능성 소재로서 충분한 가치가 있다고 여겨진다.

14 감태 추출물의 항당뇨 효과

당뇨병은 3,000년 전부터 알려진 병이었으나 1921년 반팅과 베스트에 의해 인슐린이 발견되면서부터 치료에 밝은 희망을 주었다. 당뇨병에 걸렸다 하더라도 병에 대해 정확한 지식을 갖고 적절한 관리만 한다면 결코 무서운 병은 아니며 천수도 가능하다. 당뇨병만큼 병에 대한 정확한 지식을 가졌느냐에 따라 그 사람의 행 · 불행을 가져다 주는 병도 없다.

당뇨병이란 혈중 인슐린의 기능 부족에 의하여 일어나는 대사의 이상 상태이다. 그 가장 중요한 원인은 유전이며, 다음으로 음식물의 과잉 섭취, 운동 부족 및 스트레스이다. 그러나 당뇨병의 유전자를 갖고 있다 하더라도 일상생활을 규칙적으로 유지한다면 예방도 가능하다. 또한 당뇨병이 발병되었다 하더라도 조기에 치료하고 섭생에 주의하면 합병증의 병발을 억제할 수 있고 수명도 보장할 수 있는 것이다. 그러나 완치하기 위해서는 의사뿐만 아니라 환자 자신은 물론 가족들의 깊은 이해와 협력이 필요하다. 당뇨병은 일단 발병하면 낫기 어려운 병임에는 틀림없지만 그렇다고 아주 절망적이라고 할 수 없다. 다만 감기가 낫듯이 쉽게 완치되는 병이 아니라는 뜻이다.

치료에 의해서 당뇨병 증세가 사라지고 소변 속의 포도당이 검출되지 않다가도 섭생에 주의하지 않으면 다시 재발하기 쉽기 때문에 당뇨병은 만성병이면서 완치 불가능한 것으로 잘못 인식되고 있는 것이다. 의사 지시에 의해서 정확한 섭생과 치료를 끈기 있게 유지해 나가는 것이 절대 필요하며, 지시된 일정한 섭생이 계속 된다면 건강한 사람과 거의 같은 생활을 할 수 있는 것도 사실이다.

우리나라의 경우 70년대 까지만 해도 사회 경제적인 후진성 때문에 식생활이 어려워 당뇨병 환자가 많지 않았으나 80년대 들어서면서 경제적인 여유와 생활수준 향상 등으로 풍요롭게 되자 당뇨병 환자도 증가하기 시작했다.

우리나라 당뇨병 환자 · 통계

최근에 당뇨병 환자 증가 추세는 우리나라뿐만 아니라 세계적인 현상으로 나타나고 있다. 여기에는 여러 가지 이유가 있겠으나 옛날에 비해 세계적으로 식량 생산이 증가하고 있다는 것, 의료관련 보고의 주체가 식량 사정이 좋은 문명국이라는 것, 의학의 발달과 더불어 조기 발견의 경향이 있다는 것, 당뇨병의 치료법이 현저하게 개선되어 당뇨병 환자의 수명이 연장된 점, 당뇨병 환자의 수명이 연장됨으로써 그들 자손의 숫자도 증가해 당뇨병에 걸릴 위험성이 큰 인구도 증가했다는 점을 들 수 있다. 이 같은 여러 가지 사정 중에서도 최근의 증가 추세에 직접 큰 영향을 미치고 있는 것은 식품 사정을 포함하여 현대인의 생활양식 변화일 것이다. 당뇨병의 발생은 40, 50, 60대에 걸쳐 30년간 전체 70%가 집중되고 있다. 이 중년 이후에 발생되는 당뇨병 환자의 대다수는 비만과 직접 관련이 있다.

비만이란 섭취한 칼로리와 소비 에너지의 균형이 조절되지 못하여 생기는 것인데, 현대인은 에너지 섭취에 비해 운동 부족으로 비만해지고, 그 결과 당뇨병이 많이 발생하고 있다.

고혈당은 혈당이 상승하는 병이지만 실제로 심각한 문제를 일으키는 것은 고혈당 자체뿐만 아니라 그로 인한 합병증이다. 따라서 혈당뿐만 아니라 혈관병을 유발할 수 있는 고혈압, 이상 지질혈증을 정상화시킴으로써 급성 및 만성 합병증을 예방하고, 그 악화를 최대한 지연시키는 것이 중요하다.

치료의 목표를 갖고 당뇨병 관리에 필요한 정확한 지식을 습득하여 실천하는 것이 생활화가 되어야 한다. 무엇보다도 정상 혈당 유지(공복 혈당 100㎎/*dl* 미만, 식후 2시간 혈당 140 ㎎/*dl* 미만), 정상 혈압의 유지(130/80 ㎜Hg 미만), 정상 혈중 지질 농도 유지(총 콜레스테롤: 200 ㎎/*dl* 미만, 저밀도 콜레스테롤: 100 ㎎/*dl* 미만, 고밀도 콜레스테롤: 남 40 ㎎/*dl* 이상, 여 50 ㎎/*dl* 이상)가 필요하며, 체중 조절은 혈당 조절 이외에 지질 농도의 조절, 혈압 조절과 동맥 경화증 예방을 위해서 반드시 필요하다. 비만으로 인하여 당뇨병이 유발되거나 악화되는 경우가 많으며, 체중조절만으로도 혈당이 정상으로 조절되는 경우도 있다. 따라서 체중에 대하여 관심을 기울이고 가능하면 표준 체중을 유지하도록 해야 한다.

식사량과 운동량의 조화

당뇨병 치료법에 운동 요법이란 것이 있다. 운동하기 전에 혈당을 측정하고 한 시간쯤 걷기를 한 다음 혈당을 조사해 보면 혈당치는 한 시간 전보다 저하된다. 이것은 운동이 혈당의 이용을 촉진시켰기 때문이다. 이것으로 알 수 있듯이 운동은 당뇨병에 있어서 꼭 필요한 치료법인 것이다. 당뇨병의 운동 요법은 식이 요법과 표리일체(表裏一體)에 있다고 볼 수 있다. 그래서 식이 요법으로 하루 섭취하는 칼로리를 결정할 때 그 사람의 하루 신체 활동도 충분히 고려할 필요가 있다.

인간의 몸은 항상 움직이게 되어 있다. 움직이지 않고 적은 에너지의 식사를 하는 것 보다는 적당히 움직여서 거기에 알맞은 칼로리를 취하는 것이 좋다. 어느 정도의 칼로리를 취하고 어느 정도 몸을 움직여야 되느냐 하는 것은 몸의 크기, 연령, 병의 진행에 따라 다르므로 의사와 잘 상의할 필요가 있다. 이와 같이 식사와 운동의 조화를 이상적으로 실천하면 체중이 빠지고 기력은 충실해지며 활동력이 증가됨을 자각할 수 있게 된다. 이것이 참다운 건강인 것이다.

당뇨병에 있어서는 매일의 식사, 매일의 신체 활동, 바꾸어 말하면 일상생활 그 자체가 치료인 셈이며, 이것이 근본적인 치료인 것이다. 내복약이나 인슐린 주사는 식사와 운동 이외에 필요할 때만 이용하는 것이다. 일상생활의 습관에 따라서 당뇨병이 나빠지기도 하고 좋아지기도 한다.

당뇨병의 경우 제1형태의 당뇨병은 혈액 내에 인슐린이 충분하지 않아 발생하는 인슐린 의존성이며, 제2형태는 체세포가 혈액 중의 인슐린과 정상적으로 반응하지 못하기 때문에 인슐린 비의존성이며, 이 경우 체세포가 혈액으로부터 포도당을 흡수하지 못한다. 비록 충분한 양이 존재하더라도 두 경우 모두 세포는 혈액으로부터 충분한 양의 포도당을 취하지 못한다. 연료를 열망하는 세포는 체내의 다른 연료인 지방이나 단백질을 연소시켜 이용하게 된다. 한편 소화기계에서는 음식물에서 포도당을 계속 흡수하게 되므로 혈당량이 극도로 높아지게 된다.

제1형태의 당뇨병 환자에게는 보통 주사 요법으로 인슐린을 정기적으로 공급해 준다. 이런 환자들은 가축에서 추출한 인슐린을 사용하였으나 오늘날에는 유전 공학적 방법을 이용하여 인간의 인슐린을 생성하도록 만든 박테리아를 사용해서 인슐린을 상업적으로 만들어지고 있다.

제2형태의 당뇨병은 아직까지 명확하게 밝혀지지는 않고 있으나 거의가 비만증과 깊은 관계가 있다고 본다. 이 형태의 당뇨병은 당분 섭취를 조절하거나 운동과 체중 감량을 위한 식이 요법으로 조절한다. 당뇨병은 치료 가능하지만 완치되지는 않는다. 미국에서는 매년 35만 명이 당뇨병의 합병증으로 사망한다.

감태 가수분해물의 항당뇨 효과

제주대 전유진 교수는 감태 추출물의 항당뇨 효과를 검증하기 위하여 당뇨 관련 효소들인 알파-글루코시다아제(α-glucosidase)* 및 알파-아밀라아제(α-amylase)* 에 대한 효소 활성 저해 효능을 분석하였다. 글루코시다아제나 아밀라아제는 우리가 섭취한 전분을 분해하여 체내의 포도당을 생성하는 데 관여하는 효소로서 그 기능이 우리 생체 유지를 위해 필수적이지만, 당뇨 환자에게는 식후 혈당 조절을 위해 이들 효소의 활성을 억제하는 것이 무엇보다 중요하다.

그림 14-1에서 보는 바와 같이 감태 추출물들은 글루코이다아제와 아밀라아

* 글루코시다아제(Glucosidase): 배당체나 올리고당의 비환원 말단에 있는 글루코시드 결합의 가수분해를 촉매 하는 효소

* 아밀라아제(Amylase): 녹말, 글로코겐, 아밀로오스를 가수분해하는 효소

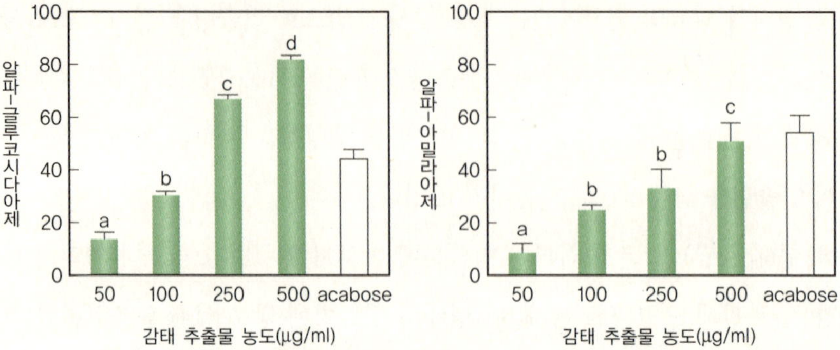

그림 14-1 당뇨동물 모델에서 감태 추출물의 알파-글루코시드가수분해효소(α-glucosidase) 및 알파-아밀라아제(α-amylase)의 저해 활성효과

제의 효소 활성을 효과적으로 저해하고 있음이 나타났으며, 이러한 결과는 상업용 항당뇨 제제인 아카보스(acabose)와 유사한 효과를 나타내는 것을 확인하였다. 당뇨 유발 쥐와 정상 쥐에 감태 추출물을 투여했을 때 나타나는 혈당 변화 정도를 측정한 결과, 당뇨 유발 쥐와 정상 쥐 모두에서 혈당이 강하되는 것을 볼 수 있었다. 또한 세포에 과당을 처리하였을 때 나타나는 지질과산화물, 활성 산소종(ROS) 및 산화 질소(NO)의 생성을 억제시켰고, 과당 처리에 의해 손상된 세포의 보호 효과도 있는 것을 확인하였으며 항산화 효소의 활성도 증가시켰다. 당뇨 쥐에 있어서 식후 혈당 증가를 저하하는 효과가 있음을 확인하였다(그림 14-1).

감태 추출물에서 우수한 항당뇨 효과를 나타내는 지표 물질을 분리한 결과, 디에콜(dieckol)임을 확인하였다. 디에콜의 항당뇨 활성을 검증하기 위해 4주령의 쥐를 이용하여 2주일간의 일반식이로 적응시킨 후 항당뇨 활성을 검증한 결과, 디에콜이 함유된 감태 추출물을 섭취한 쥐 모두에서 식후 혈당증가를 감소시키는 효과를 나타냈으며, 특히 공복혈당을 유의적으로 개선하였고, 비만증과 같은

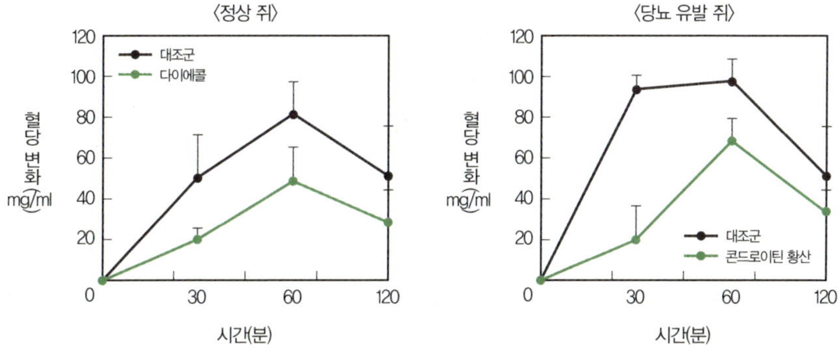

그림 14-2 정상 마우스 및 당뇨 마우스에서 감태 추출물의 섭취 후 혈당 변화

부작용을 보이는 약물 군에 비해 감태 추출물은 안정적인 체중 유지와 혈당 개선에서 모두 효과적이었다(그림 14-2).

한편, 감태 추출물의 지표 물질이 디에콜에 대하여 선천적 당뇨 유발 쥐에 대해서 항당뇨 효과를 검증하였다. 그림 14-3에서 보는 바와 같이, 디에콜은 매우 유의적으로 선천성 당뇨 쥐 모델에서의 혈당을 지속적으로 감소시키는 것으로 알 수 있으며, 이러한 결과는 상업용 의약품인 로지글리타존에 비하여 다소 효능이 낮지만 의약품이 아니라 기능성 식품 소재라는 측면에서 매우 긍정적인 효능이라고 할 수 있다. 특히 로지글리타존은 몇 가지 중요한 부작용(심장 질환과 뇌졸중 등)으로 인하여 최근 혈당 강하제로서 상용이 점차 제한되고 있는 실정이기 때문에 이러한 사실을 고려해 보면, 디에콜이 함유된 감태 추출물의 항당뇨 효능이 안전성이 검증된 매우 유용한 물질임을 알 수가 있다. 또한 혈당의 감소뿐만 아니라 혈장의 인슐린 함량, 중성 지방의 중요 지표성분인 트리글리세라이드의 함량, 그리고 총 콜레스테롤 함량 등 모든 지표에서 매우 유의적인 감소 현상을

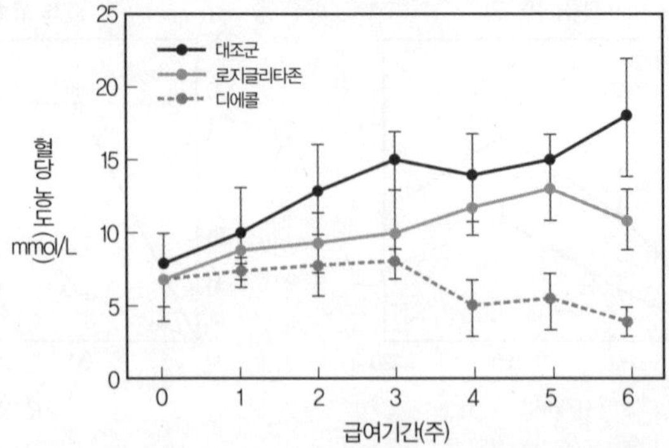

그림 14-3 선천성 당뇨쥐에 대한 감태 추출물의 항당뇨 효과

표 14-1 선천성 당뇨 쥐에 대한 감태 추출물의 항당뇨 효과에 대한 혈액 분석 결과

구분	대조군	로지글리타존	디에콜
당화혈색소(HbS1C, %)	13.37±2.72	5.43±0.88	7.51±0.38
혈당 인슐린 농도(ng/mL)	0.64±0.05	0.21±0.02	0.29±0.12
트리글리세라이드(mmol/l)	10.81±1.41	7.78±2.5	7.81±1.97
총 콜레스테롤(mmol/l)	13.73±1.27	7.56±1.05	10.28±2.09

보였다(그림 14-3, 표 14-1). 특히 당화 혈색소에서의 감소는 일시적인 혈당 강하 효과가 아니라 최소 3개월 단위에서 관찰할 수 있는 혈당 분석 결과이기 때문에 이러한 당화 혈색소에서 유의적 감소가 일어난 것은 디에콜이 생체 내 혈당을 얼마나 명확하게 감소시킬 수 있느냐를 알 수 있는 결과 값이다.

또한 감태에 존재하는 디에콜을 지표 물질로 하는 감태 추출물(디에콜 함량 5% 함유)을 이용하여 잠재적 당뇨 환자를 대상으로 실시한 임상 시험에서 감태 추출물은 혈당 감소 효과를 나타내었다. 그림 14-4와 표 14-2에 나타난 바와 같이, 방문 2주차(투여 전)와 방문 4주차(투여 후)에서 각각 식후 120분에서의 혈당 측정

(식후 혈당) 결과를 감태 추출물 실험군(AG-Dieckol로 상품명으로 표기되어 있음)과 위약군(placebo)을 비교해 보았을 때 감태 추출물군에서는 명확하게 식후 혈당 감소 효과가 나타난 반면에 위약군에서는 식후 혈당 값이 상승하였다. 이러한 사실은 감태 추출물이 사람을 대상으로 한 임상 시험에서는 혈당 상승을 억제하여 항당뇨 효과가 있다는 사실을 증명한 것으로 확인되어 향후 감태 추출물의 기능성 식품으로 활용할 수 있는 가능성을 제시한 결과이다.

앞으로 감태 추출물이 우수한 천연 소재로서 당뇨 환자들의 치료에 도움을 줄 것으로 기대해 본다.

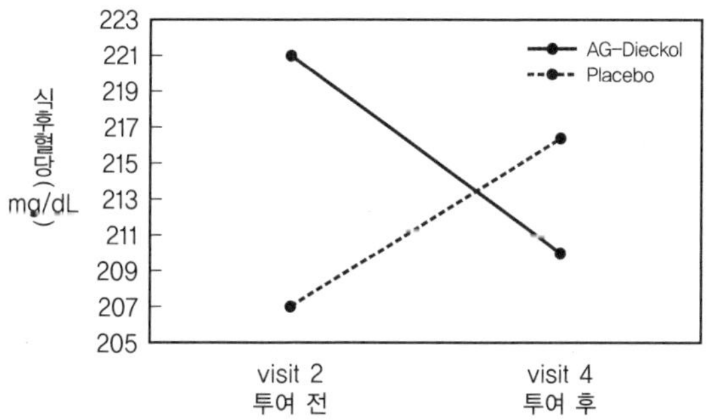

그림 14-4 **임상 시험의 통한 감태 추출물의 식후혈당변화**
AG-Dieckol은 임상 시험에서 사용한 감태 추출물의 상품명, Placebo는 위약군

표 14-2 **임상 시험의 통한 감태 추출물의 식후 혈당 변화**

	투여 전 방문 2(mean ± SD)	투여 후 방문 4(mean ± SD)	p-값
디에콜(N = 36)	221.5 ± 43.2	210.3 ± 46.1	0.0451
위약(N = 37)	207.2 ±42.7	216.8 ±48.2	

피검자 방문 때 식후 120분 후에 측정, 디에콜은 임상 시험에서 사용한 감태 추출물의 상품명, Placebo는 위약군

15 알레르기와 해조류

BLUE OCEAN HEALTH CARE

선진국으로 진입할수록 알레르기 질환은 급증한다고 한다. 이는 서구화한 생활 습관에서 원인을 찾을 수 있으며, 보건 위생 환경이 좋아지면서 감염성 질환은 감소하는 반면, 알레르기 질환은 생기기 쉬운 신체 조건으로 바뀌기 때문이다. 또한 경제발전에 따라 대기 오염, 황사 등 유해 물질에 많이 노출되고, 실내에서 생활하는 시간이 늘어남에 따라 실내 항원 및 건축 자재 등에서 나오는 유해 물질에도 많이 노출되기 때문에 알레르기 질환이 증가한다는 것이다.

우리나라도 1990년대 이후 선진국 대열에 들어서면서 최근 20년 동안 천식, 알레르기, 비염, 아토피 피부염을 비롯한 알레르기 질환이 3배 정도 급증하였으며, 이는 생활 습관과 환경 변화가 알레르기 질환의 급증에 중요하게 작용한다는 사실을 명확하게 보여준다.

현재 한국인 3명 중 1명이 알레르기 질환을 앓고 있으며, 5명 중 1명이 알레르기로 인한 비염과 천식에 시달리고 있다.

최근 조사에 따르면 천식을 포함한 알레르기 질환의 사회 경제적 비용이 상당히 많이 든다고 알려져 있으며, 아시아 국가를 대상으로 최근 시행된 천식과 알레르기 비염의 현황 조사에서는 우리나라가 아직도 천식과 알레르기 비염에 대한 이해도가 낮고 제대로 된 치료를 받지 못하는 것으로 나타났다.

20세기 초 오스트리아 의사 피르케(Clemens Freiherr von Pirquet)가 '알레르기'라는 용어를 처음 만들었을 당시, 이 용어는 '인체가 반응하는 방식의 변화'를 일컫는 말이었다. 외부 물질이 몸 안으로 들어왔을 때, 몸은 이에 반응하여 외부 물질을 제거하기 위한 노력을 하게 된다. 예를 들면, 세균이 몸 안으로 들어왔을 때 이를 제거하기 위해 면역 반응을 보이는데 이것은 우리 몸에 이로운 영향을 준다. 하지만 외부 물질이 몸 안으로 들어왔을 때, 몸이 이에 대해 비정상적으로 과민하게 반응하면 오히려 몸에 해로울 수 있다. 예를 들면, 꽃가루가 몸 안으로 들어왔을 때 불필요한 염증 반응이 일어나면 이는 우리 몸에 해로운 영향을 미친다. 시간이 지나면서 '알레르기'는 해가 없는 외부 물질에 대한 이롭지 않은 과민반응을 일으키는 말로 굳어졌고, 반면 '면역'이라는 용어는 해로운 외부 물질을 제거하는 유익한 반응을 의미하게 되었다.

근본적으로 알레르기 반응은 몸 안으로 들어온 외부 물질을 제거하려는 신체 활동이다. 따라서 몸의 관점에서 알레르기 반응은 방어 기전의 일환이라 할 수 있다. 면역 반응은 바이러스나 세균 등에 반응하여 발생하는 반면, 알레르기 반응은 음식이나 꽃가루와 같이 무해한 외부 물질에 대해 비정상적으로 과민하게 반응함으로써 발생한다.

알레르기의 원인 물질(항원, 알레르겐 등)이 몸 안으로 들어오게 되면 항원 전달 세포(antigen, presentation:, 림프구의 면역 반응을 유도한다는 가설)에서 제 1형과 2형 보조 T세포(helper T cell: B세포에 의한 항체 생성이나 킬러 T세포의 활성화를 보조하는 T세포)에 신호를 전달하여 면역 글로불린 E(immunoglobulin E, IgE: 항체로서의 기능을 갖는 생체의 체액성 면역의 주된 역할을 하는 혈청 단백질)에 의한 베타 세포(B cell: 췌장 랑게르한스섬에 있는 인슐린을 분비하

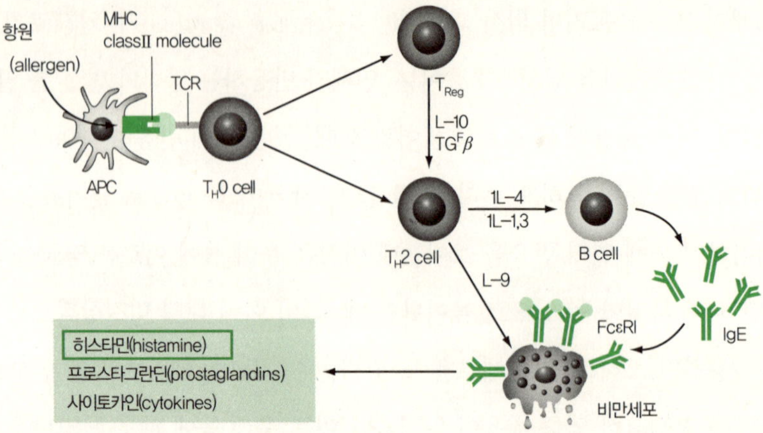

그림 15-1 알레르기 반응의 신호 전달체계

는 세포)를 활성화 시킨다. 활성화된 B세포는 항체인 IgE를 방출하는데 IgE가 비만 세포(mast cell: 생리학적 기능의 특성이 불분명한 결합조직 세포) 표면의 입실론 F수용체(FcεRI)에 결합하면 비만 세포를 활성화시켜 히스타민(histamine)과 같은 물질이 분비됨으로써 알레르기성 염증반응이 일어나게 된다. 따라서 항체인 IgE가 입실론 F수용체(FcεRI)에 결합하는 것을 방지하는 것이 알레르기 발증을 억제할 수 있는 핵심인 것이다(그림 15-1).

알레르기 반응은 우리 몸 중에서도 외부 물질에 많이 노출되는 부분에서 발생한다. 따라서 공기 중에 떠다니는 알레르기 물질은 숨을 쉴 때 우리 몸으로 들어와 코와 기도, 폐에서 알레르기 반응을 일으킬 수 있고, 눈에 닿으면 눈 증상을 유발할 수 있다. 음식물로 섭취할 경우 위장관에서 알레르기 반응을 일으켜 장 운동을 비정상적으로 증가시킬 수도 있다. 혈액으로 흡수된 알레르기 물질의 경우 심장 혈관 계통, 중추 신경 계통 등에까지 알레르기 반응을 일으킬 수 있다.

한번 알레르기 반응이 발생하게 되면 원인 물질이 노출되었던 신체 부위의 면역 세포들은 원인 물질을 기억하게 된다. 그리하여 원인물질에 또다시 노출이 되면 이 면역 세포들이 즉각적으로 알레르기 반응을 위한 활동을 시작하고 신체 부위에 따라 '피부염', '비염', '결막염' 등의 증상이 나타나게 된다.

예를 들어 꽃가루 농도가 증가하는 3~5월에만 콧물, 재채기, 코막힘 등 알레르기 비염 증상을 나타내는 환자의 경우, 다른 시기에는 증상이 잠잠하다가 매년 3~5월만 되면 꽃가루에 다시 노출이 되면서 준비되어 있던 면역 세포가 활성화되어 알레르기 반응에 관여하는 다양한 물질들을 발생시킨다. 이처럼 알레르기는 한번 생기면 원인 물질이 완전히 제거되거나 염증 반응이 조절되지 않는 한 반복적으로 발생한다.

알레르기 항원의 종류

호흡기를 통해 들어오는 알레르기 항원은 일 년 내내 우리 주위에서 접할 수 있는 '통년성 항원'과 특정 계절에만 문제가 되는 '계절성 항원' 두 가지가 있다. 대표적인 통년성 항원으로는 집 먼지, 진드기, 실내 곰팡이, 바퀴벌레, 애완동물의 털 등이 있으며, 계절성 항원으로는 봄철에는 나무, 여름철에는 잔디, 가을철에는 잡초 등에서 발생하여 공기 중에 많이 존재하는 꽃가루가 증상을 일으킨다. 식이성(음식) 알레르기의 원인으로 소아의 경우, 우유, 견과류, 계란, 콩 등이 있으며, 성인의 경우 땅콩, 견과류, 어류, 어패류 등이 대표적이다(표 15-1). 식이성(음식) 알레르기의 원인으로 소아의 경우, 우유, 견과류, 계란, 콩 등이 있으며,

표 15-1 **알레르기를 일으키는 원인 물질 – 항원의 종류**

흡입성	꽃가루, 먼지, 진드기, 진균류(곰팡이류), 동물의 분변이나 살비듬, 털, 가구의 솜, 분무제, 연기 등
식품성	계란, 우유, 초컬리트, 어류, 육류, 토마토, 딸기, 치즈, 식품첨가제 등
자극성	가솔린, 페인트, 화공약품, 담배 연기, 찬 공기, 자극성 폐기물 등
접촉성	독성 담쟁이 덩굴, 염료, 금속물, 모직물, 화장품, 곤충 등
약제성	약물, 진단용 시약, 백신, 곤충의 침, 혈청, 면역 글로불린, 혈액 등
감염성	세균, 진균, 바이러스, 기생충 감염 등
기 타	육체적 과로, 생리적 긴장, 스트레스 등

성인의 경우 땅콩, 견과류, 어류, 어패류 등이 대표적이다(표 15-1).

알레르기 질환이 증가하는 이유

알레르기 질환이 증가하는 이유는 기본적으로는 알레르기 질환이 유전적 요인과 환경적 요인이 서로 얽혀 발증하기 때문이다. 즉 알레르기 질환 발증의 위험 인자가 각 요인 간 서로 크게 혹은 작게 관계가 있을 것으로 추론된다. 다음은 기관지 천식을 일으키게 하는 알레르기 질환 발증의 위험 인자를 밝히고 그 예방에 대하여 살펴보고자 한다.

(1) 항원(알레르겐)과 예방

천식 발증의 원인 인자인 흡입 알레르겐 중 실내 항원으로는 실내 진드기, 고양이, 개, 햄스터, 몰모트 등의 동물 유래 항원, 푸른곰팡이, 누룩곰팡이 등의 진균류가 중요하다.

옥외 항원으로서는 꽃가루, 진균류, 곤충류, 바퀴벌레 등이 있다. 음식물 항원으로서 달걀, 우유, 밀가루, 메밀 등이 있다. 알레르겐은 천식 증상의 중요한 악화 인자의 하나이므로 알레르겐을 감소시키기 위한 환경 정비가 요구된다. 예를 들면 천식 방지의 원인 알레르겐으로서 가장 중요한 실내 먼지 중의 진드기 제거를 목적으로 한 실내 환경 개선책으로서, 바닥이나 침구류 등에 많은 진드기 충제 및 세립화한 분변이나 충해를 청소기로 흡입제거하고 또한 이불 커버나 시트는 청결히 사용하는 것이 효과적이다. 천식과 환경에 노출된 진드기 항원량과의 관계에 대해서는 진드기 알레르겐(Der p1)양이 먼지 1g당 2㎍에서 감작되어 10 ㎍ 이상에서 천식이 발증한다고 한다.

(2) 바이러스성 호흡기 감염과 예방

바이러스성 호흡기 감염증으로 입원했던 노인에게서 폐 기능 저하와 기도 반응의 항진이 진행되었다. 또 소아기의 세기관지염이나 집단(group)의 이환율은 5년 후의 기도 과민성 항진의 예측 인자가 되는 것으로 알려져 있다. 이들 바이러스 감염을 회피하는 것이 중요한 예방이 된다. 인플루엔자 백신이 인플루엔자의 이환을 예방하며 천식의 발증, 악화를 막을 수 있다.

(3) 옥외 대기 오염과 예방

교통이 많은 지역에서 도달할 수 있는 농도의 이산화질소와 이산화황의 혼합 기체는 천식 환자의 항원에 대한 기도의 반응성을 항진시킨다. 또한 오존 등의 강산화성 오염 물질은 기도 점막의 투과성을 높여 항원에 미치는 영향을 증가시킬 수 있다. 전세계적인 환경 문제 해결이 본질적인 예방이 될 것이다.

(4) 실내 공기 오염과 예방

현대 건축 기술의 진전에 의해 기밀성이 높아져 난방 기구나 건축 자재로부터 발생하는 이산화 질소, 아황산 등의 질소산화물, 이산화황, 포름알데히드(formaldehyde) 등의 실내 오염 물질이 무시 될 수 없게 되었다. 난방 기구나 조리기구가 발생 원인이라 생각되는 이산화 질소는 0.6ppm 농도에서 기도 과민성을, 또, 항원(house dust mite)에 대한 천식 환자의 기도 반응성을 항진시킨다는 보고가 있다. 이를 예방하기 위해서는 난방 기구(석유 스트브, 팬히터 등)를 실내에 설치하지 않게 하고 또 건축 자재로부터 발생하는 실내 오염 물질 등을 실내에서 제거하기 위해 환기를 자주 해야 한다. 새로운 건축 자재의 선택에 세심한 주의가 필요하다.

(5) 흡연과 예방

담배 연기에는 4,500 종류 이상의 화합물이나 오염 물질이 있다고 밝혀지고 있다. 알레르기 예방을 위해서는 본인은 물론 가족에 천식 환자가 있는 경우에는 환자를 포함하여 가족 전원이 금연을 해야 한다. 특히, 알레르기 소인을 갖고 있는 소아의 아버지가 흡연을 함으로써 알레르기 질환 발증의 위험이 증대되기 때문에 부모 모두가 금연을 해야 한다.

(6) 식품 및 식품 첨가물의 예방

천식의 발증에 영향을 준다고 생각되는 것은 식품 첨가물과 식생활의 서구화를 들 수 있다. 예방으로서 병인이 되고 있는 식품이나 자극성이 강한 식품 또는 아황산염을 함유한 식품에서 천식발작을 일으킨 경험이 있으면 이것을 피해야 한다. 식생활의 개선이 중요하다고 본다.

(7) 운동과 예방

운동은 단시간의 천식발작을 일으키는 악화 인자의 하나이다. 운동유발 천식은 모든 천식 환자에게 일어날 가능성이 있고 기도보다도 차고 건조한 공기를 과잉 흡입함으로 인해 열이나 수분을 잃게 되기 때문에 생긴다. 지나친 환기도 운동과 마찬가지로 악화 인자가 된다.

코로 호흡하며, 마스크 착용을 해야 한다. 운동 전에는 베타2자극약의 흡입 또는 크로모글리크산나트륨을 흡인한다든지 류코트리엔(leukotrien)* 수용체 길항약*을 내복한다는지 신체 훈련(training)이나 운동의 계속적 훈련 등을 조합시키는 것이 발작 유발의 예방이 될 수 있다.

* 베타 차단약(leukotrien: 20개의 탄소를 갖는 직선사슬의 카르복실산으로 생리 활성 물질의 일종)은 내인성 카테콜아민의 베타 수용체를 차단하여 천식 발작을 유발할 가능성이 있다.

* 길항약(antagonist): 어떤 약물이 다른 약물과 병용에 의하여 그 작용이 일부 또는 전부를 감쇄시키는 역할을 하는 약제

(8) 알코올과 예방

에탄올은 간장에서 아세트알데히드(acetaldehyde)로 대사되고 이어서 알데히드 탈수소효소(aldehyde dehydrogenase, ALDH)에 의해 초산과 물로 대사된다. 우리나라 사람들에게서는 ALDH 유전자의 절반 정도가 변이되어 있기 때문에 혈중의 아세트알데히드 농도가 상승하여 히스타민 유리를 가져와 천식증상을 악화시킨다.

특히 이를 예방하기 위해서 음주에 의한 천식발작을 유발하는 환자는 금주하든지 또는 음주시에 예방치료하는 것을 추천한다.

(9) 약물과 예방

아스피린이나 다른 비스테로이드성 항염증약(NSAIDs)은 성인 천식에서는 상단한 빈도로 천식발작을 유발하지만 천식 어린이에게서는 대단히 드물다.

이를 예방하기 위해서 성인 천식 환자에게서는 아스피린이나 다른 비스테로이드성 항염증약으로 천식 발작이 일어났는지 아닌지를 상세히 진단하여 의심이 있으면 이들 복용을 피해야한다.

(10) 격한 감정표현이나 스트레스와 예방

격한 감정 표현은 환기 항진이나 저탄산가스 혈증을 일으켜 그 결과로 기도 협착을 일으키기 때문에 천식의 악화 인자로 되고 있다.

예방으로서 천식 발증의 초기부터 심신양면의 진료를 진행한다. 불안, 기분 장애를 수반하는 경우에는 적절한 심리 치료법을 병행하여 심리 사회적 인자의 해소를 꾀할 필요가 있다.

(11) 기타 인자와 예방

비염, 부비강염, 비폴립(점막의 겉면에 가는 줄기를 가지고 돌출한 조직)은 천식으로 합병하는 경우가 많아 이들이 악화 인자가 될 수 있다. 월경이나 과로도 천식을 악화시킬 수 있다.

특히 비염, 부비강염, 비폴립이나 위식도 역류 등의 합병이 있으면 적극적으로 치료를 받아야 한다.

장내 공생 세균과 알레르기

성인의 장관에는 약 100조 개 적어도 400~500종의 공생 세균이 서식하고 있는 것으로 알려져 있다. 이 100조 개라는 수는 성인의 몸을 구성하는 전체 세포 수의 10배에 해당한다. 세균 농도는 장관 부위에 따라 다르며, 위나 십이지장에는 1*ml*당 10^3CFU(집락 형성 단위), 공장과 회장에서는 1*ml*당 $10^{4\sim7}$CFU, 대장에서는 1*ml*당 $10^{11\sim12}$CFU에 달한다.

장내 공생 세균의 대부분은 혐기성 세균이며 박테로이데스(*Bacteroides*), 비피도박테리움(*Bifidobacterium*), 유박테리움(*Eubacterium*), 푸소박테리움(*Fusobacterium*), 클로스트리듐(*Clostridium*), 락토바실루스(*Lactobacillus*) 등이 그 대표적인 것이다. 또 나머지 매우 낮은 비율로 존재하는 호기성 세균에는 대장균(*Escherichia coli*), 살모넬라(*Salmonella*), 엔테로코쿠스(*Enterococcus*), 스타필로코쿠스(*Staphylococus*), 스트렙토코쿠스(*Streptococcus*) 등이 포함된다.

출생 전 태아의 장관은 무균적이만 출생과 더불어 미생물이 정착하기 시작한다. 최초로 호기성균인 대장균과 스트렙토코쿠스가 정착한다. 그 후 생후 1주일 정도부터 혐기성 세균인 박테로이데스, 비피도박테리움, 클로스트리듐이 정착하기 시작한다. 자연 분만의 여부, 또는 모유의 수유 여부는 장내 세균의 정착 방식을 결정하는 주요한 인자가 된다. 모유로 기른 유아에서는 분유로 기른 유아에 비해 비피더스균이나 유산균이 우성으로 검출되는 경향이 있다. 이유 후 성인형의 장내 미생물 무리가 서서히 확립되어 출생 후 1개월에서 수년 사이 장내에 존재하는 미생물 무리는 성인형으로 변화된다.

이와 같이 확립된 장내 미생물 무리는 장관내의 pH나 점액 조성 등의 숙주측의 요인, 식사 등의 환경요인, 부착능력이나 대사능력 등이 미생물측의 요인에 의해 영향을 받는다. 또한 대사길항* 등의 미생물 사이의 상호 작용, 항체 IgA나 디펜신(defensin, 호중구의 항균성 펩티드) 등의 생산이 숙주(host: 기생체에게 서식하는 장소와 영양을 제공하는 생물)의 방어 응답에 의해 제어된다.

장내 미생물 무리에 가장 큰 영향을 미치는 외적 요인은 항생 물질의 복용이나 식사를 들 수 있다. 최근 숙주의 건강 유지에 대한 장내 공생 세균의 역할이 상당히 주목을 받고 있다. 병원균의 증식을 막는다든지 소화가 되지 않은 식이 잔사를 발효한다든지 등의 작용 외에 특히 장내 공생 세균이 숙주 면역계에 미치는 작용이 주목 받고 있다.

장관에는 생체에서 최대의 면역계가 존재하며 이는 우리들의 건강 유지에 불가결한 역할을 담당하고 있다. 식품과 더불어 생체에 유해한 병원균이나 바이러

* 대사길항(Metabolic antagonism): 생체내의 물질대사에 있어서 대사를 받는 물질과 그와 유사한 물질이 대사효소상에서 길항함으로써 대사를 방해하는 작용

스 등도 구강을 통해 장관에 침입해 들어온다. 장관의 면역계는 장내 공생 세균, 식품 성분, 병원균을 정확히 인식하고 식별하여 생체에 유익한 것을 공격, 배제하지 않고 생체에 유해한 것만을 공격하여 배제한다. 이 고도의 제어 기구에 의해 장내의 항상성이 유지되지만 유전적 배경, 환경, 스트레스, 연령 등의 요인에 의해 이 항상성이 파탄되면 알레르기, 감염증, 염증성 장질환 등 여러 가지 질환들이 발증하게 된다.

장관 면역계의 형성, 유지에는 장내 공생 세균이 크게 공헌하고 있다. 장내 공생 세균이 존재하지 않는 무균 동물을 사용한 실험에 의해 장내 공생 세균이 장관 면역계의 발달에 중요한 역할을 완수하는 것이 입증되었다.

무균 동물에서는 보통 동물에 비해 소장점막에 있는 림프성 조직의 융기된 부위가 적다. 항체 IgE의 생산 세포가 적다. 상피 간 T세포의 수도 적다. 경구 면역관용(immune tolerance)*의 유도를 비롯한 항원 도전(challenge) 후의 면역 응답이 지연되는 특징이 관찰되었다.

장관 면역계가 정상으로 성숙하기 위해서는 조기부터 지속적인 장관 공생 세균으로부터 자극이 필요하다. 무균 마우스에 오브알부민(ovalbumin)을 경구 투여하면 Th2형의 사이토카인이 생산되어 항원 특이적인 항체 IgE 생산이 유도된다. 이 면역계에서 신생아 시기에 비피더스균을 도입하여 장내 미생물 무리를 재구축시키면 경구 면역 관용이 유도되지만 나이가 들면서 비피더스균을 도입해도 경구 면역 관용은 유도되지 않으므로 미생물 자극의 시기가 중요한 것으로 알려

* 면역관용(Immune tolerance): 체액성 또는 세포매개 면역을 유발 할 수 있는 항원이 림프계 조직에서 특이적으로 반응하지 않게 되는 면역 반응

져 있다. 생후 짧은 시기는 장관 면역계가 발달하지 않은 상태에서 면역계의 성숙을 유도하는 신호를 받아들이는 중요한 시기이기 때문에 미생물 자극의 영향을 크게 받는다.

장관 면역계는 숙주의 전신 건강 상태를 조절한다. 즉, 장관 공생 세균의 영향은 장관 면역계에만 머물지 않지만 장내 미생물 무리의 발달 이상이 전신의 방어 면역 기구, 특히 혈중의 면역 글로빈 E(IgE) 및 면역 글로빈 M(IgM) 분비세포의 성숙지연과 상관이 있는 것으로 밝혀졌다.

이와 같이 숙주의 면역계는 장관에 존재하는 공생 세균과 상호대화(cross talk)에 의해 섬세하게 조절되고 있다. 최근 아토피성 습진, 음식물 알레르기, 화분증, 천식과 같은 알레르기성 질환이 세계적으로 증가하고 있다. 특히, 선진국에서 이러한 증가는 큰 사회문제가 되고 있다. 유전적인 배경(background)이 그 정도로 급속히 변화시키고 있는지 알 수 없기 때문에 이 급속한 증가는 주로 환경요인에 의한 것으로 고려되고 있다.

1989년 스트라찬(Strachan)은 형제가 많은 아이들은 알레르기가 발생할 위험이 낮다는 자신의 연구 결과에 근거하여 알레르기성 질환 증가는 유소년기에 감염의 기회가 감소한 것에 기인한다는 위생 가설(Hygine hypothesis)을 제창했다. 천식이 농촌 지구보다 도시 쪽에 많이 발생하고 보육원 등의 집단생활을 일찍(1세 전) 시작하면 알레르기 발증율이 낮고, 목장에서 자란 아이들은 알레르기 발증율이 낮다는 조사 결과도 위생 가설을 지지하고 있다. 위생 가설은 면역학적으로는 먼저 미생물 항원에 의해 Th2형 면역 응답에서 Th1형 면역 응답에로의 이행이 유도됨으로서 알레르기의 발증이 억제된다고 해석되었다.

유산균의 알레르기 억제 효과

미생물과 알레르기의 관계에 대하여 면역계의 정상 발달에 세균 감염으로부터 자극이 필요하며, 최근 선진국에서 알레르기 환자의 증가는 위생 개선에 따른 감염증의 감소, 정상인 장내 세균 무리의 형성을 지연시키는 데 영향을 줄 가능성이 있다고 지적되고 있다. 실제 장관의 공생 세균은 면역계 발달에 기여하여 숙주 면역계는 기능적으로도 장내 공생 세균의 영향을 받는 것이 동물 실험에 의해 밝혀졌다. 그 후 알레르기를 가진 아기와 알레르기를 갖지 않는 아기의 장내 세균 무리의 비교 등의 역학 조사로부터 알레르기를 가진 유아 또는 후에 알레르기를 발생하는 유아의 장내 세균 무리에는 비피더스균이나 락토바실루스(*Lactobacillus*) 속이 열세인 것으로 나타났다.

1999년에 베트스텐(Bjorksten)등은 2세아 분변에서 락토바실루스와 비피도박테리움(*Bifidobacterium*)의 검출률이 알레르기 유아에서 건강한 유아에 비해 낮았고 대장균 등의 호기성균(aerobic bacteria: 공기나 산소가 존재하는 조건에서 생육하는 세균)이 높았으며, 또 2세에 알레르기 진단에서 알레르기 반응 양성으로 된 유아에서는 1세까지 비피도박테리움의 검출률이 낮은 추이였다고 밝혔다. 이들 결과는 젖을 먹는 유아기는 이른 시기의 장내 세균 무리가 면역계에 영향을 미쳐 알레르기 질환의 발증에 관여할 가능성을 나타낸 것이다.

실험동물과 배양세포를 사용한 실험에서 유산균에 의한 알레르기 억제 효과의 가능성이 나타났지만 아토피성 피부염을 중심으로 그 효과가 사람의 임상 시험에서도 나타났다.

칼리오마키(Kalliomaki) 등은 유산균 투여의 알레르기에 대한 예방 효과에 대하여 출산 전부터 모친에 락토바실루스를 투여하고 출산 후도 신생아에게 준 결과, 유산균 투여군에서는 2세까지 아토피성 피부염의 발증 빈도는 감소했다. 그 후 4세의 시험에서도 투여군에서 아토피성 피부염의 발증 빈도는 낮았다고 보고한 바 있다.

섭취한 유산균이 실제로 접하는 것은 장관이다. 장관은 영양 흡수 기관인 동시에 경구적으로 침입한 병원체에 대한 생체 방어의 최전선이라는 특수한 성질 때문에 최대급의 면역 기관이다. 장관 면역계는 면역 글로블린A(IgA) 항체 분비나 경구 면역 관용의 유도 등 다른 부위와는 다른 특유의 면역 응답이 유도된다. IgA항체는 병원균의 장관 점막에서 침입 저지, 독소의 정화, 항원의 침입저지 등의 작용을 한다. 경구 면역 관용은 단백질 항원 등을 미리 경구 투여하면 그 항원 특이적으로 면역 응답이 저하하는 현상이며, 식품 알레르기 억제 기구의 하나라고 생각된다.

감태에서 분리된 디엘콜의 아토피 억제 효과

어떠한 피부 자극도 아토피 피부염을 악화시키는 요소가 될 수 있으므로 악화요인을 잘 이해하여 아토피 피부염의 악화를 예방해야 한다. 이에 최근 필자는 해조류 감태 추출물에서 분리된 디에콜이 염증성 피부 질환인 아토피에 효과가 있는 것으로 확인하였으며, 실제로 아토피를 유발 시킨 동물 모델에 털을 제거한 후 디에콜이 함유된 감태 추출물로 처리한 결과, 사진 15-1에 나타난 바와 같이 아토피 유발군에 비하여 감태 추출물 처리군에서 각질 완화 뿐만 아니라 아

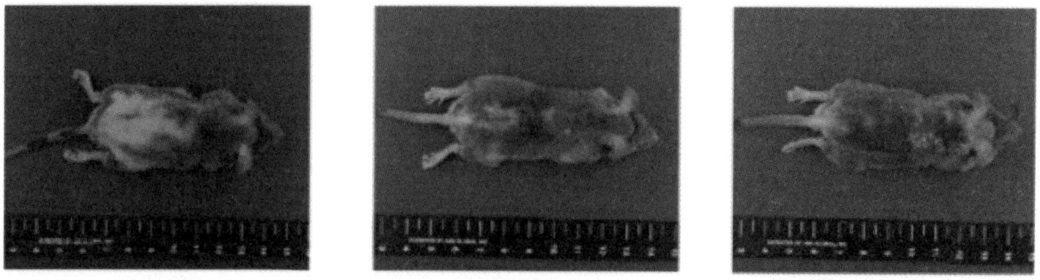

처리 안함 　　　　 양성 대조군 처리 　　　　 감태 추출물 처리

양성 대조군: 베카메타손 디프로피오네이트(Retamethasone 17.21.-dipropiana)

그림 15-1 아토피를 유발시킨 동물 모델에서 감태 추출물의 아토피 억제 효과

토피군에서 자라지 않는 털이 감태 추출물군에서는 현저히 자라는 것을 확인하였다. 이는 디에콜이 함유된 감태 추출물이 아토피 완화에 탁월한 효과를 보이는 것으로 여겨진다.

또한, 아토피 질환은 면역 시스템의 밀접한 상호 작용을 통해 영향을 미칠 수 있는데, 비만 세포 표면의 면역 글로블린E(IgE)에 대해 고진화성 수용체인(FcεRI)에 IgE항체가 결합하면 히스타민을 비롯한 여러 가지 화학 전달 물질이 방출하게 되어 즉시 알레르기의 방아쇠가 당겨지게 된다. 따라서 IgE항체인 IgE와 친화성이 높은 수용체(FcεRI)에 항체가 결합하는 것을 저해하면 히스타민 등의 화합물 분비가 억제됨으로써 아토피 질환의 유발을 막을 수 있다. 이에 필자는 감태에서 분리된 디에콜이 항체가 결합할 수 있는 수용체(FcεRI)의 발현을 저해하는 것을 확인하였다. 이 수용체가 발현하지 않으면 항체가 결합할 수 없어 알레르기 발증은 나타나지 않게 된다(그림 15-2).

해조류는 웰빙 식품이다. 실제로 지난해 9월 세계적으로 영향력이 큰 경제지 중 하나로 꼽히는 미국 월스트리트저널에서 특집 기사로 한국의 '해조류'를 소개한 바 있다. 한국, 일본, 중국 등 동아시아에선 해조류를 '바다의 채소'라 여기며 즐겨 먹었던 것에 비해 서양은 '바다의 잡초'로 여기던 상황에서 심층 분석해 보도한 것은 이례적인 일이다. 해조류 중에서도 갈조류의 한 종인 감태는 풍부한 칼슘과 항산화 효과, 피부 미용, 당뇨, 고지혈증, 대사 증후군 등 다양한 효능이 보고되고 있는데 본 연구에서도 피부 염증을 완화하고 아토피를 개선하는 데 도움을 준다는 사실을 연구 결과를 통해 확인하였다.

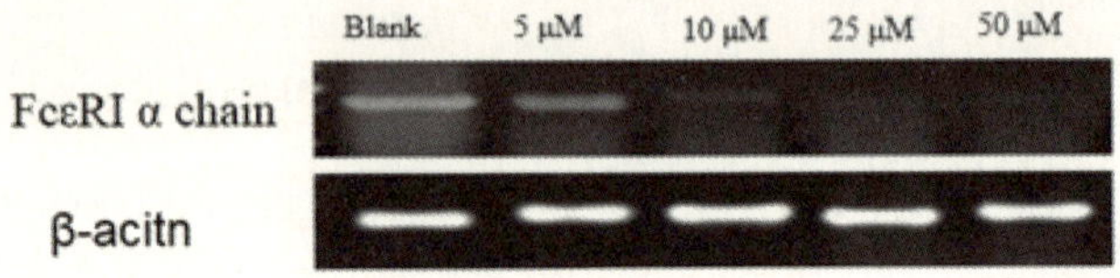

그림 15-2 감태에서 분리된 디에콜의 고친화성 IgE 수용체(FcεRI) 유전자 발현 저해 효과.

아토피의 진단 및 치료

아토피 피부염의 가장 중요한 증상은 가려움증이며 피부 습도의 급격한 변화, 알레르기 항원 노출, 자극 물질 노출, 땀을 많이 흘리는 경우, 정신적인 스트레스 등에 의해 악화되고 재발한다. 가려움증이 지속되면 피부를 참을 수 없이 긁게 되며 이로 인해 피부에 물리적인 손상이 생겨서 염증 반응을 가속화시킨다. 이로 인하여 다시 가려움증이 유발되는 악순환에 접어든다(표 15-2).

아토피 피부염 환자의 검사실 검사는 진단과 치료를 위하여 절대적인 것은 아니지만 환자의 상태와 악화 요인을 판단하는 데 도움이 된다. 이 중 혈청 IgE 수치, 음식물 및 흡입 항원에 대한 특이 IgE항체의 존재 유무, 호산구 증가 등이 유

표 15-2 한국인 아토피 피부염의 진단 기준

(대한아토피 피부염학회 2005)

주소견	1. 가려움증 2. 특징적인 병변의 형태와 분포 1) 2세 이하: 얼굴, 몸통, 팔다리의 폄 부위 2) 2세 이상: 얼굴, 목 팔다리의 굽힘 부위 3. 아토필 질환(아토피 피부염, 천식, 알레르기 비염)의 병력 또는 가족력
조사 대상(명)	1. 피부 건조증 2. 백색 잔비늘증(백색 비강진, 버짐) 3. 눈꺼풀 피부염 및 주위의 어두운 피부 4. 귀 주위 습진 6. 손발의 비특이적인 피부염 7. 두피의 비늘 8. 모공 주위 피부의 두드러짐 9. 유두 습진 10. 땀이 날 때 가려움증 동반 11. 백색 피부 그림증(백색 피부 요기증) 12. 즉시형 피부 반은 양성(난자 김시 양성) 13. 높은 혈청 lgE 14. 피부 감염에 대한 감수성

용하게 활용되고 있다.

– 아토피 치료

아토피 피부염을 치료하기 위해서는 건조한 피부의 보습, 피부염 치료를 위한 부신 피질 호르몬제, 면역 조절제, 가려움증을 치료하기 위한 항히스타민제가 사용된다. 대한아토피 피부염학회에서 설정한 아토피 피부염의 치료 지침은 기본 치료, 보조 치료, 선택 치료 등으로 구분하고 병변의 재발을 방지하기 위한

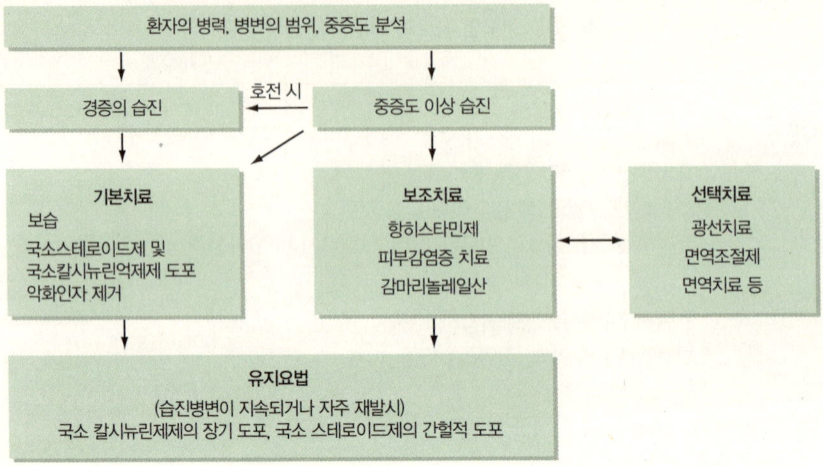

그림 15-3 아토피 피부염의 치료 지침(대한피부과학회 "피부과학" 6판 인용)

유지 요법이 있다(그림 15-3).

그러나 어떠한 피부 자극도 아토피 피부염을 악화시키는 요소가 될 수 있으므로 악화 요인을 잘 이해하여 아토피 피부염의 악화를 예방해야 한다.

(1) 기본 치료

기본 치료로는 보습, 국소 스테로이드제 및 국소 칼시뉴린 억제제 도포, 악화 인자의 제거 등이 있다.

① 보습

선천적인 피부 장벽 기능의 손상이 아토피 피부염의 중요한 병인이고 아토피 피부염이 심할수록 피부 장벽 기능이 더욱 감소되므로 보습은 가장 중요한 기본 치료이다.

미지근한 물로 10분 이내의 목욕 또는 샤워를 하여 피부에 충분한 수분을 공급한 후에 이 수분을 오래 유지하도록 적당한 보습제를 선택하여 3분 이내에 물기가 마르기 전에 충분한 양을 전신 피부에 도포하는 것이 좋다. 보습제는 최소 하루 2번 이상 도포한다. 어떤 유형의 보습제를 사용할 것인가는 환자의 병변 및 피부 상태, 계절, 환자의 취향 등을 고려하여 선택해야 하지만 건조한 겨울, 외출 시, 노출부에는 유분이 많은 크림이나 제형을 도포하고, 습기가 많은 여름, 자기 전, 비노출부에는 수분이 많은 로션 제형을 도포하는 것이 좋다.

② 국소 스테로이드제 및 국소 칼시뉴린 억제제

국소 스테로이드제는 부작용에 대한 논란이 끊이지 않으나 아직까지도 아토피 피부염 치료에서 가장 기본적이면서도 효과적으로 사용할 수 있는 치료제이다. 병변이 급성으로 악화되었을 때에 단기간에 증상을 호전시킬 수 있다.

국소 스테로이드제는 보통의 경우 강도에 따라 7가지로 분류하는데 습진의 정도, 병변의 부위, 환자의 연령 등을 고려하여 적절하게 선택해야 부작용을 최소화할 수 있다. 보통 첫 1주일간은 1일 2회 도포로 급성 피부염을 완화시키고, 호전되면 이후 도포 횟수 또는 약제의 강도를 줄여서 도포한다. 강한 역가의 국소 스테로이드제는 태선화(단단하고 거친 잔주름들이 커져서 더 뚜렷이 나타나는 피부병. 피부염이 오래 경과할 때 생긴다)된 습진병변에 사용하며 2주 이상은 사용하지 않고, 얼굴, 외음부, 접히는 부위에는 사용을 피한다.

③ 악화 인자의 제거

악화 인자로는 피부에 대한 자극, 감작된 알레르기 항원에 노출, 정신적 스트레스 등이 있다. 이들은 환자에 따라 다르게 나타나는데 각 환자에서 악화시키는 요인을 적극적으로 찾아서 피하는 것이 매우 중요하다.

아토피 피부염 환자는 상대적으로 매우 민감한 피부를 가지고 있어서, 비누와 세제, 화학 약품, 모직과 나일론 제품, 높은 온도와 낮은 습도에 노출되면 피부 자극이 생겨서 습진이 악화될 수 있다.

여러 가지 음식물 및 흡입 알레르기 항원이 악화에 관여하는데, 감작 여부는 피부 단자 검사 또는 혈청특이 IgE 검사(마스트 알레르기 검사 등)를 실시하여 확인한다. 음식 알레르기는 유소아 환자에서 임상 증상이 심한 경우, 치료를 중단하면 바로 증상이 심해지는 경우에 의심해 볼 수 있는데 주요 원인은 우유, 계란 흰자, 땅콩, 콩, 밀가루 등이 있다. 그러나 모든 환자가 무조건 이들 음식을 피하는 것은 성장 및 건강에 나쁜 영향을 미침으로 검사를 통하여 확인된 음식물만을 피하는 것이 중요하며 나이가 들면 자연 소실되는 경우가 많으므로 주기적인 확인이 필요하다.

(2) 보조 치료

보조 치료로는 항히스타민제, 피부 감염증 치료, 감마 리놀레일산 등이 있다. 항히스타민제는 히스타민에 의해 발생하는 가려움증을 완화시킨다. 그렇지만 히스타민은 피부에 가려움증을 유발하는 여러 매개 물질 중 하나이므로 항히스타민제에 전혀 호전을 보이지 않는 환자도 있다.

과거에는 진정 작용이 있는 1세대 항히스타민제인 하이드록시진이 주로 추천되었으나, 지금은 진정 효과가 거의 없는 2세대 항히스타민제를 항알레르기 작용이 있기 때문에 많이 처방하고 있다.

아토피 피부염 환자는 바이러스, 세균, 진균 감염이 흔히 동반되어서 단순 포진 바이러스가 광범위하게 번지는 포진상 습진, 포도상 구균에 의한 전염성 농가진(impetigo: 입과 콧구멍 주변에 생기는 염증성 피부 질환) 등이 발생하므로 이에 대한 적절하고 적극적인 항바이러스제, 항생제, 항진균제의 사용이 필요하다.

감마리놀렌산은 달맞이꽃 기름에 함유되어 있는 필수 지방산으로 아토피 피부염 환자의 피부에서 감소된 필수지방산을 보충해주어 효과를 나타내며 부작용이 없어서 다른 치료와 함께 보조적으로 안전하게 사용할 수 있다.

(3) 선택 치료

선택 치료로는 광선 치료, 면역 조절제, 면역 치료 등이 있는데 기본 치료와 보조 치료를 충분히 사용함에도 불구하고 호전을 보이지 않는 중증 또는 난치성 아토피 피부염 환자에게 사용한다.

일반적인 치료에 반응을 하지 않는 아토피 피부염 환자들 중 일부는 자외선 치료가 도움을 줄 수 있다. 일반적으로 심한 급성 병변에는 자외선A1, 만성 병변에는 자외선A와 자외선B 병합 요법이 더 효과적인 것으로 되어있다.

면역 조절제로는 전신 스테로이제, 경구 사이클로스포린, 항대사 물질인 메토트렉세이트, 아지티오프린, 마이코페놀레이트 모페틸 등이 있다. 이 중 사이클로스포린이 비교적 안전하고 효과가 좋아서 최근 가장 많이 사용되고 있는데, 신장 장애와 고혈압 유발에 유의하여야 하므로 정기적인 검사가 반드시 필요하다.

알레르기 비염이나 천식 환자에서 효과가 입증된 흡입 알레르기 항원을 이용한 면역 치료가 근래에는 난치성 아토피 피부염 환자에서도 선택적으로 시도되어 좋은 결과를 얻고 있다.

16 감태 추출물의 천식 효과

BLUE OCEAN HEALTH CARE

천식의 증상

천식은 알레르기 염증 반응에 의해 기도가 좁아져 기침, 호흡 곤란, 가슴이 조이는 느낌, 숨을 쉴 때 쌕쌕거리는 소리(천명음)를 유발하는 질환이다. 천식은 어린이에게 많이 나타나지만 성인이나 노인에서도 흔히 발생한다.

소아 천식 환자의 대부분과 성인 환자의 반 이상이 알레르기 물질에 대해 항체가 만들어져 있어 원인 알레르기 항원에 노출되면 천식 증상이 더욱 심해진다. 꽃가루 등과 같이 특정 계절이나 상황에만 존재하는 항원이 천식의 원인인 경우에는 증상이 간헐적으로 나타나고 집 먼지 진드기나 곰팡이 등의 실내 항원이 천식의 원인이라면 지속적 노출에 의해 증상이 꾸준히 나타날 수 있다.

천식을 치료하지 않고 만성적인 기도의 알레르기 염증이 지속되면 기도가 변형되어 원인 항원과 상관없이 지속적으로 증상이 나타날 수 있으므로 반드시 조기에 진단하고 지속적으로 염증을 조절해야 한다.

천식의 가장 흔한 증상은 숨이 차고, 숨을 내쉴 때 쌕쌕거리고 기침이 잘 낫지 않고 오래가는 것이다. 공기는 우리가 숨을 쉴 때 코나 입을 통해 들어와 기도를 통해 폐의 구석구석으로 전달된다. 전달된 공기는 우리 몸에 산소를 공급하고 나면 다시 들어왔던 길을 되돌아 나간다. 하지만 천식 환자는 기도 주위 근육이 수축하고 염증으로 기도 안쪽이 부어있는 데다, 가래 같은 분비물로 많이 막혀 있기 때문에 숨쉬기가 어렵다. 그래서 천식 환자가 숨을 쉴 때 공기가 좁아진 기도를 비집고 억지로 나가면서 피리를 부는 것처럼 "쌕쌕" 소리가 난다.

천식 증상은 낮보다는 밤에 심하게 나타난다. 그리고 감기에 걸리거나 먼지, 매연, 찬 공기 또는 꽃가루 등에 노출되면 갑자기 증상이 나빠진다. 때로는 특정 약물이나 음식을 섭취할 때 나빠지기도 한다.

그러나 실제로 천식 환자는 전형적인 증상이 아닌 비전형적인 증상을 호소하는 경우도 많은데 호흡 곤란이나 쌕쌕거림 없이 마른기침만 하는 경우, 가슴이 답답하거나 흉부 압박감만 호소하는 경우 또는 목구멍에 가래가 걸려 있는 것 같은 증상만을 단독으로 호소하는 경우도 있다.

사람에 따라 천식의 증상은 가벼울 수도 있고 심할 수도 있는데 심한 경우 천식으로 인해 사망할 수도 있다. 또한 천식 증상이 나타나는 횟수도 차이가 있을 수 있다. 한 달에 한두 번 정도 나타나기도 하고 심한 경우에는 매일 증상이 나타날 수 있다.

천식 환자는 일반적으로 감기에 걸린 뒤에 호흡 곤란이 악화되거나 달리기 같은 운동 뒤에 호흡 곤란, 쌕쌕거리는 숨소리 증상들이 나타나며, 특히 감기가 잘 걸리기도 하고, 감기에 걸린 이후에도 천식이 악화되어 기침이나 호흡 곤란 등의 증상이 오랫동안 지속되는 경우가 많다. 그래서 단지 감기라고 생각하다가 나중에서야 천식이라는 사실을 아는 경우가 많았으며, 실제로 많은 천식 환자들이 본인이 천식인 사실을 모르고 감기에 자주 걸린다거나 감기가 오래 간다고 생각하며 지내는 경우가 많다.

천식을 일으키는 원인 항원은 개인마다 다르기 때문에 천식 환자는 자신의 천식을 일으키는 항원이 무엇인지 알아야 하며, 원인 항원이 밝혀지면 원인 물질을 제거하거나 피하는 것이 원칙이다.

일단 천식이 생기면 기관지 과민성이란 특성을 보인다. 즉, 정상인들에게는 아무렇지도 않은 가벼운 자극에도 쉽게 기도가 좁아진다. 원인 항원과 상관없이 일반적인 자극에 의해 천식 증상이 악화될 수 있다. 대표적인 악화 요인으로는 운동, 감기, 매연, 담배 연기, 화학 물질, 황사, 기후 변화, 약물(아스피린이나 진통 소염제 등), 식품 첨가물, 육체적 또는 정신적 스트레스 등이다. 이와 같은 악화 인자를 잘 숙지하고 피하는 것이 천식을 조절하고 급성 악화를 예방하는 중요 요소이다.

감태와 천식

만성 폐쇄성 폐 질환, 기관지 천식 등 여러 가지 폐 질환은 염증 세포와 사이토카인(cytokine: 면역 응답의 발현이나 조절 등의 세포 간 상호 작용에 관여하는 생물 활성 인자)이 상호 작용하여 일어나는데 이때 면역을 담당하는 세포 중의 하나인 대식 세포(macrophage)가 생리 과정에서 중요한 역할을 한다. 대식 세포는 유해 성분 및 일부 산화 산물의 자극하에 폐 조직으로 이동하는 동시에 여러 가지 사이토카인(TNF-α, IL-8, IL-6, IL-1 등)을 분비한다. 반면 이런 사이토카인이 호중구(neutrophil, 중성백혈구), T세포(세포성 면역에 관여하는 것 외에 B세포에 의한 항체생산의 억제 또는 증강 등 조절을 담당하는 세포), 호산구(eosinophil: 백혈구중 과립구의 일종) 등에 영향을 미치고 폐 조직으로 이동한다. 이런 세포와 염증 사이토카인은 기도 만성 염증과 손상을 일으키는 중요한 요인이 된다. 만약 세포와 염증 사이토카인의 분비를 억제한다면 기도 손상을 감소시킬 수 있다.

따라서 필자는 그림 16-1에서와 같이 동물 모델에 오브알부민으로 처리하면 천식이 유발되어 폐 조직에 염증 및 점액 물질이 증가하며 호흡도 거칠어지는데 여기에 여러 생리 활성 효능이 있는 감태 추출물을 투여하여 폐 조직을 관찰해 본 결과, 그림 16-2에서와 같이 천식군에 비하여 감태 추출물을 처리한 폐 조직에서 염증 세포 및 점액 물질(화살표)을 현저히 억제하는 것을 확인할 수 있었다.

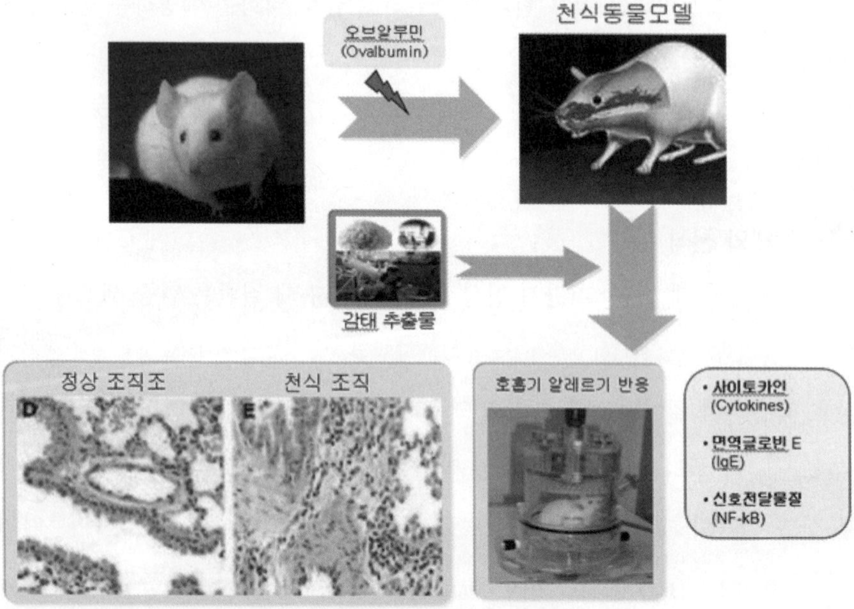

그림 16-1 천식 유도 마우스 모델

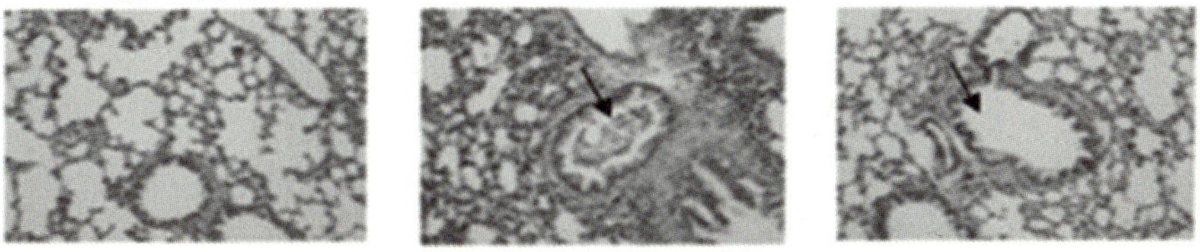

그림 16-2 천식 유도 마우스모델에서 감태 추출물의 항천식 효과

또한, 만성 폐 질환 및 호흡기 질환의 진단에 이용되는 기관지 폐포 세척액(bronchoalveolar lavage fluid, BALF)이라는 세포 검출법을 이용하여 천식 억제 효과를 확인해 본 결과, 천식군에 비하여 감태 추출물 처리군에서 대식 세포와 호산구의 기관지 폐포 영역의 오염이 현저히 감소하는 것을 확인 할 수 있었다(그림 16-3). 뿐만 아니라 기관지 유발 시험 검사 방법인 메타콜린(methacholine)을 이용한 기도 민감성(airway responsiveness)에서도 감태 추출물이 천식군에 비하여 기관지 민감성 반응이 현저히 감소하는 것을 확인하였다. 이는 기침이 완화되어 호흡이 안정되는 것을 말한다(그림 16-4). 즉, 감태 추출물이 만성 천식 질환을 억제할 수 있는 기능성 소재로서의 효능 가능성이 있음을 제시한다.

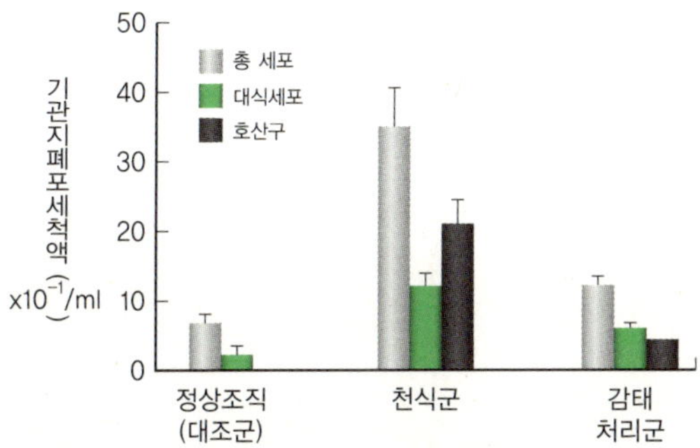

그림 16-3 천식 동물 모델에서 감태 추출물 투여에 의한 천식 질환 억제 효과

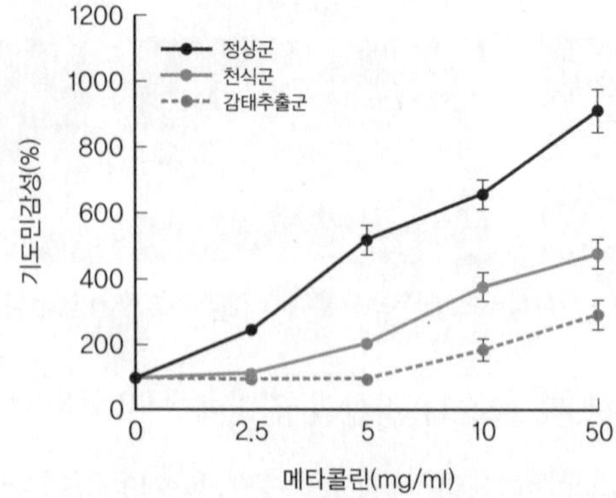

그림 16-4 천식 동물 모델에서 감태 추출물 투여에 의한 기도 민감성 효과

감태는 울릉도와 제주도에서 채취되는 식용 해조류로서 많은 생리 활성을 가지고 있는 것으로 알려져 있다. 감태에 함유되어 있는 폴리페놀은 녹차보다 항산화 효과가 뛰어나며, 철분, 요오드, 비타민 A, C 등을 다량 함유하여 피를 맑게 하고 소아의 발육을 촉진시킨다. 또한 위궤양, 십이지장궤양에도 효과가 있으며, 간질환, 숙취 해소, 고혈압, 혈류 세포 강화, 관절염, 염증 피부 미용, 당뇨, 대사 질환에도 효과적이라는 여러 연구 보고가 있다. 따라서 감태를 즐겨 먹는다면 여러 가지 질환의 예방에 도움을 줄 것으로 생각된다.

17 탈모와 해조류

BLUE OCEAN HEALTH CARE

대한 모발학회에 따르면 국내 탈모 인구가 1000만 명이 넘는 것으로 추정하고 있어 국민의 20%가 탈모로 고민하고 있는 셈이다. 이로 인해 탈모에 좋다는 각종 제품들이 쏟아져 나오고 있다. 탈모 샴푸, 트리트먼트 등 헤어 제품, 의약품, 가발 등 탈모 관련 시장은 2014년 기준 4조 원이 넘는다(MSD마켓리서치). 그러나 탈모 관련 시장에서 의약품이 차지하고 있는 비중은 미미하다.

2014년 4월에 어성초(魚腥草)가 발모에 효과가 좋다는 것이 방송을 통해 알려지면서 약재 시장에서는 한때 어송초가 품절 되기도 했다.

탈모 샴푸 역시 2000년대 후반부터 출시되어 현재 식품의약품안전처에 허가를 받은 샴푸 품목만 323개에 달한다. 최근에는 저출력 레이저가 나오는 탈모 치료기에 대한 반응도 뜨겁다.

어성초는 예로부터 무좀 같은 피부 질환이나 호흡기 염증에 쓰였다. 항균, 살균 효과가 강했기 때문이다. 어성초는 원래 탈모에 쓰이던 약재가 아니었지만 최근 탈모 개선에 주목을 받고 있는데 이는 지루성 두피염 등으로 인해 생긴 탈모에 어느 정도 도움이 될 수 있기 때문이다. 이를 제외한 탈모에는 큰 효과를 보지 못할 것으로 생각된다.

탈모 샴푸는 의약외품과 화장품으로 나뉘는데, 의약외품은 식약처로부터 탈모 방지 효과를 인정받은 것이고 화장품은 특별한 인정 없이 출시된 것이다. 식약처의 허가를 받으려면 남성형 탈모증을 가진 남녀(18~54세)를 대상으로 최소 16주 이상 해당 샴푸를 사용하게 한 후 머리카락의 수와 머리카락 직경 등을 측정해 기준을 통과해야 한다. 의약외품 샴푸는 '의약외품' 표기와 함께 '탈모 방지, 모발 굵기 증가'라는 표시가 가능하다.

탈모 샴푸는 일반 샴푸에 비해 두피 가려움증 완화나 각질 제거 등에 도움은 될 수 있지만 탈모 예방 완화 효과에 대해서는 회의적이다. 탈모에 좋은 성분이 함유되어 있다고 해도 두피에 잠깐 샴푸를 도포하고 바로 씻어내기 때문에 충분한 효과를 보기는 어렵기 때문이다.

저출력 레이저 탈모 치료기는 발열 작용은 없으면서 두피 세포 조직을 자극하고 혈액 순환을 촉진시켜 모낭을 활성화하는 작용을 통해 탈모 치료에 보조적인 도움을 준다. 또한 저출력 레이저는 지금까지 상처 치유 효과와 에너지 대사를 원활하게 하는 효과를 검증받았는데 이러한 효능이 두피에 긍정적으로 작용하는 것으로 추정하고 있다.

우선 발모, 육모(양모), 증모라는 단어가 애매하게 사용되고 있다. 상업적인 목적으로 사용될 때 상대방이 오해를 하는 문제가 생길 수도 있다. '발모'란 털이 한번 빠진 후에 같은 부위에서 새로운 털이 재생했을 때 사용해야 하는 단어다. 정상인 경우 모기관이 생후에 새로 형성되는 일은 없기 때문이다. 다만 남성형 탈모증으로 가늘어지고 약해진 털이 굵게 자라고 튼튼해 질 때는 발모라고 할 수 없고 육모(양모)라고 해야 한다. '증모'는 인공모를 사용해서 머리카락을 증가시켰을 때에 사용해야 한다.

각종 모발 질환 중에서 특히 탈모증은 개인에 따라 정도의 차이는 있지만 당사자에게 부정적인 사회 심리적 영향을 초래한다. 아침에 일어났을 때 베게에 떨어진 자신의 머리카락을 보고 한숨짓는 사람들, 거울에 비친 자신의 모습을 보고 어느덧 뽀얀 속살이 드러난 두피를 보며 한숨짓는 사람들이 점점 늘어나고 있다. 예전에는 질환으로 인식되지 않았던, 그래서 그저 세월의 힘이나 집안 내력이겠거니 하고 생각하며 포기했던 탈모에 대한 관심이 날로 높아지고 있는 실정이다. 광고에서 발모에 좋다는 발모제를 구입하여 사용해 봐도 효과가 없어 최근에는 가발 시장이 급격히 성장하고 있다.

모발의 구조와 기능

모발은 여러 생명체 중에서 포유동물만이 가지고 있는 특수한 기관이다. 몸 곳곳에 난 털에는 머리털처럼 기다란 것이 있는가 하면 솜털처럼 보일락말락한 아주 짧은 것이 있고 뻣뻣한 것이 있는가 하면 곱슬한 것도 있다.

일반적으로 사람의 모발은 성적인 매력과 신체상(body image)을 나타내기 때문에 사회 심리학적으로 매우 중요한 인체 장기라 할 수 있다. 모발이 심장이나 폐와 같이 생명과 관계있는 생리적 기능을 가진 것은 아니지만 내적인 측면이 많이 중요해진 요즈음 모발의 중요성은 한층 강조되고 있다.

모발은 태양 광선으로부터 두피를 보호하고 눈썹이나 속눈썹은 햇빛이나 땀방울로부터 눈을 가려주는 역할을 하기도 한다. 코 속의 털은 외부 자극 물질을 걸러내는 작용이 있으며 피부가 접히는 부위의 모발은 마찰을 감소시켜 주는 기능을 한다.

모발을 크게 취모(배냇머리), 연모(솜털), 성모의 세 가지 종류로 나누어 볼 수 있다. 태아의 피부에서 볼 수 있는 섬세하고 부드러운 엷은 색의 털이 취모이며, 성인의 전신을 대부분 덮고 있는 털이 연모 혹은 솜털이고, 두피, 눈썹, 수염, 겨드랑이, 음부에 있는 모발들이 성모에 해당한다. 성모는 모낭이 만들어 내는 모발 중 마지막 형태이므로 종모라고도 불린다. 연모와 성모의 구별은 길이보다 모발의 직경에 의하게 되며, 이 두 종류 사이에서 구분하기 애매한 모발을 중간모라 부른다.

사람의 털은 모낭에서 만들어지는데, 이 모낭은 모발을 만들어 내는 작지만 정교한 기관이다(그림 17-1). 모낭을 구성하는 상피 조직은 피부의 표피에서 유래한다. 모발은 피부가 변화해서 만들어진다. 태아 때 세포에는 500~600만 개의

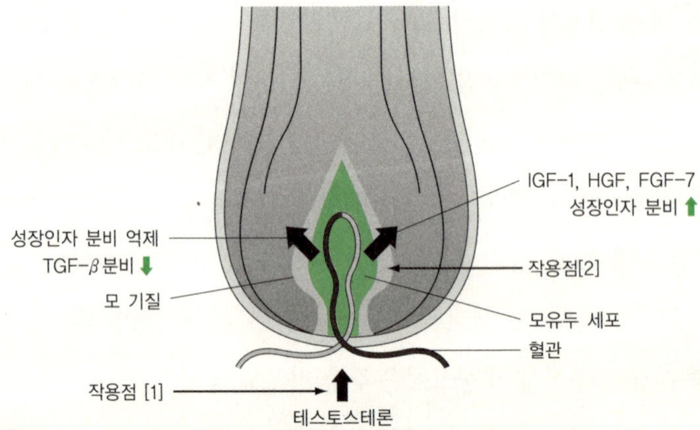

그림 17-1 **모발의 구조**

형질 전환 성장 인자 베타 형(TGF-β; Transforming growth factor-β), 인슐린 유사 성장 인자 1 형(IGF-1; Insuline-like growth factor-1), 간세포 성장 인자(HGF; Hepatocyte growth factor), 섬유아세포 성장 인자 7 형(FGF-7; Fibroblast growth factor-7)

모낭이 만들어지고 그 후는 새로운 모낭이 형성되는 일은 없다. 즉, 사람의 털은 자궁 안에서 태아 때 만들어지기 때문에 모체 밖으로 나오고 나서 만들어지는 것은 아니다. 따라서 털 수는 평생 변하지 않는다.

모발을 구성하고 있는 것은 켈라틴(keratin)이라는 단백질이며, 자세히 말하자면 털 켈라틴 단백질과 관련된 단백질이다. 모발이 형성될 때 털 켈라틴이 밀접하게 연결되어 흔히 말하는 탄력성이나 유연성이 생긴다.

모발의 성장을 보면 태아의 모발은 취모라고 하며 색소를 거의 함유하지 않는다. 취모는 대부분 탄생 직후에 빠진다.

유아기의 모발은 대부분이 15cm를 상한으로 해서 성장한 다음에 어린이 모발로 변한다. 어린이의 모발이나 사춘기 전의 모발은 일차모라고 부르며 유아기의 모발보다 길고 난단하며 60cm의 길이까지 성장한다. 사춘기 때 일어나는 호르몬의 변화 등으로 모발은 길고 단단해져서 2차모라고 부르는 보빌로 성장한다. 두발의 변화뿐만 아니라 겨드랑이, 음부, 남성 턱 부분의 털이 사춘기 초반부터 길고 단단해지기 시작한다.

연령이 20대 후반이 되면 호르몬 변화로 인해 서서히 두발의 성장기는 짧아진다. 이로 인해 모발 섬유는 짧고 가늘게 된다. 최종적으로 사람의 경모가 연모로 변하고 탈모증 상태로 되어 버린다.

모발은 신체의 다른 세포나 조직과는 달리 모발 주기라는 독특한 생체 리듬을 갖고 있다. 즉, 일정하게 계속 자라다가 쇠퇴하여 결국 사멸하는 과정을 거치는 것이 아니고, 2~6년 정도의 성장기 동안 지속적으로 하루에 약 0.45mm씩 자라다가 2~3주 정도의 퇴행기를 거쳐서 2~3개월 정도의 휴지기 동안 성장을 멈추

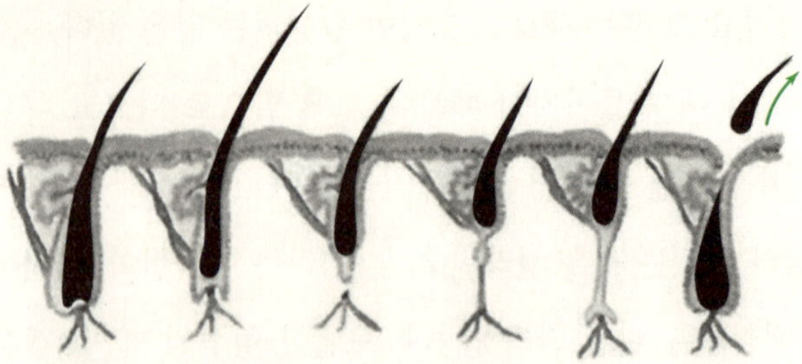

그림 17-2 **모발의 성장 주기**

고 이때 정상인이라도 많으면 100가닥 가까이 빠진다고 한다. 이후 다시 성장기로 들어가는 순환 주기를 평생 동안 돌게 된다(그림 17-2).

남성 탈모증

앞머리 선이 점점 위로 벗겨져 올라가거나, 정수리 머리숱이 점점 가늘어져 솜털처럼 되어 두피가 훤히 들여다보이는 대머리 증상은 의학적 용어로는 안드로겐성 탈모증 또는 남성형 탈모증이라고 한다. 남성형 탈모증은 탈모 질환 중 가장 흔한 질환으로 유전적 소인이 있는 사람에게서 남성 호르몬, 즉, 안드로겐(androgen)의 작용에 의해 발생한다. 이는 주로 테스토스테론(testosterone)과 디히드로테스토스테론(dihydrotestosterone)이라는 남성 호르몬에 의해 유발된다.

혈액 중에 있는 테스토스테론은 모낭 세포 내에서 5알파-환원제(5α-reductase)라고 하는 효소에 의해 보다 강력한 물질인 디히드로테스토스테론으로 변환된다. 이렇게 생성된 디히드로테스토스테론은 수용체와 결합하여 세포핵 내로 들어가서 DNA로 하여금 새로운 대사 과정을 유도하여 모낭이 위축되고 모낭성장이 감소하여 육안으로 관찰 가능한 성모를 감소시킴으로써 탈모가 발생하는 것이다. 이러한 남성 호르몬의 작용은 유전적으로 감수성이 있는 개체에서 모낭에 선택적으로 작용하는 것이며, 여기에 노화 과정이 관여하여 나이가 들수록 탈모 증세가 진행된다.

여성형 탈모증

그동안 중년 남성들의 고민으로만 인식되어 왔던 탈모 문제가 이제는 젊은 여성층들에게까지 번져나가고 있다. 전체 탈모 환자의 20~30%가 여성으로, 우리나라 여성들의 탈모 인구수가 급격하게 증가하고 있는 현실이다. 여성 탈모는 남성 탈모보다 훨씬 더 탈모로 인한 외형적 자신감 저하, 심적 동요 등 여성의 삶의 질을 저하시킬 수 있다. 여성형 탈모는 안드로겐성 탈모가 여성에게 발생하였을 때 명명한다. 남성형 탈모의 경우 주로 앞머리 이마 선부터 뒤로 탈모가 진행되는데 비해 여성형 탈모의 경우 주로 머리 중앙 부위의 모발이 얇아지면서 소실되는 형태로 수년에 걸쳐 서서히 진행된다. 나이가 들면서 발생률이 증가하는 것으로 알려져 있으며 갱년기 여성에게 흔하게 관찰되지만 젊은 연령층에서도 시작될 수 있다.

여성형 탈모증과 가장 비슷하게 보일 수 있는 질환으로 갑자기 전체 모발이 빠지는 휴지기 탈모증이 있다. 휴지기 탈모증은 비교적 흔하게 관찰될 수 있는 탈모로 성장기에 있던 모발의 일부가 성장 기간을 다 채우지 못하고 급속도로 휴지기 모발로 진행되어 탈락되는 탈모증이다. 휴지기 탈모증을 일으킬 수 있는 가장 흔한 원인으로는 수술과 같은 육체적 스트레스, 정신적 스트레스, 갑상선 질환과 같은 내분비 질환, 철분 결핍과 같은 영양결핍, 약물 등에 의해 발생할 수 있으며, 이러한 요인이 발생한 2~4개월 후 모발 탈락이 시작된다. 휴지기 탈모증은 원인이 제거되면 수개월에 걸쳐 정상으로 회복되는 가역적 탈모이다. 만성적으로 지속되는 만성 휴지기 탈모증으로 진행되는 경우도 있다. 여성용 탈모는 유전적 요인에 의한 탈모이기 때문에 근본적으로 예방할 수 없으나 탈모가 진행되기 전에 탈모의 속도를 늦출 수 있도록 예방에 신경을 써야 한다.

해조류와 육모

우리나라에서는 다른 국가에 비해 의사를 통한 의학적 치료보다는 스스로 집 안에서 할 수 있는 자가 치료를 선호하고 있어, 부작용이 있는 상업용 탈모 예방 제품보다는 안전성이 입증된 천연 제품을 선택하는 경우가 많다.

따라서 필자는 이러한 탈모증을 예방하는 데 도움을 주기 위해 다양한 해양 생물로부터 육모 기능성 소재를 연구해 왔다. 그 중에서 인도네시아산 해조류인 이유키우마 코토니(*Eucheuma cottonii*) 추출물은 모발의 성장에 밀접한 연관이 있는 것으로 알려진 인체 모낭 모유두 세포와 모발 외측 모근초 세포의 증식에 효과가 있었고, 인체의 두피 모발 조직을 그 추출물로 처리하여 6일간 배양했을 때 1.7배 정도 모발의 길이가 증가하는 것으로 나타났다(그림 17-3).

또한, 해조 추출물을 마우스(C57BL/6)의 털을 깎은 부위에 처리하였을 때 마우스 피부 조직이 털이 성장하지 않는 휴지기를 성장기로 변환시켜 털이 성장하는 것을 확인하였으며, 탈모 치료제인 미녹시딜과 비교하여 유사한 모발 생장기 유도 효과를 확인할 수 있었다(그림 17-4). 해조 추출물에서 분리된 히드록시디히드로보볼리드(hydroxydihydrobovolide)가 인체 모낭 모유두 세포에서 모발의 성장 유전자인 인슐린 유사 성장 인자 IGF-I(insunlin-like growth factor-1 : 인슐린과 구조가 유사한 분자량 7500의 폴리펩티드로 이루어진 성장 인자) 및 간 상피 세포 성장인자(hepatocyte growth factor)의 발현을 증가시켜 모발의 성장을 촉진한다는 사실도 밝혔다(그림 17-5).

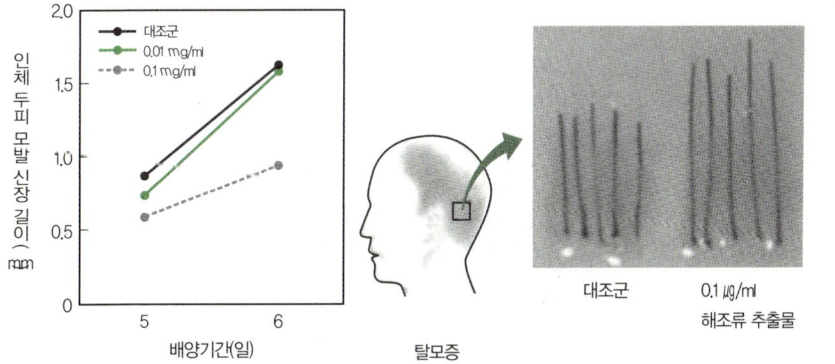

그림 17-3 해조류 추출물의 모발 신장 효능

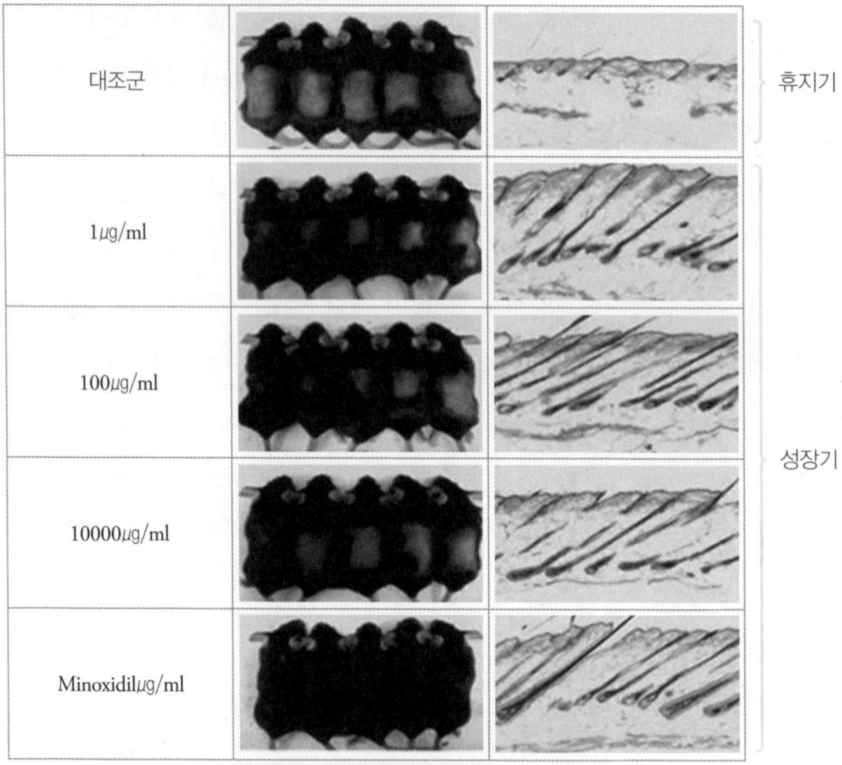

그림 17-4 해조류 추출물 처리에 의한 쥐 피부조직의 성장기 유도 효과

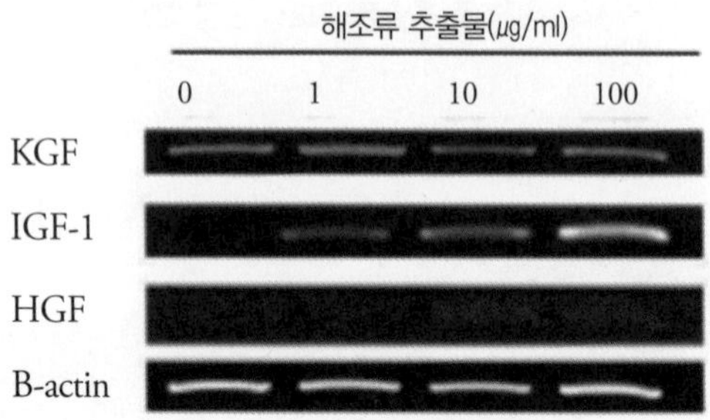

그림 17-5 해조류 추출물의 모발 성장인자 발현

각질 세포 성장 인자(Keratinocyte growth factor, kgF), 인슐린 유사 성장 인자(Insunlin-like growth factor-1, IGF-I), 간 상피 세포 성장 인자(Hepatocyte growth factor, HGF)

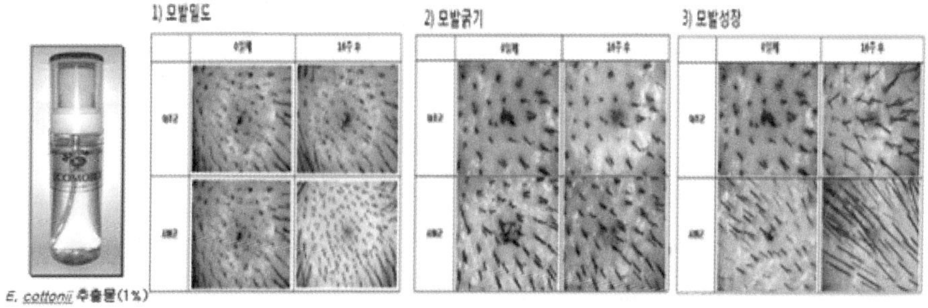

사진 17-1 기해조류 추출물의 탈모 방지 및 양모 개선에 대한 임상 효능 평가

동물 실험 결과를 토대로 해조류 추출물이 1% 함유된 토닉을 만들어 임상 시험을 실시한 결과, 사용 16주 후 모발의 밀도, 굵기 및 성장 속도가 사진에서 볼 수 있는 바와 같이 효과가 있는 것으로 나타났다(사진 17-1).

홍조류인 이유키우마 코토니(Eucheuma cottonii)는 주로 인도네시아와 같은 동남아 지역에서 식용되는 해조류이다. 이 해조류는 카라기난(carrageenan)과 카로틴을 풍부하게 함유하고 있으며, 향료나 모발 컨디셔닝제로 많이 사용되고 있다. 기원전 4세기 아리스토텔레스는 "모든 동물 중 사람만이 가장 현저하게 머리카락이 빠진다."라고 기록하였고, 고대 로마 줄리어스 시저도 얇은 머리카락(박모)을 고민했다고 한다. 현재 머리카락에 대해서 고민하고 있는 세계인이 수억 명에 이른다고 한다. 이런 사람들에게 좋은 소식이 될지 모르겠지만 해조류가 머리카락 성장에 관계가 있는 것은 여러 연구 결과에서 나타나고 있다. 평소에 해조류를 즐겨 먹는 것도 탈모 방지에 도움을 줄 것으로 생각된다.

18 감태에서 분리한 6,6'-비에콜의 에이즈 예방

오늘날 우리는 매스컴을 통해 바이러스라는 단어를 질병과 관련해서 흔히 듣고 보고 한다. 특히 겨울철에 우리를 괴롭히는 인플루엔자(유행성 독감), 여름철의 유행성 뇌염, 또는 흔히 어린이들의 손발의 자유를 무참히 빼앗는 소아마비 등의 질병이 바이러스로 인해서 일어난다는 것을 모르는 사람은 거의 없을 것이다.

사실 바이러스가 단순히 여러 가지 질병을 일으키는 병원체라는 것뿐만 아니라 분자 수준에서 '생명의 본질'을 추구하는 중요한 도구로 각광을 받게 된 것이다. 따라서 바이러스라는 말에는 현대과학의 위대한 성과가 집적되어 있다고 보아도 틀림없을 것이다.

그러나 바이러스가 극미한 미생물의 일종이며 여러 가지 질병을 일으키는 병원체라는 막연한 상식을 가졌을 망정 정말로 '바이러스란 무엇인가?'를 이해하는 비전공인은 매우 드물다.

바이러스는 극미의 생명체라고 하지만 생체 밖으로 꺼내든 또는 인공 배지가 들어있는 시험관 내에 넣든 생명의 징조는 아무것도 나타나지 않는다. 그 입자의 집합체는 겉보기에 설탕 덩어리와 조금도 다를 바 없는 화학 물질이다. 하등생물인 세균도 호흡을 하며 영양 물질을 섭취하여 자손을 불어나게 하지만 바이러스는 호흡을 하지 않으며 스스로 증식하는 일도 없다. 그러나 일단 살아있는 세포로 침입하면 바이러스는 엄청나게 많은 수로 불어난다. 즉, 한 개의 바이러스 입자는 자신과 똑같은 수백 개의 입자를 복제(replication)해 내는 놀라운 잠재능력을 지니고 있다. 무생물처럼 보이는 입자가 한번 자기가 즐기는 세포 속에 침입하기만 하면 즉시 생명력을 발휘하여 빠르면 수 십분, 늦어도 수 시간이 지나면 그 세포 속에서 무수한 똑같은 종류의 새로운 바이러스 입자를 생성한다. 이럴 때 바이러스는 생물적인 존재가 된다. 이렇게 하여 만들어진 새끼 바이러스(progeny virus)들도 한번 세포 밖으로 나가 버리면 어미 바이러스(parent virus)와 마찬가지로 단순한 화학 물질에 지나지 않게 된다. 어느 때는 화학 물질 같고, 어느 때는 생물 같은 이 불가사의한 바이러스에서 우리는 생명의 신비를 느끼게 된다. 생물에는 불가결한 것으로 생각되는 호흡 · 효소계가 바이러스 입자에서는 일절 증명되지 않는다.

그렇다면 바이러스는 어떻게 불어나가는 것일까? 그것은 살아있는 세포 속에서만 일어날 수 있다는 것은 너무나도 분명하다. 그런데 그 증식은 흔히 있는 세포 기생성 미생물과는 다르다. 그렇다고 해서 자력으로 조달할 수 없는 물질 및 에너지를 기생 세포에서 빌리기만 하면 바이러스가 증식된다는 식의 단순한 관계라고만 보아 넘길 수는 없다.

바이러스의 증식을 밝혀내는 어려운 문제를 해결하는 실마리는 세균 세포를 숙주로 하는 바이러스 즉 파아지(phage)*를 통해 얻어졌다. 이질 환자의 장 내용물을 세균 여과기로 걸러서 얻은 여액(세균이 없는 상태)은 배양된 이질균을 깨끗이

* 파아지(Phage): bacteriophage의 약어, 세균에 감염, 증식되는 바이러스의 일군으로 DNA 또는 RNA를 유전 물질로 가진 핵 단백질

용해시킬 뿐만 아니라 그 용해된 세균 배양물에서 회수된 것도 똑같은 작용을 하는 것이 밝혀졌고, 이처럼 순차적으로 대를 이으면서 전달되는 기이한 현상을 1917년 데렐이 처음으로 발견하였다.

이와 같은 작용을 하는 것은 사람이나 동물의 장관 외에 자연계에 널리 분포하고 있어 그 종류는 매우 많으며, 그 상대가 되는 세균도 매우 여러 가지 종류가 있다.

파아지(phage)는 바이러스가 숙주 세포에 침입하여 그 속에서 증식한 다음 숙주를 파괴하고 밖으로 나올 수 있다. 동 · 식물과 같이 구조가 복잡한 다세포 생물을 숙주로 하는 바이러스는 조직 속에서 끊임없이 마구잡이로 많은 세포를 감염시키므로 바이러스의 세포 내 증식이 계속 이루어진다.

바이러스가 여기저기 전파되는 동안 바이러스 입자의 증폭되는 증식의 횟수는 자연히 천문학적인 숫자에 달하게 된다. 그러므로 돌연변이에 의한 여러 가지 변종이 자주 발생할 수 있는 기회가 생긴다. 물론 바이러스의 변족 또는 변모는 돌연변이에 의한 것뿐만 아니다. 파지에서처럼 유전적 재결합에 의한 혼혈아가 생기는 현상도 볼 수 있다.

인플루엔자 바이러스

인플루엔자 바이러스는 RNA바이러스이며 항원성의 차이에 따라 A형, B형 C형의 3 종류로 나뉜다(표 18-1).

A형 인플루엔자 바이러스는 사람, 조류, 돼지, 말 등 많은 동물들이 감염되지

표 18-1 인플루엔자 바이러스의 형태와 성상

	A형	B형	C형
증상	전형적	전형적 (A형보다 가볍다)	경도
아형(subtype)	H1–H18 N1–N11	없음	없음
숙주(host)	사람, 조류, 돼지, 말 기타	사람	사람

만 B형, C형 인플루엔자 바이러스는 사람만 감염된다. 특히 A형과 B형은 계절성 인플루엔자로서 매년 겨울철에 유행을 반복한다.

A형은 헤마글루티닌(hemagglutinin, HA: 인플루엔자 바이러스 표면에 돋아나 있는 항원성 돌기 중의 하나)과 뉴라미니데이즈(neuraminidase, NA: 바이러스 입자가 숙주세포 밖으로 빠져나갈 때 당단백질 막을 분해하는 효소 역할)의 항원 구조가 불연속 변이를 일으키기 쉽기 때문에 신형바이러스가 출현하여 대유행을 일으킬 수 있다. 인플루엔자 대유행은 10~30 년에 1회의 빈도로 지금까지 일어났고 20세기 이후에는 4회가 발생했다.

1918년에 발생한 스페인 감기(A/H1N1)로 전 세계에서 2000~4000만 명이 희생되었다. 1957년의 아시아 감기(A/H2N2)와 1968년의 홍콩 감기(A/H3N2)에서도 100~400만 명이 사망했다. 2009년에 발생한 대유행(A/H1N1 pdm09)에서는 전 세계에서 1.5~2만 명이 사망하였는데 사망자 수는 20세기에 발생한 인플루엔자 대유행에 비해서는 적은 것이었으나 세계보건기구(WHO)가 경계 수준을 6단계까지 끌어올리는 등 사회적으로 큰 혼란을 야기하였다.

다음 신형 바이러스가 될 가능성이 높다고 하는 조류 인플루엔자 바이러스

(H5N1형)는 1997년에 홍콩에서 발생하여 18명의 감염자 중 6명을 사망에 이르게 하였다. 그 후 2003년에 중국 및 베트남에서 발생하였으며 이제는 아시아뿐만 아니라 세계 각지에서 발생하고 있다, WHO의 보고에 따르면 2014년 10월까지 확정 증례 수는 668예, 치사율은 약 60%로 높다. 사람에게의 감염은 감염된 가금류와의 접촉이 원인이었으며 아직 사람과 사람의 접촉에 의한 감염은 현재의 경우, 세계 대유행을 일으킬 가능성은 대단히 낮다. 그러나 바이러스 유전자에 변이가 생김으로써 사람에 감염되기 쉬운 바이러스로 변화되는 경우도 있다.

2015년 우리나라에선 메르스 코로나 바이러스(middle east respiratory syndrome coronavirus: MERS-CoV)가 유행했다. 중동 급성 호흡기 질환이라 불리는 이 바이러스는 신종 코로나 바이러스로, 중증 급성 호흡기 질환을 발병시키며 중동 지역을 중심으로 2012년 4월부터 24개국에서 1,154명에게서 확정 진단받았으며, 471명이 사망하였다(2015.05.21. 기준). 총 감염 환자의 97.6%가 사우디아라비아, 아랍에미리트 등 중동 지역 거주자였고, 치사율은 40% 정도이며, 잠복기는 2~14일 정도로 추정된다.

사우디아라비아에서 중동 호흡기 증후군(MERS)에 감염된 한 사람을 통해 국내로 유입된 바이러스는 186명의 확진 환자가 발생시켰고, 그 중 다른 중증 질환을 앓고 있던 환자들을 포함하여 36명이 사망하였다.

고령자나 기초 질환 보유자에 있어서 인플루엔자는 세균의 2차 감염이나 혼합 감염에 의해 폐렴을 발생시켜 중증화되기 쉽다. 원인이 되는 대표적인 세균은 폐렴 구균, 황색 포도상 구균, 인플루엔자균(*Haemophilus influenza*) 등이다.

에이즈 바이러스

에이즈라는 병명이 세상에 알려진 것은 1981년 1월 미국 캘리포니아주립대학 로스엔젤리스 캠퍼스(UCLA) 부속 병원 응급실에 30대의 한 남자가 실려 왔을 때였다. 동성 연애자로 밝혀진 이 남자의 목구멍은 곰팡이에 심하게 감염되어 거의 막혀 있는 상태였다. 온 몸에 우유 덩어리 같은 곰팡이가 피어 있는 것으로 보아 이 남자는 면역 기능을 거의 상실해 버린 상태였다.

수개월 사이에 이와 비슷한 증상인 환자 두 명이 더 이 병원을 찾아 진료를 받았으나 얼마 후 모두 사망했다. 의사들은 제대로 치료를 해보지도 못하고 세상을 떠난 이들에게 에이즈[후천성 면역 결핍증(AIDS)]라는 병명을 붙였다. 이미 형성되어 있던 자연 면역 기능이 후천적인 요인에 의해 파괴되어 버리는 병이라는 의미이다.

우리 인체는 한번 항원에 감염되면 거기에 대항하는 저항 항체가 저절로 생성되도록 되어있다. 이 항체는 상당 기간 동안, 때로는 일생을 통해 인체 내에 남아 똑같은 항원이 들어오면 퇴치하는 역할을 한다. 또한 인체에는 이 같은 항원이 아니더라도 자연 면역 기능이 있어 웬만한 병원체는 물리치도록 되어있다.

이 같은 면역 기능을 상실하게 되면 인체가 완전한 무방비 상태가 되기 때문에 사소한 병원체라도 치명적인 결과를 초래하게 된다. 따라서 에이즈 환자는 감기와 같은 사소한 병에도 방법이 없게 되는 것이다.

또한 제 1단계에서 발견되어 기적적으로 회복된다 하더라도 제 2, 제 3의 증상 때문에 끝내는 비참하게 죽어가게 된다. 전 세계가 공포에 휩싸여 있던 것도 바로 이 같은 이유 때문이다.

우리나라의 경우 2015년 8월 말 현재, 보건복지부가 발표한 에이즈 감염자 현황에 따르면 1985년부터 2014년까지의 총 감염자 수는 9,615명(여자 730명)이고 1995년부터 2013년도까지의 사망자는 1,034명이다. 인체 면역 결핍 바이러스(에이즈 바이러스)는 다른 바이러스와는 달리 환자로 진단하는 데 몇 가지 단계가 있다. 감염된 후 항체가 만들어지기 전 단계인 잠복기, 항체는 있으나 겉으로 나타나는 증상이 없는 무증상기, 면역 기능이 약간 떨어져 각종 임상 증상이 나타나는 증상기, 면역 기능이 매우 심하게 저하되어 건강인에게 나타나지 않는 기회 감염증이나 암이 생기는 에이즈 발병기로 진행하게 되는데, 이 단계에서는 항체가 생성되어도 에이즈 바이러스의 면역 기능 파괴를 막을 수 없게 된다. 이때 나타나는 질병이 폐렴, 뇌막염, 카포시육종(암의 일종) 등이다.

그런데 에이즈의 감염 여부는 감염 후 6~14주간의 항체 형성 기간을 거쳐 혈청 검사로 확인되는데, 3개월에서 5년간의 잠복기가 지난 후에는 사람마다 다르지만 감염자의 20~25%에서 초기증상(지속적인 마른 기침, 원인모를 설사, 오한, 발열, 체중 감소, 전신 피로 등)이 나타나고, 감염 후 7~10년 이내에 에이즈 환자가 되어 후기 증상-사타구니, 목, 겨드랑이 등 림프선이 부어오르고 자주빛 반점 모양이 나타나며 폐렴 등으로 인해 대게 2년 내에 사망하게 된다.

세계보건기구(WHO)는 1986년 3월 에이즈를 진단하는 증상 기준을 발표했는데, 각국에서는 이를 근거로 환자들을 분류하고 있다.

그 기준이란 에이즈에는 세 가지 주 증상과 여섯 가지 2차 증상이 있다. 주 증상은 몸무게가 10% 이상 줄고, 1개월 이상 만성적인 설사가 계속되며, 1개월 이상 계속적 또는 간헐적으로 열이 나는 것을 말한다.

또한 2차 증상은 1개월 이상 지속되는 기침, 온몸이 가려운 피부염, 계속 발생되는 수포진, 구강 및 식도염, 만성적으로 진행되는 대상포진, 전신적인 종창 등이다.

이때 주 증상이 두 가지 이상 나타나고, 2차 증상이 한 가지 이상 나타날 때 WHO는 에이즈 환자로 진단을 내리고 있다.

면역이란?

에이즈 바이러스는 면역 기구를 파괴한다. 이것이 에이즈의 본질이다. 에이즈의 여러 가지 증상들은 모두 면역력 저하에 의해서 나타나는 부수적인 현상들이다.

그런데 면역 기구는 어떠한 형태로 움직이고 있을까? 우리들의 신체가 하나하나 세포의 집합체라는 것은 틀림없는 사실이며, 그 세포 수는 약 60조이다. 우리들은 보통 신체에 대하여 생각할 때 세포 수준에서 생각하지 않고 위장 상태가 좋지 않다든가 심장의 박동이 나쁘다든가 하는 식으로 생각할 때가 많다.

그러나 어딘가 상태가 좋지 않다는 것은 그 장기를 구성하는 세포의 상태가 좋지 않다는 것으로 생각해야 한다. 이를테면, 위의 소화력이 떨어졌다는 것은 염산이나 펩신 등 소화액을 분비하는 세포의 운동이 저하된 것이고, 심장이 고동친다는 것은 심근을 구성하는 세포에 충분한 영양이 공급되지 않거나 산소가 결핍되어 그 움직임이 둔해졌다는 이야기가 된다.

세포는 분화에 의해 여러 가지 역할을 다하는 조직을 만들었으며 그 중에서 외부로부터의 침입자를 처치하기 위한 소위 군대 조직을 만들었는데 이것이 바로 "면역 세포"이고 이들이 힘을 합쳐 산출해 낸 조직이 '면역 기구'인 것이다. 이 면역 세포가 외부로부터 침입해 오는 세포나 바이러스, 원충, 곰팡이 등을 공격하고 다른 세포가 이들 침입자에게 당하는 것을 방어하고 있다. 그러나 그 중에는 이 면역 기구의 방어진을 뚫고 세포나 조직에 기생하게 되는 침입자도 있는데 헬퍼 바이러스, B형 감염 바이러스, 카니디 원충 등 많은 것이 우리 인간의 몸 안에 기생하고 있다.

그러나 그들은 증식할 수 없다. 왜냐하면 면역 세포가 증식을 억제하고 있기 때문이다. 그러나 에이즈 바이러스는 면역 세포 속의 T세포를 파괴하고 면역력을 저하시켜 밸런스 유지를 완전히 허물어뜨리는 것이다.

면역 세포는 수많이 알려져 있으나 그 중에서도 주요한 것은 대식 세포(macrophage), T세포(T cell), B세포(B cell)의 세 가지라 할 수 있다. 특히 T세포는 그 수가 제일 많고 다양한 기능을 가진 면역 기구의 중심적 존재이다. T세포에는 보조 T세포(helper T cell), 억제 T세포(suppressor T cell), 킬러 T세포(killer T cell)의 3 종류가 있고, 이 중에서 헬퍼 T세포와 억제 T세포는 한 조가 되어 정반대되는 활성을 갖는다. 헬퍼 T세포는 B세포에 작용하여 B세포가 더욱 많은 항체를 만들도록 활성화시킨다. 역으로 억제 T세포는 그것을 억누르는 성질을 갖고 있다. 이와 같은 면역 세포는 참으로 우수한 팀웍으로 외부에서의 침입자를 공격하는데, 그 최선에 있는 것이 대식 세포인 것이다.

대식 세포는 아메바 형태의 세포로서 그 형태를 변형시키면서 혈액 속을 이동하고, 또한 신체의 모든 조직 속에서 생존하고 있다. 우선 세균이나 바이러스가 신체 안에 침입해 오면 그것을 헬퍼 T세포가 감지하여 그 침입부에 대식 세포를 보낸다. 대식 세포는 침입자를 자기 자신의 세포막으로 둘러싸면서 그것을 내부에 가두고 또한 화학 물질로써 그것을 분해하여 사멸시켜 버린다. 대식 세포는 이터루킨I이라는 물질을 방출한다. 이것은 면역 세포 간에 전달 역할을 하는 물질이다. 인터루킨-Ⅰ(interleukin-Ⅰ, IL-Ⅰ)은 T세포에 작용하여 그것을 활성화하고 그 수를 증가시키며, 활성화 된 T세포는 인터루킨-Ⅱ(interleukin-Ⅱ, IL-Ⅱ)라는 물질을 방출하게 된다. 이것은 헬퍼 T세포에 작용하여 그것을 활성화한다. 그 영향으로 B세포도 활성화된다.

그러면 B세포는 항체를 만들기 시작하고 항체는 B세포로부터 튀어나와 항원을 향해 돌진해서 항원에 붙어 그것을 파괴하는 것이다. 그러나 영양 상태가 좋지 않거나 피로가 겹쳐 있다든가 할 때 세균이나 바이러스가 침입해오면 이들 면역세포가 제대로 활동하지 못해 항원을 퇴치할 수 없게 된다. 그러면 항원은 신체에 깊숙이 침입하여 여러 가지 세포를 공격 · 파괴하게 되는데, 곧 이것이 병이라는 상태가 되는 것이다. 그러나 병에 걸려도 대게는 면역 세포가 더욱 활발하게 움직이게 되면서 어느 정도 지나면 나아지는데, 소위 감기가 걸려도 영양을 충분히 섭취하고 쉬고 있으면, 2, 3일 지나서 회복되는 것은 면역 세포가 필사적으로 감기 바이러스를 처리(퇴치)하기 때문인 것이다(그림 18-1).

에이즈 바이러스는 T세포 속에서도 특히, 헬퍼 T세포 속으로 쳐들어와 더욱 더 증식하면서 안에서 밖으로 공격한다. 또 이와 같은 현상을 되풀이 하면서 헬퍼 T세포를 계속 파괴해 나간다.

대식 세포도, B세포도, 킬러 T세포도, 헬퍼 T세포의 지시가 없으면 자기 능력

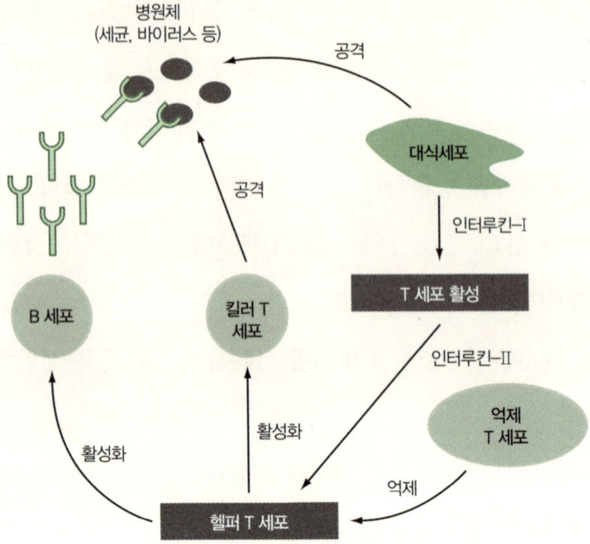

그림 18-1 **면역 시스템**

을 충분히 발휘할 수 없다. 때문에 칸디다(candida, 포자를 형성하지 않고 분자에 의해 증식하는 크림색의 집락 형성 효모)균이나 카리니(뉴모시스티스 카리니 *Pneumocystis carinii*라는 원충에 의해 생기는 폐렴) 등이 계속 증식되면서 얼마 안가서 폐나 소화기 등의 내장과 피부를 침해당하고 마침내 죽음에 이르게 되는 것이다.

면역 기구를 산산조각 내는 에이즈 바이러스

바이러스는 중심에 유전자가 있고, 그 주위를 단백질이 둘러싸고 있다. 바이러스는 박테리아처럼 자력으로 증식을 할 수 없다. 동물의 세포라든지, 세포 속에 들어가서 거기서 증식할 수밖에 없는 것이다. 바이러스는 동물 세포나 세균에 달라붙으면 그 속에다 유전자를 주입한다. 그리하여 세포 내의 물질이나 에너지를 사용하여 자기와 같은 유전자를 자꾸만 퍼뜨려서 단백질 막을 쓰고 바이러스 입자가 된다. 그리고 많이 퍼진 다음에는 세포를 뚫고 밖으로 쏟아져 나간다. 결과적으로 동물의 세포를 파괴하고 인간을 병으로 몰아넣게 되는 것이다.

특히 에이즈 바이러스와 같이 유전자가 RNA로 되어진 것, 즉 레트로 바이러스는 그 증식 과정이 우리 인간을 무서운 병으로 몰아넣기 일쑤인 것이다.

레트로 바이러스는 몇 개의 단백질을 만드는 유전자를 갖고 있다. 그것들이 만들어내는 단백질 중 하나에 역전사 효소(reverse transcriptase, 단일 가닥 RNA를 주형으로 하여 상보적인 뉴클레오티드 배열의 DNA를 합성하는 효소)가 있고, 이것에 의하여 RNA를 주형으로 DNA를 만든다.

에이즈를 예방하기 위해서는 첫째로 에이즈 바이러스가 우리 세포 내로 들어가지 못하게 해야 하며, 설사 들어갔다고 해도 에이즈 바이러스가 만들어내는 역전사 효소를 저해시킨다면 RNA가 DNA로 만들 수 없어 에이즈 바이러스는 우리 몸에서 증식할 수 없다.

에이즈 치료제 개발에는 여러 가지 방법이 있는데 첫째는 세포 내에 에이즈 바이러스가 침투를 못하게 하는 방법, 둘째로는 에이즈 바이러스의 RNA 역전사 효소를 저해하여 복제를 못하게 하는 방법, 셋째 숙주 세포의 DNA의 삽입을 못하게 하는 방법, 마지막으로 HIV의 각 구성 성분이 조합하지 못하게 함으로써 다른 세포로 전이를 못하게 하는 방법이 있다.

에이즈 바이러스가 숙주세포에 침투하는 과정은 다음과 같다. 에이즈바이러스의 GP120 당단백질이 세포표면의 CD_4 수용체에 결합한 다음 이어서 $CXCR_4$

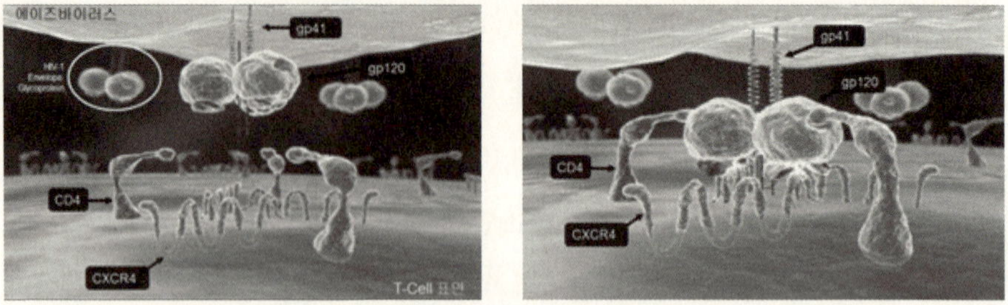

사진 18-1 에이즈 바이러스의 세포 내 침투

수용체와 결합하게 되면 GP41 당단백질이 형태변화를 일으키면서 세포표면에 삽입된다(사진 18-1).

결국 에이즈 바이러스의 세포벽과 숙주 세포의 세포벽이 서로 융합되면서 에이즈 바이러스의 핵단백질체(nucleocapsid)가 숙주 세포로 전달되면서 감염이 시작된다(사진 18-2). 에이즈 바이러스에 감염된 세포는 바이러스 증식에 필요한 단백질을 생성하는데 이러한 단백질은 세포 표면으로 이동한 후 CD_4 세포 표면 수용체를 이용하여 감염되지 않은 세포와 융합함으로써 거대한 세포 융합체인 합포체(*syncytia*)를 형성한다. 이러한 합포체 형성은 에이즈 바이러스 감염에서 보이는 중요한 현상의 하나로 이를 저해함으로써 에이즈 바이러스의 증식을 억제할 수 있다.

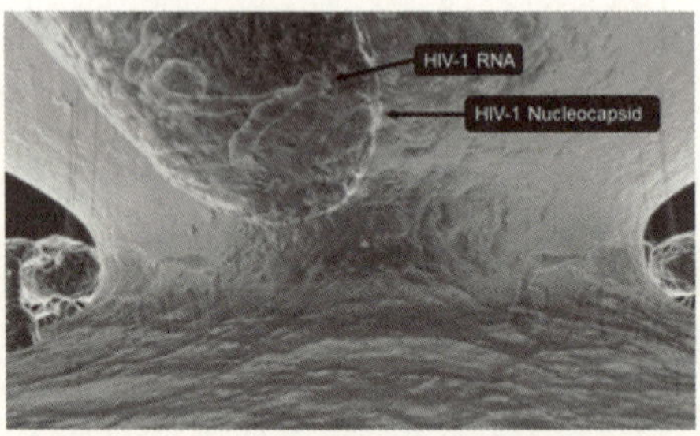

사진 18-2 에이즈 바이러스의 핵단백질체(nucleocapsid)가 숙주 세포로 감염

감태 추출물의 6,6'-비에콜의 에이즈 예방

이러한 메커니즘을 활용하여 필자가 해양 생물로부터 새로운 에이즈 치료제를 개발하기 위해 연구를 시도한 결과, T 임파 세포(C8166 cells)를 에이즈 바이러스로 감염시킨 결과 합포체가 형성되었으나 감태 추출물에서 분리한 6,6'-비에콜(6,6'-bieckol)로 처리한 경우에는 합포체 형성이 현저히 억제되는 것을 확인하였다.

또한, 에이즈 바이러스의 증식억제 효과를 확인하기 위하여 감염이 되지 않은 세포(C8166 cells)와 에이즈 바이러스에 감염된 세포를 함께 배양하면서 여기에 6,6'-비에콜을 농도별로 처리한 결과 합포체의 형성이 농도 의존적으로 현저하게 저해되는 것을 확인하였다(사진 18-3, 그림 18-2). 뿐만 아니라 에이즈 바이러스

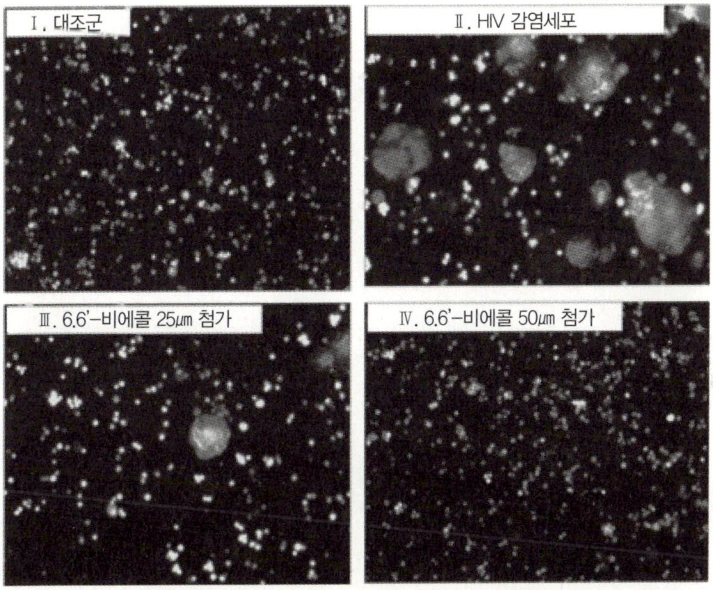

사진 18-3 에이즈 바이러스에 감염된 C8166 세포에서 6,6'-비에콜의 합포체 형성 저해효과

RNA를 DNA로 만들어 숙주 세포의 DNA 속에 들어가게 하는 역전사 효소의 활성이 현저히 저해되는 것도 확인할 수 있었다. 따라서 감태 추출물에서 분리한 6,6'-비에콜은 에이즈 바이러스 감염으로 나타나는 합포체 형성의 저해뿐만 아니라 역전사효소도 저해시킴으로써 에이즈 치료제로 활용될 수 있을 것으로 기대된다.

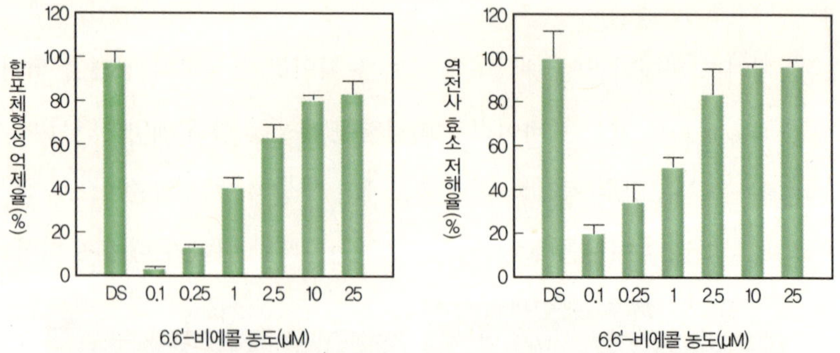

그림 18-2 에이즈 바이러스에 감염된 C8166 세포에서 6,6'-비에콜의 합포체 형성 및 역전사 효소 억제 효과

19 수산물과 고혈압

BLUE OCEAN HEALTH CARE

성인병의 대표적인 질환이자 현대인의 주요 사망 원인 중 하나인 고혈압이라는 질병을 모르는 사람은 별로 없을 것 같다. 그렇지만 이 고혈압이 왜 중요한지에 대해서 아는 사람들은 의외로 적다. 고혈압이 문제가 되는 이유는 심각한 합병증이 유발된다는 사실이다. 어쩌다 혈압을 재보면 혈압이 높다는 이야기를 듣기는 하지만 생활하는 데는 전혀 문제가 없기 때문에 치료를 게을리 하다가 갑자기 돌이킬 수 없는 심각한 합병증 증상이 나타나는 것이다. 고혈압을 '침묵의 살인자'라고 부르는 이유도 바로 여기에 있다.

고혈압을 이해하려면 우선 정상 혈압에 대해서 알아볼 필요가 있다. 인체의 심장은 전신에 산소와 영양분이 풍부한 혈액을 보급하기 위해서 규칙적인 수축과 이완을 계속하는데 매번 수축할 때마다 혈액은 동맥으로 내뿜어지고 결과적으로 동맥 혈관 내의 압력을 증가시킨다. 물론 심장이 이완되는 동안에는 혈액을 배출하지 않고 동맥 내의 압력도 감소하게 된다.

동맥의 압력은 심장이 수축할 때마다 내뿜어지는 혈액량과 혈관에 혈액이 흐르는 것을 방해하는 소위 동맥 혈관의 저항에 비례하는데, 이렇게 해서 우리 몸의 혈압이 결정되는 것이다. 흔히 성인 혈압은 심장이 수축할 때의 수축기 혈압이 120㎜Hg 정도이고 심장이 이완되어 있을 때의 이완기 혈압이 80㎜Hg 정도면 정상이라 할 수 있다. 일반적인 기준으로 수축기 혈압이 140㎜Hg 이상이고 이완기 혈압이 90㎜Hg 이상이면 고혈압이라 정의할 수 있다.

고혈압은 왜 생기는 것일까? 고혈압처럼 잘 알려진 질환도 없지만 정작 이 고혈압의 정확한 원인에 대해서는 구체적으로 알려져 있지 않다. 예를 들어 혈관의 저항성이 증가하는 경우 전신에 공급되는 혈류를 일정하게 유지하기 위해서 심장이 더 많이 일을 해야 할 때 혈압이 상승하는 것으로 쉽게 생각할 수 있다. 그러면 어떤 경우에 혈관의 저항성이 증가하는 것일까?

대표적으로는 소위 동맥 경화증이 있다. 그밖에 신장 질환, 부신 질환, 경구용 피임약 복용 등과 같은 상황에서도 이차적으로 혈압이 상승한다. 이런 경우를 의학적으로 이차성 고혈압이라고 한다. 하지만 대부분의 경우는 고혈압의 정확한 원인을 알 수 없으며, 이를 본태성 고혈압이라 한다.

고혈압의 근본 원인에 대해서는 정확하게 알려져 있지 않지만, 혈압을 상승시키는 위험 요인은 잘 알려져 있다. 유전적인 성향, 성별 특히 남성, 연령, 비만, 성격, 정신적인 스트레스, 염분 섭취, 흡연, 음주 등이 대표적인 예이다.

고혈압의 합병증

경중에 관계없이 모든 형태의 고혈압에서 합병증의 위험성이 증가하며 혈압이 높을수록 그 위험도가 높아진다. 또 중요한 것은 비록 정상 범위이기는 하지만 혈압이 높은 편에 속하는 '높은 정상'이다. 이 경우, 향후 고혈압이 생길 위험성이 높으며 혈압이 낮은 사람들에 비해서 심혈관계 질환이 생길 위험성이 높아

표 19-1 고혈압에 수반되는 합병증과 그 증상

합병증	증상
죽상 경화증	파이프가 녹이 슨 것과 같이 손상된 혈관 내에 지방질이 쌓이는 것을 말한다. 일반적으로 나이가 들수록 이 죽상 경화증이 증가하기는 하지만 고혈압 환자에게서는 이러한 과정이 더욱 촉진되는 경향이 있다. 결국 뇌졸중이나 심장 발작이 일어나게 되는 것이다.
신장 장애	고혈압 환자들은 신장 내의 동맥들이 가늘고 좁아지게 된다. 결국 신장 내에서 노폐물을 걸러내는 능력이 감소하는 것이다.
심장 비대	고혈압은 심장이 혈액을 뿜어내는 작업을 더 힘들게 만든다. 따라서 다른 근육들과 마찬가지로 심장 근육도 더 커지게 되는데 이것은 결코 심장에 바람직하지 못하다.
뇌졸증	대개는 콜레스테롤 덩어리가 뇌혈관을 막거나 뇌혈관이 터져서 뇌졸중이 생기게 된다. 경우에 따라서는 치명적이기도 하고 또는 사지 마비와 언어 장애가 나타나기도 한다.
안 장애	고혈압 환자들에게는 눈의 안쪽에서 빛을 감지하는 역할을 하는 망막에서 작은 출혈이 나타날 가능성이 있다.

진다. 고혈압에 의한 합병증의 증상은 표 19-1과 같다.

대부분의 환자들이 고혈압을 치료하면서 혈압이 상승되는 위험 요인에는 무신경하며 그저 약물 치료에만 매달리는 경우가 많은 것이 현실이다. 하지만 항고혈압제만으로는 고혈압 치료의 효과가 미미하여 약물 치료를 중단하면 혈압이 다시 상승하게 된다는 것을 알아야 한다. 이런 잘못된 치료 방법 때문에 처음부터 약물 치료를 같이 시작해야 하는 환자의 경우에도 '일단 고혈압 약을 쓰면 끊지 못하고 평생 복용해야 한다'며 항고혈압제의 사용을 거부하는 웃지 못 할 일이 벌어지는 것이다.

이 모두가 고혈압 치료에서 위험 요인을 제거하는 생활 습관 조절이 중요하다는 것을 인식하지 못한 결과라고 하겠다. 가벼운 증상의 고혈압인 경우에는 위험 요인을 피하는 생활 습관만으로도 충분한 경우가 많다는 사실을 잘 알아야 한다. 고혈압은 평소 일상생활에서 식이 습관 조절, 운동, 스트레스 해소, 금주, 금연 등 생활 습관의 조절이 중요하다.

식염과 고혈압

본태성 고혈압은 가장 많이 발생하는 만성 질환이며 심장 혈관병, 뇌졸중, 신부전의 위험 인자로 되고 있다. 고혈압과 식염에 관하여 1954년 달(Dahl)은 식염 감수성 쥐를 고혈압 모델 동물로 사용하여 나트륨이 혈압 상승의 유력한 인자라고 밝혔다. 역학적 연구에서도 나트륨 섭취량이 적으면 혈압을 떨어뜨리고 고혈압의 위험을 낮추게 하는 효과가 인정되었다.

그러나 휘테스카버(Whitescarver)등은 '혈압 상승에 나트륨의 상대인 음이온이 깊게 관여하고 있다'는 것을 시사하였으며, 쿠르츠(kurtz) 등은 본태성 고혈압 환자에 임상 검사를 한 결과, 평균 최대 혈압이 159㎜Hg의 고혈압 환자에 식염 대신에 염소가 함유되지 않은 구연산 나트륨을 주면 혈압이 염을 줄였을 때와 같게 135㎜Hg까지 떨어졌다고 하였으나, 그 작용 기작에 대하여 밝히지는 않았다. 이와 같이 나트륨과 염소 중 어느 것이 주로 혈압 상승의 원인이 되는지에 대하여 견해가 일치하지 않고 있다. 식염중 나트륨과 염소 중 과연 어느 것이 혈압 상승에 관여하고 있을까?

엔지오텐신 전환 효소(angiotensin converting enzyme, ACE)는 혈압이나 체액량 조절

에 있어 중요한 역할을 수행하는 특이성이 큰 단백질분해효소다. 신장에서 분비되는 효소 레닌*에 의해 엔지오텐신노겐이 절단되어 엔지오텐신 I을 만든다.

ACE는 엔지오텐신 I에서 두 개의 아미노산을 유리시켜 승압 작용이 강력한 엔지오텐신 II로 변환시키는 효소다. ACE 저해제는 고혈압의 치료제로 사용되고 있다. ACE는 폐, 혈관벽, 뇌, 신장 등에 존재한다(그림 19-1).

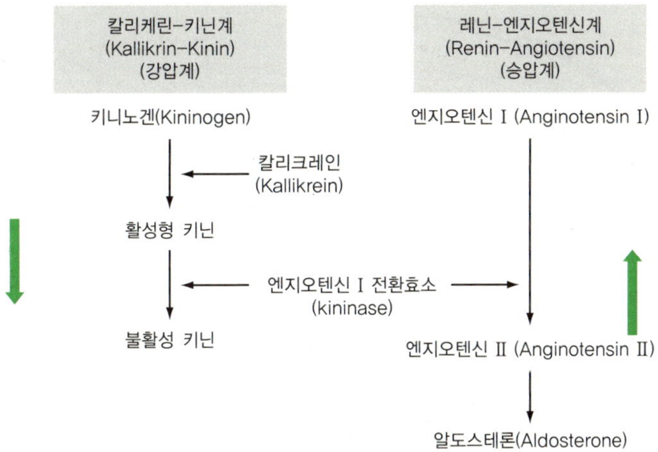

그림 19-1 혈압의 조절기구

가토(Kato)등은 ACE가 생리적 농도 범위 내에서 염화나트륨(Nacl)이나 나트륨을 함유하지 않은 염화칼륨(KCl)에 의해 활성화되는 반면에 염소가 없는 초산염나트륨(CH_3COONa)을 가하였을 때는 거의 변화되지 않아 혈압 조절에 깊이 관여하는 ACE는 식염 중 염소 이온에 의해 활성화되는 것을 밝혔다(그림 19-2). 또 동

* 레닌(Renin): 고등 동물의 신장에서 주로 분비되는 단백질분해효소의 일종이며, 혈압 상승과 관계가 있다. 레닌 분비가 이상적으로 항진하면 중증의 고혈압이 되는데 심혈관성 고혈압, 악성 고혈압 드물게는 레닌 생산 세포종에 의한 고혈압 등이 있다.

물 실험에서도 쥐의 혈중 ACE 활성과 식염과의 관계도 확인하였다(그림 19-3).

이들은 식염성분의 나트륨과 염소 중 어느 것을 흡착하여 변으로 배설을 촉진할 수 있는 식물 섬유를 사용하여 식염 상승 작용에 대하여 검토하였으며, 그림 19-4에 나타낸 구조를 가진 5% 식물 섬유(알긴산, 키토산)를 함유한 고염식으로 정

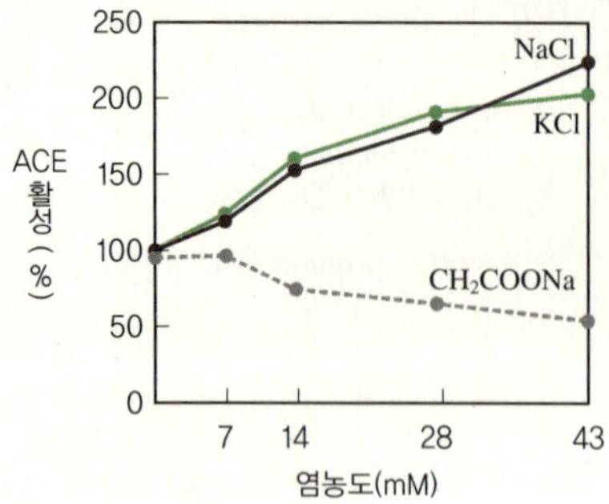

그림 19-2 염화나트륨에 의한 ACE의 활성화
(염 무첨가의 혈청 ACE 활성을 100으로 함)

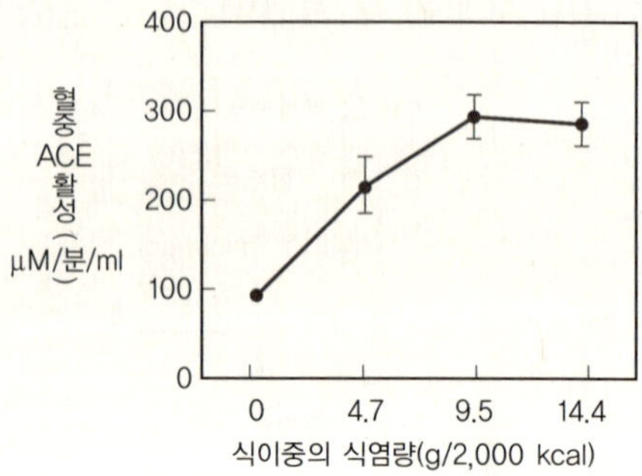

그림 19-3 혈중 ACE 활성과 식염 섭취량

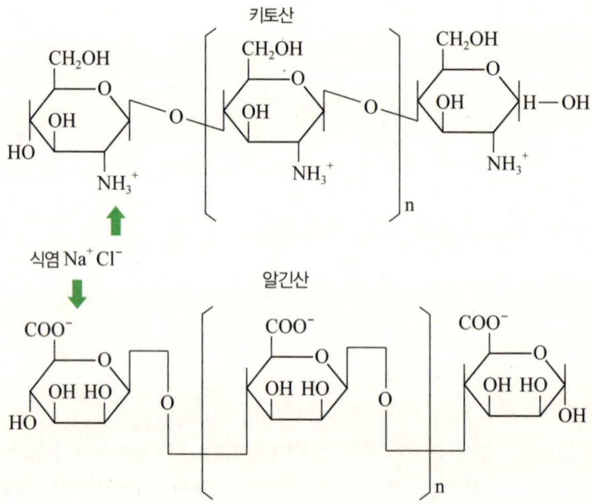

그림 19-4 키토산과 알긴산의 식염과의 결합

상 쥐와 고혈압 쥐를 수 주간 사육하면 실험군 어느 것이나 정상으로 발육하였으며, 키토산 투여군에서는 염소의 변 배출이 증가하여 혈중 염소 농도는 감소함을 확인하였다.

키토산에 의한 혈중 염소 농도의 감소는 그림 19-5에 나타난 바와 같이 혈중의 ACE 활성을 저하시켜 정상 쥐와 고혈압 쥐의 고염식에 의한 혈압 상승을 억제할 수 있다는 것이다(그림 19-6). 또 알긴산은 양이온의 미네랄 흡수를 억제하지만 키토산은 이와 같은 영향을 나타내지 않았다.

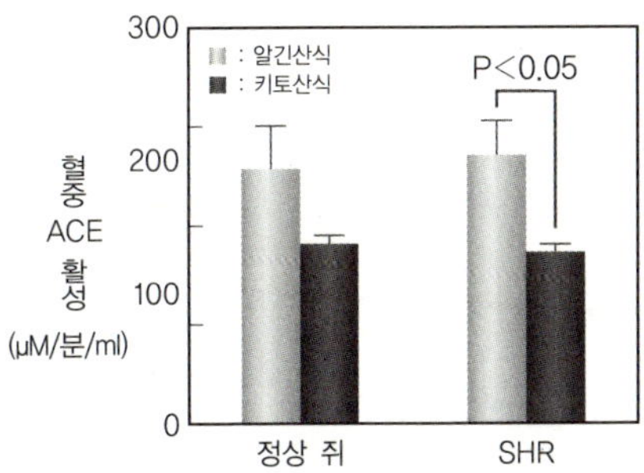

그림 19-5 식물 섬유가 고혈압 쥐의 ACE 활성에 미치는 영향

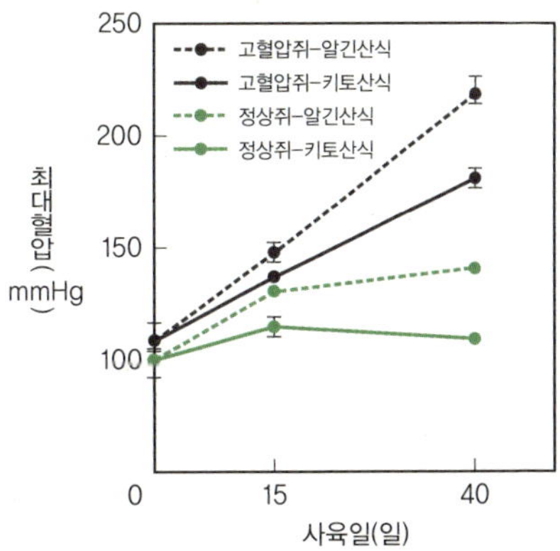

그림 19-6 키토산에 의한 혈압 강하 효과

키토산의 고혈압 임상 연구

20세에서 55세까지 건강한 남성 7명에 고식염(식염 13g, 1100㎉/조식)을 먹이면 1시간 후에 혈압 상승이 나타난다. 그러나 1주간 같은 시간에 고염식과 동시에 약 4g의 키토산을 경구 투여하면 고염식에 의한 혈압 상승이 소실하였다. 이것

은 염소에 의해 활성화된 혈중 ACE는 고염식을 섭취한지 1시간 후 상승하지만 키토산 섭취에 의해 ACE 활성의 상승이 억제됨을 나타내었다. 즉 키토산이 염소의 혈중 농도를 감소시켜 ACE 활성을 저하시킴으로써 결과적으로 혈압 상승을 억제하는 것이다.

여기서 짜게 먹는 것이 고혈압에 좋지 않다고 무조건 염을 기피한다면 어떤 문제가 생길까?

일반적으로 고혈압은 뇌졸중의 위험 인자이며 지금까지 식사에 염을 줄이거나 나트륨의 섭취량을 줄임으로써 고혈압에 관련된 모든 질환을 줄일 수 있다고 알려져 있다.

최근 저나트륨식을 통해 고혈압을 치료하는 남성 고혈압 환자에게서 심근경색이 높은 비율로 발생했다. 애더만(Adderman) 등은 저나트륨식이 전체 혈액량을 감소시켜 혈액의 점도를 높이므로 관동맥의 혈액을 감소시켜 이로 인해 심근경색의 위험도를 높인다고 지적하였다. 고혈압의 치료에 감염도 중요하지만 저나트륨에 의한 심근경색의 합병증을 고려할 필요가 있다. 따라서 저나트륨 상태를 개선하여 ACE를 활성화하는 염소만을 특이적으로 저하시키는 키토산의 강압작용은 감염보다도 유효하다고 생각된다.

최근 들어 고혈압의 예방과 치료에 있어서 무조건 염분을 제한하는데 이것을 특별한 근거도 없이 아침, 점심, 저녁 모두 실시하는 경우가 많다. 같은 고염식을 섭취하여도 식염의 오줌배설은 시간에 따라 차이가 나는데, 아침과 점심에 비해 저녁 식사 후에 식염의 배설량이 많다. 이것은 아침에 높고 밤에 낮은 혈중 알도스테론(aldosterone, 신장에서 나트륨 배설을 억제하는 호르몬)의 일주리듬과 반대다. 미네랄 코르티코이드(mineral corticoid, 전해질과 수분의 대사에 관여하는 스테로이드)의 알도스테론은 신장에서 나트륨의 재흡수를 재촉하여 간접적으로 혈압 상승을 나타낸다. 같은 부신피질 호르몬은 글로코코리티코이드(glucocorticoid, 혈당을 높이고 염증을 완화시키는 역할을 하는 호르몬)는 알도스테론의 감수성을 높인다. 두 호르몬의 혈중 농도(level)가 상승하는 아침에는 일이나 활동을 하기 위해 혈압이 상승하기 쉽고, 이는 생활 환경에 적응하는 데 있어서 당연한 것이다. 호르몬의 리듬이 정상에 있으면 하루 세끼 모두 식염을 제한할 필요는 없고 혈중 알도스테론이 높은 조식과 점심에 제한하고 저녁은 비교적 제한을 완화할 수도 있다.

비만과 고혈압

사람이 야위거나 쇠약해지면 저혈압이 되고 반대로 비만자의 혈압은 비만도와 상관하여 높아진다. 비만에 의한 혈압 상승의 원인으로서 인슐린 저항성에 의한 고인슐린혈증(hyperinsulinism, 췌장에서 인슐린이 과도로 분비된 결과 저혈당증으로 된 상태)을 꼽을 수 있다.

비만자에 있어서 최대 혈압치와 혈청 인슐린치는 뚜렷한 상관관계를 가진다. 내당능(glucose tolerance, 생체의 글로코오스 처리 능력)이 정상인 비만자에게 포도당 부하시험(glucose tolerance test, 인위적으로 혈중에 글루코오스를 부하하여 그 처리능력을 보는 시험)을 실시하면 고혈압자의 인슐린 분비가 정상 혈압자보다도 증대한다. 따라서 비만 고혈압자는 감량(다이어트)이나 운동을 통해서 혈압 강압 효과를 높이고, 인슐린 저항성을 개선시킬 수 있을 것이다.

이런 점에서 비만자의 고인슐린혈증, 즉 인슐린 저항성을 개선하는 것은 고혈압의 치료에 유효하다고 생각된다. 인슐린 분비를 촉진하는 식사성 인자로서 식염 중에 염소가 관여하고 있다. 가토 등은 혈중 염소농도와 인슐린 분비에 상관관계가 있어(표 19-2) 이것에 대해 키토산은 혈중 염소를 저하시켜 인슐린 분비를 억제할 뿐만 아니라 여분의 식사성 지방 흡수도 억제하는 효과가 있다고 보고한 바 있다.

표 19-2 고혈압 쥐(SHR)의 인슐린 분비와 식염성분

	혈중 인슐린(μu/㎖)
고나트륨 고염소식	88.6±10.7
고나트륨식(염소 없음)	65.5±7.29
고염소식(나트륨 없음)	80.9±10.1

나트륨과 염소를 함유한 식염은 체액 조절이나 혈압 조절에 관여하는 미량 영양소이며 맛을 좋게하는 데 기본이 되는 조미료이다. 식염중 염소는 당질이나 단백질의 소화 효소(amylase와 pepsinogen)를 활성화하며, 나트륨은 소화산물의 장관 흡수를 촉진한다. 결국 식염은 식욕을 높이고 음식물을 소화 흡수하는 데 특히 중요한 역할을 하는 것이다. 그러나 짜게 먹는 식생활이 습관이 되면 고혈압이 될 가능성이 있으므로 건강도 병도 적당한 염의 조절이 필요하다.

식염이 혈압에 관여하는 문제는 아직 의논할 부분이다. 특히 염소와 고혈압의 직접적 관련을 실증하는 과학적 데이터는 적지만 식사에 의한 나트륨 섭취는 거의 염화나트륨이기 때문에 고혈압에 대한 나트륨 섭취의 역학적인 증거도 염소 섭취와 고혈압과 관련지어 반영되고 있다고 생각된다.

생선 껍질로부터의 항고혈압 소재 개발

필자는 수산 가공 부산물인 생선 껍질을 효율적으로 활용하기 위해 명태 껍질(콜라겐 단백질 80% 이상 함유)로부터 콜라겐 단백질을 추출한 다음 이를 효소로 분해하여 생체에 흡수될 수 있는 저분자 가수 분해물을 만들었다. 이들 가수 분해물에서 분리한 펩티드들의 혈압 조절에 중요한 역할을 하는 엔지오텐신 전환 효소(ACE)의 저해 효과를 측정한 결과, 명태 껍질 분해물에서 분리한 펩티드(글리신-프롤린-로이신)가 IC_{50} 값이 가장 낮았는데, 이것은 ACE를 50% 저해시킬 수 있는 농도가 2.65mm이라는 것이다. 즉, ACE 저해 효과가 가장 좋다는 것을 의미한다(표 19-2).

표 19-2 생선 단백질의 가수 분해물에서 분리한 펩티드의 ACE 저해 효과

원료	펩타이드	IC_{50}(uM)
명태 껍질 젤라틴	Gly-Pro-Leu	2.65
명태 껍질 젤라틴	Gly-Pro-Met	17.13
명태육 단백질	Phe-Gly-Ala-Ser-Thr-Arg-Gly-Ala	14.7
가자미 껍질 젤라틴	Met-lle-Phe-Pro-Gly-Ala-Gly-Gly-Pro-Glu-Leu	10.75
가자미육 단백질	Arg-Pro-Asp-Phe-Asp-Leu-Glu-Pro-Pro-Try	15.02

따라서 펩티드(글리신-프롤린-로이신)를 선천성 고혈압 동물 모델에게 투여한 후 항고혈압을 측정한 결과, 그림 19-7에서처럼 수축기 혈압이 투여 2시간 후 30 ㎜Hg이상 강하하였고 시판되고 있는 고혈압약인 캡토프릴(Captopril)과 유사한 혈압억제 효과를 나타냈다.

이와 같이 동물 사료 이외에 활용도가 매우 낮은 생선 껍질을 간단한 공정을 통해 고부가 가치의 상품으로 개발이 가능할 것으로 생각된다.

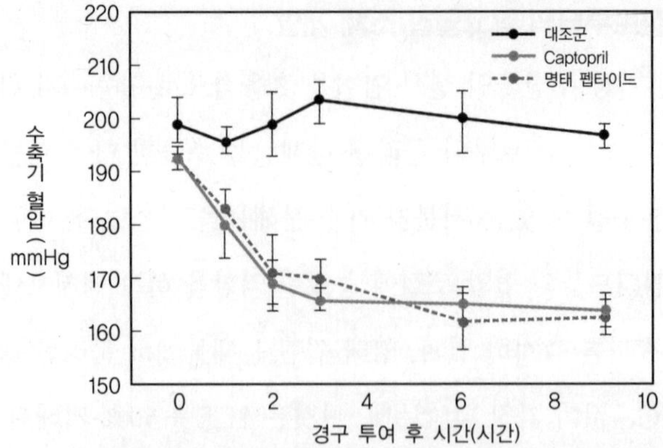

그림 19-7 명태껍질 젤라틴 가수 분해 펩티드의 고혈압 억제 효과

20 생선 지방은 성인병 예방약

BLUE OCEAN HEALTH CARE

영국 뇌영양화학연구소의 마이겔 크로퍼드 박사는 일본인 아이들의 지능 지수가 세계에서 가장 높은 이유는 어려서부터 생선을 위주로 하는 수산 식품을 먹어왔기 때문이라고 지적하였다. 이로 인해 일본에서는 '생선을 먹으면 머리가 좋아진다.' 는 캐치프레이즈를 걸고 생선식〔魚食〕 보급에 의한 각종 질환의 예방에 대하여 캠페인을 벌이고 있다.

그러면 도대체 생선에는 무엇이 있어 몸에 좋은 것일까? 물론 인체에 좋은 영양소로는 단백질 및 각종 비타민 등이 있겠지만 특히 생선 지방의 주성분인 EPA(eicosapentaenoic acid) 및 DHA(docosahexanoic acid)가 있기 때문에 대단히 건강에 좋다는 것으로 밝혀졌다.

EPA에 대한 연구는 30년 이전으로 거슬러 올라가는데, 정어리 기름에서 90%까지 순화된 EPA가 혈소판 응집 억제 작용이 있는 것으로 인정되어 일본에서는 1990년에 세계 최초로 '폐쇄성 동맥경화증'의 치료제로 시판하였다. 현재 500억엔이 넘는 시장을 갖고 있으며 임상 검사에서도 부작용이 적고 사용하기 쉬운 의약품이라는 평가를 받고 있다. 1994년에는 중성 지방과 콜레스테롤을 저하하는 효과도 인정되어 일본 후생성에서 항고지혈증제의 적응증(適應症)의 추가 승인을 받아 의약품 시장에서 입지가 더욱 커질 것으로 예측되고 있다.

DHA의 경우 EPA와 더불어 생선 지방의 주성분의 하나이지만 지금까지는 연구 재료로서 순도가 매우 높은 것을 입수하기 어렵기 때문에 연구 개발이 늦어져 왔다. 하지만 그 소재가 참치, 가다랭이와 같은 생선에서 발견됨으로써 최근 5년 동안에 급속하게 개발이 진행되어 상품화가 이루어졌다.

해양 미생물에 의한 EPA 생산과 유전자 공학

EPA를 생산하는 미생물을 발견함으로써 EPA를 대량 생산할 수 있게 되었다. EPA는 생선 지방의 주성분이기는 하지만 어류(魚類) 스스로 EPA를 합성할 수는 없고 해조 또는 식물 플랑크톤을 제1차 생산자로 하는 먹이사슬의 결과로 생선 살 또는 생선 지방에 함유되어 있는데, 1986년 이전까지는 미생물이 만드는 것은 거의 알려지지 않았다.

1986년 전갱이와 정어리 또는 고등어 등과 같은 등이 푸른 생선, 즉 그 지방에 EPA를 많이 함유하고 있는 어류의 장 안에 공생하는 미생물 중에서 EPA 생산균을 찾아내는 데 성공하였다. 이 균의 대량 배양에 의해 의약품으로서 유용한 EPA의 생산을 시도했지만 아깝게도 생산 가격 면에서 정어리 기름에 비해 불리하였다. 따라서 EPA 생산균이 세균이므로 이 균에서 EPA를 만드는 생합성계의 유전자를 분리해 내는 유전자 공학적 수법에 의한 EPA 생산이 시도되고 있다. 즉, 본래 EPA를 생산하는 능력이 없는 보다 고등 생물인 미생물과 조류, 또는 고등 식물에 이 EPA 생합성계 유전자를 조작하는 것이다. 미생물에서 EPA를 대량으로 값싸게 만드는 데는 생산성에 한계가 있을 수 있지만 효모, 곰팡이, 조류와 같이 유지를 많이 만들 수 있는 생물 또는 대두, 채종(菜種)과 같은 식용 유지를 채취할 수 있는 고등 식물이 EPA를 생산할 수 있게 된다면, 이것은 바로 새로운 기능성 식품을 개발하는 것이 될 것이다.

현시점에서는 아직 꿈같은 이야기지만 이미 EPA 생합성계 유전자를 분리하여 이것을 EPA를 만들 능력이 전혀 없는 대장균에 유전자 조작으로 EPA를 생산하는 데 성공한 예도 있다. 또한 남조류에 EPA 유전자를 도입하여 EPA 생산능을 부여한 예도 있다. 앞으로 야채, 곡물 또는 과일에서도 EPA를 만들게 하여 이를 섭취함으로써 어패류 외에는 섭취할 수 없었던 EPA를 쉽게 섭취할 수 있는 시대가 머지않아 올 것으로 기대된다.

참치의 안와(眼窩) 지방에는 DHA가 30%나 함유되어 있다(표 20-1). 반면에 이 안와 지방에는 EPA가 6~7%밖에 함유되어 있지 않다. 지금까지 알려져 있는 생선 지방의 지방산 조성은 거의가 EPA로 구성되어 있고 DHA는 수 퍼센트에 불과했지만 참치는 완전히 그 반대였다.

더구나 참치 머리는 항시 수산 폐기물로 처리되고 있고 극히 일부만이 사료나 비료로 이용된다. 그리고 지방유는 중유(重油) 대신에 보일러 연료로서 이용되고 있다. 이 같은 이유 때문에 참치와 가다랑어의 안와 지방은 DHA의 공급원으로서 상당히 좋은 소재가 아닌가 생각된다. 시약으로 사용되는 99% 이상의 고순도 DHA는 100㎎에 8만원 정도이다. 즉 1g이 80만원 하는 고가이므로 이를 이용한 동물 실험 등이 어렵기 때문에 안와 지방에서 DHA를 추출해야 했고, 또 그것을 정제함으로써 값싼 대량의 고순도 DHA를 입수할 수 있게 되어 DHA연구가 급속히 진전되었다.

표 20-1 해산어 안와 지방 중의 DHA 및 EPA의 함유량

해산어(안와 지방)	DHA(%)	EPA(%)
눈참치	30.6	7.8
흑참치	28.5	6.1
노랑참치	28.9	4.5
가다랭이	42.5	9.5
청새치	28.4	3.9
황새치	9.6	3.4
부시리	10.8	3.3
잿방어	20.5	6.5
전갱이	15.3	15.3
정어리	12.1	22.6
괭이상어	29.0	3.0
두톱상어	12.5	13.4

또한 이 안와 지방은 신선하고 위생상 문제가 없기 때문에 식품으로 충분히 사용할 수 있다. 안와 지방에 DHA가 고농도로 함유되어 있다는 사실이 발견됨으로써 식품, 특히 건강 보조 식품의 개발이 가속화되었다.

DHA의 약리 활성과 건강식품으로서의 개발

DHA는 신경계의 발달, 학습기능의 향상, 망막 반사능의 향상, 항암 작용, 항알레르기 작용 및 지질 저하 작용과 같은 상당히 다양한 약리 작용이 기대되는 식품 영양소이다. 그리고 각종 성인병의 예방에 대하여 유효한 영양소, 소위 제

3차 기능을 갖고 있는 예방 의학적 기능성 건강식품이라 할 수 있다. 특히 DHA는 혈뇌장벽(blood brain barrier)*을 통과할 수 있다는 점에서 EPA와 근본적으로 차이가 난다.

따라서 신경 기능과 기억 · 학습 기능에 관여하는 것은 DHA이며 EPA에서는 기대할 수 없다.

현재에는 DHA의 작용기구도 상당히 밝혀져 있고 사람에 대한 임상 실험에서도 노인성 치매증의 개선이 입증되었다. 기타 중요한 약리 작용으로는 아토피성 피부염의 개선이 입증된 것 외에 암의 발생과 전이의 예방, 혈중 콜레스테롤의 저하와 혈압 상승 억제 등 다양한 유효성이 밝혀졌다.

또한 DHA가 많이 함유된 유지를 첨가한 건강식품의 개발이 최근에 급속히 진전되어 일본에서는 500억 엔을 넘어서는 큰 시장으로 성장하였다. 앞으로도 DHA의 항산화성, 안정성, 또는 분말화, 유화 기술 등 여러 가지 기술의 진전에 따라 시장은 더욱 확대될 전망이다.

우리나라에서 참치의 생산량은 연간 22만1천 톤(2013년)으로 그 중 5만1천 톤이 통조림 가공 원료로 사용되는데, 이것은 어패류를 이용한 전체 통조림 생산량 6만3천 톤의 약 81%를 차지한다. 참치 가공시 머리, 내장, 뼈 등 수만 톤이 폐기되고 있으므로 이를 활용한 성인병을 예방할 수 있는 기능성 소재 개발이 하루 빨리 이루어지기를 기대해 본다.

* 혈뇌장벽(Blood brain barrier): 혈액 순환과 뇌 사이에 존재하며 물질 통과에 특이성을 가진 기능적 장벽

노인성 치매증의 개선 효과

우리가 흔히 '노망'이라 부르는 치매(dementia)는 어원적으로 'be out of mind', 즉 '정신이 나간 상태'를 뜻하며, 이는 노화에 따른 자연스러운 생리 현상으로 여겨졌으나 분명한 뇌의 퇴행성 병변에 의한 신경계 질환이다. 65세 이상의 노인에서 흔하게 발생하며, 기억력과 판단력 및 사고력 등의 기능 장애로 직장 생활 및 사회 활동 또는 대인 관계에 지장을 초래하는 임상 증후군인 치매는 65세 이전에도 외상에 의한 두부 손상이나 뇌혈환 장애, 각종 대사 장애에 의해서 유발될 수 있다. 얼마 전 미국의 레이건 전 대통령이 치매로 인해 자신이 대통령을 지냈다는 사실조차 모른다는 뉴스를 접하여 세인을 놀라게 하였으며, 국내에서도 치매로 인한 가족 간의 불화가 심각한 사회 문제로 대두되고 있다.

그런데 생선에 많이 함유되어 있는 불포화 지방산인 DHA를 투여하면 노인성 치매증이 개선되는 것으로 밝혀졌다. 이전부터 동물을 이용한 실험에서 DHA의 투여는 뇌의 기능을 향상시키는 것이 증명되었으며, 최근에는 인간의 뇌 기능을 향상시키는 데도 뛰어난 것으로 보고되고 있다.

한 예로 일본에서는 입원 중인 57세에서 94세 사이의 치매 환자 13명과 알츠하이머병 환자 5명을 대상으로 DHA가 뇌 기능 향상에 미치는 영향에 대하여 임상 실험을 실시하였는데, 일본의 제약업체에서 만든 DHA 캡슐제(1정 70㎎) 10~20 정을 매일 반년간 경구 투여한 경우 뇌혈관성 치매환자 13명 중 10명이 생활 의욕이 높아졌고 망상(妄想)이 감소하였으며, 알츠하이머증 환자 5명은 의욕과 대인 관계, 침착성이 약간 개선되었다고 일본 언론에서 보도하였다.

지적(知的) 기능에 대한 간접 검사 결과에서 DHA를 투약하지 않은 환자는 뇌 기능이 서서히 저하하는데 비해 DHA를 투여한 환자는 반년 사이에 계산 능력과 판단력이 개선되는 효과가 있었으며, 한 환자가 지방의 과잉 섭취로 인해 복통을 일으킨 것 이외에 부작용은 없었다고 한다.

관련 연구팀은 뇌의 신경 세포의 일부가 죽음으로써 발증하는 치매증 환자의 뇌에 DHA가 들어가서 살아있는 신경 세포의 작용을 활발하게 한다고 주장하고 있다. 이 때문에 DHA는 치매의 근본적인 치료약은 아니지만 개선과 예방에 유효하다고 볼 수 있다. 일본에서 노인성 치매가 늘어나고 있는 것은 생선식에서 육식 중심으로 식생활이 변하는 것과 관련이 있으며 육식이 증가하는 우리나라도 치매관련 증상들이 증가할 것으로 보인다.

치매의 개선 효과 외에도 아토피성 피부염의 소아 환자 등에서도 50%의 개선률을 나타낸 임상 결과가 있으며, 기타 많은 임상 실험이 진행 중이다. 앞으로 이 같이 보다 신뢰성이 높은 연구 결과를 통해 건강식품으로서의 DHA의 유용성과 유효성이 증명될 것으로 기대된다.

21 해삼으로부터 무좀약 개발

BLUE OCEAN HEALTH CARE

곰팡이의 정체

곰팡이와 인간은 옛날부터 인연이 깊다. 이를테면 술이나 된장 · 간장은 곰팡이의 발효 작용을 이용한 것이며, 근래에는 곰팡이가 만들어 낸 어떤 성분이 페니실린을 비롯한 수많은 항생 물질로 개발되어 세균에 의한 각종 질병 치료에 응용되는 등 우리의 실생활에 많은 도움을 주고, 반면, 곰팡이는 음식물이나 의복 및 신발 등을 상하게 하여 인간에게 해를 끼치며, 심지어는 방사능 물질로 꽉 채워진 원자로 속에까지 곰팡이가 생겨 고장의 원인이 되는 등, 인간을 괴롭히는 '악당'이기도 하다.

무엇보다도 직접적으로 인간에게 해가 되는 것은 곰팡이가 인체에 번식하여 생기는 질병이다. 음식이나 의류에 붙은 곰팡이가 좀처럼 떨어지지 않는 것과 마찬가지로, 질병을 일으키는 곰팡이도 매우 집요하며, 이 곰팡이에 유효한 약이 없다는 것이 치료에 상당한 노력을 필요하게 만든다.

최근 많은 항생 물질이나 부신피질 호르몬을 치료에 사용하여 세균을 강력하게 억제시킨 결과, 내성(耐性)이 생겨 더 이상 이러한 약물에 영향을 받지 않는 곰팡이가 늘어 곰팡이로 인한 병의 치료가 더욱 어려워졌다. 이를 '균교대 감염*(superinfection)'이라고 하는데, 떡이나 빵 등에 이용되는 누룩곰팡이(*Aspergillus* 속)

나 털곰팡이(*Mucor* 속) 등 본래 인체에 기생하지 않는 곰팡이가 근래 인간의 폐나 그 밖의 내장에 침입하여 죽음에 이르게 하는 경우도 발생하고 있다. 이 밖에 피부를 침범하는 곰팡이 병으로서는 백선(白癬), 무좀 등이 잘 알려져 있으며, 효모균과 비슷한 칸디다증 균이 취사나 세탁 등의 가사에 쫓기는 가정주부의 손가락을 침범하는 경우가 증가하고 있다.

곰팡이 뿐만 아니라 세균이나 바이러스 등 미생물이 인체에 침입하여 질병을 일으키기 위해서는 여러 가지 조건이 필요하다. 이를 '감염요인'이라 하는데 여기에는 침입한 균의 조건과 사회환경적인 조건, 두 가지를 생각할 수 있다. 이러한 조건이 어느 정도 갖추어지지 않으면 균이 침입해도 발병되지 않는다.

균은 병원균과 비병원균으로 나룰 수 있는데, 병원균은 균의 독성이 강하여 인체에 침입했을 때 반드시 일정한 증상을 일으켜 병을 유발시킨다. 곰팡이의 경우, 일반적으로 동물에 감염을 일으키는 것들은 독성이 강하며 인체에도 치명적인 경향을 볼 수 있다. 이러한 곰팡이에 의한 대표적인 피부병이 무좀이다. 곰팡이의 감염은 사회적 조건이나 환경적 조건과 깊은 관계가 있다. 무좀이 문명국에 많다는 점, 농촌보다도 도시에 많다는 점에서 이들 관계를 볼 수 있는데, 도시 인구의 적게는 30%, 많게는 90% 정도가 무좀으로 고생함을 볼 수 있다. 예를 들어 아침 · 저녁으로 사람들로 가득 찬 전철을 타고 출근을 하는 샐러리맨은 여름에도 와이셔츠에 넥타이 차림이며, 또 회사에서는 항상 구두를 신고 있어 곰팡이가 증식하기 쉽다. 특히 공장에서는 위험 방지용 안전화의 사용이 의

* 균교대감염(Superinfection): 세포 또는 개체가 어떤 종의 병원체에 감염되어 있는 상태에서 다시 동종 또는 이종의 병원체에 감염되는 것

무적인데, 이는 전혀 통기성이 없고 무좀 예방 차원에서 볼 때 '위험천만'이라고 하겠다. 또한 제철소나 탄광 등은 고온 · 다습한 환경을 피할 수 없다. 사실 이와 같은 직장에서 일하는 사람들은 다른 직장에 비해 무좀에 걸릴 확률이 높다고 한다. 최근에는 직장뿐만 아니라 가정에서도 겨울에 난방 설비가 완비되어 추위를 모르고 살아가게 되었는데 그 때문에 한겨울이라도 한여름과 같은 모양의 무좀이 쉴 틈 없이 생기기도 한다.

일반적으로 무좀과 기후의 관계는 밀접하여 기온이 섭씨 15℃, 습도 70% 이상이 되면 무좀 환자가 증가하고, 이 조건 중 하나라도 결여되면 무좀환자가 감소되는 것으로 밝혀졌다. 즉 고온과 다습의 두 가지 조건이 갖추어지지 않는다면 무좀은 늘지 않을 것이다. 하지만 앞으로 엘니뇨 현상으로 지구의 온도가 갈수록 높아진다니 무좀은 더욱 인간을 괴롭힐 수밖에 없을 것이다.

무좀은 곰팡이의 일종인 피부사상균이 피부의 각질층에 기생하여 피부, 손발톱 및 모발에 나타나는 질환을 일컫는다. 무좀은 각질층이 있는 피부 어느 부위에나 생길 수 있으며, 발생 부위에 따라 두부 무좀, 체부 무좀, 완선(사타구니), 수염 무좀, 안면 무좀, 손 무좀, 발 무좀으로 분류된다.

이중 가장 흔한 발 무좀은 전체 무좀의 약 40%를 차지하며 발가락 사이가 짓무르는 지간형, 발바닥 전체의 각질이 두꺼워지고 자각증상이 별로 없는 각화형, 발바닥과 발 옆에 작은 물집이 다수 생기고 상당히 가려운 소수포형으로 구분하는데 여러 형태가 복합되어 발생하는 경우가 많다. 발 무좀은 목욕탕, 수영장, 찜질방 등 사람이 많이 모이는 곳에서 환자에게서 떨어져 나온 각질에 있는 진균(곰팡이)이 발의 미세한 상처를 통해 전염된다. 발은 땀을 많이 흘리는데다 통풍이 잘 되지 않는 신발을 신을 경우 습도가 높아지고 보행에 의한 기계적 자극으로 피부의 손상이 생겨 감염이 쉽게 일어날 수 있다.

손발톱 무좀은 모든 손발톱 질환의 50%를 차지하며 나이가 들수록 면역 기능이 떨어지고 당뇨나 말초 혈관 질환 등이 많이 생기면서 유병률이 증가한다. 발톱이 손톱보다 4~10배 더 흔히 감염된다. 손발톱 무좀의 90%는 피부사상균에 의한 것이지만 손톱에 생긴 경우 1/3이 칸디다라는 효모균에 의해 발생한다. 발톱 무좀은 발 무좀을 방치하여 발톱까지 전파된 경우가 대부분이지만 손톱 무좀은 발톱 무좀이 아주 심한 경우 손톱까지 퍼지는 경우가 있으며 칸디다에 의해 생긴 경우엔 주로 물일을 많이 하는 사람에 생긴다.

손발톱 무좀은 보기 흉할 뿐만 아니라 환자자신의 다른 부위와 남에게 옮기는 감염원이 되고 이환된 손발톱이 점차 휘고 두꺼워져서 깎기 힘들어지고 살 속으로 파고들거나 보행에 불편을 초래한다. 더구나 통증을 유발하고 연조직에 염증을 유발하거나 환자의 자존감을 떨어뜨려 사회생활에 지장을 줄 수 있다. 발 외의 부위에 생기는 무좀은 주로 경계가 명확하고 원심성으로 펴져나가는 원상 내지 반원형의 각질을 동반한 홍반성 병변이 특징이다. 경계 부위에 구진(papule : 피부에 나타나는 작은 발진), 작은 물집, 농포가 보이기도 한다. 점점 커지고 중앙 부위의 병변이 치유되면서 각질과 갈색의 과색소 침착이 남는다. 완선은 성인남성에 흔한데 여름엔 악화되고 겨울엔 호전되어 착색반만 관찰되는 경우가 많다. 두부 무좀은 1950~1970년대엔 흔했으나 현재는 드문 질환으로 주로 학동기 소아에서 관찰되며 진균이 두피의 각질층을 침범한 후 모낭을 따라 밑으로 전파되어 모발이 빠지거나 끊어지고 균주에 따라 때로는 매우 심한 염증을 일으키기도 한다. 그런데 최근 일본에서는 해산물인 해삼에 들어 있는 물질이 무좀균을 사멸시키는 것으로 밝혀져 무좀 치료약으로 활용되고 있다.

해삼의 무좀약 성분

원래 해삼은 바다의 인삼이라 불리었고 글자 그대로 인삼처럼 약용으로 많이 쓰였으며 요리 및 강정 식품으로 널리 애용되어 왔다. 또한 단백질을 비롯해 칼슘, 인, 철분 등이 많은 식품으로 식욕을 돋우고 신진 대사를 원활히 해주며 칼로리가 적어 비만증 예방에 효과적이다. 겨울에 날로 먹는 해삼(동지 전후가 가장 맛있다고 하여 동지 해삼이라고도 함)보다는 여름에 말린 해삼이 맛과 영양 면에서 더 좋다. 해삼에 들어있는 요오드는 해삼을 말리면 그 농도가 한층 증가되어 심장을 튼튼하게 해 준다고 한다. 말린 해삼은 물에 담가 두거나 삶으면 소화가 잘되고, 물에 불려서 초(醋)를 가미해 먹으면 고혈압에도 효과가 있다.

해삼에는 콘드로이틴 황산이라는 성분이 있어 피부와 혈관의 노화를 막고 동맥경화를 예방할 수 있다. 또한 해삼에는 칼슘과 탄닌 성분이 있어 암과 위궤양에 약효를 발휘한다. 또 담즙 성분인 타우린도 많이 들어 있어 빈혈을 예방 · 치료하고 간장의 운동을 원활하게 한다.

해삼을 언제부터 식용으로 이용하기 시작했는지는 불명확하지만, 일본의 "고서기(古書記, 712년)"에 해삼에 관한 이야기가 있다. 이것은 유사 이전부터 일본인에 있어 해삼이 아주 가까이 존재하고 있었다는 것을 나타내는 것이다. 평성경적(平城京跡)에서 발굴된 목간(木簡) 중에 '熬海鼠(건해삼)'이라고 쓰여진 하찰(下札)

도 볼 수 있어 지방의 특산물로서 건해삼이 야마도 조정에 보내졌다는 이야기가 있다.

해삼은 옛 문헌에 '海鼠' 또는 바다의 인삼이라는 의미로 '海蔘'이라고 기록되어 있다. 약용에 관한 내용 중 특히 무좀과 관련해서 보면, 먼저 "본초강목(本草綱目)"에 '해삼의 건조 분말을 화농의 상처 표면에 도포하면 그 표면을 청정화하여 치유된다.'라고 기록되어 있다. 또한 "본조식람(本朝食鑑)"에는 '머리에 생긴 백독(白禿, 머리에 나는 부스럼의 일종)에는 살아있는 해삼의 배를 갈라 내장을 제거하고 두꺼운 종이와 같이 납작하게 만들어 머리환부에 붙이면 치유된다.'라고 기록되어 있다. 이러한 기록은 해삼의 조직재생 촉진인자의 존재와 몸체에 무좀에 대한 유효 성분이 함유되어 있음을 시사하고 있다.

이러한 문헌과는 달리 '해삼의 삶은 즙이 무좀에 효과가 있다'라는 구전(口傳)과 해삼을 사용해 무좀을 치료한 체험담 및 치료 경과를 기본으로 그 유효성을 확인하기 위해 연구한 결과, 해삼에서 곰팡이 균을 죽일 수 있는 물질이 발견되었다. 이 물질이 바로 홀로톡신(holotoxin)이다. 홀로톡신은 사포닌체이며, 홀로톡신 A, B 및 C의 세 성분으로 이루어진 혼합물인 것으로 밝혀졌다.

또한 홀로톡신의 항곰팡이 활성 발현에는 당 사슬 부분의 3차 구조가 중요한 역할을 하는 것으로 알려져 있다. 이를 이용한 일본의 홀로스린사(Holosrin.co.,)에서 실시한 임상 실험 결과, 현저한 효과 29.5%, 유효 49.6%, 약간 유효 7.2%로 효과가 인정된 것이 86.3%였으며 불과 13.7% 만이 효과가 없는 것으로 나타났다.

또 질환별 유효율에 있어서도 '약간 유효' 이상은 한포상백선(무좀) 83.8%, 완선(頑癬) 91.3%, 피부 칸디다증 75.0%, 칸디다성 지문 미란증 100.0%, 어루러기〔癜風〕 100.0%, 기타 기계충〔白癬症〕 100.0%로 높은 유효성이 인정되었다. 또 인정된 부작용은 자극, 홍조, 피부염, 동통(疼痛), 부스럼증, 가려움증 등 9가지 예로 그 발현율은 9.5%였다고 한다. 종합적으로 판단한 의사에 의하면, 홀로톡신은 자극과 부작용이 적은 약제로서 활용이 가능하다고 하였다. 그리고 홀로톡신 농도가 일반적인 무좀 치료제에 비해 상당히 낮은데도 불구하고 충분한 치료 효과가 나타났으며, 더구나 장기간 사용해도 치료 효과가 저하되지 않는 것으로 보아 백선균이 소위 약제 내성을 획득하지 못했으며, 외부에 바르기만 해도 손톱 무좀이 치료되는 효과가 있다고 한다.

이러한 홀로톡신 제제의 특이성은 사포닌체라는 화학 구조상의 특이성에 의한 것이라고만 볼 수 없지만 백선균의 생리뿐만 아니라 인체의 생리에도 복잡하게 관련되어 있기 때문이 아닌가 생각된다. 우리 조상들이 무좀에 대한 해삼의 특이성을 체험을 통해 발견한 것에 대해 그저 경이로울 뿐이다.

22 정어리 같은 고핵산 생선의 노화 방지

우리 몸의 생성 과정

'피부에서 물기가 없어지고 윤기가 가신다. 또한 주름이 늘고 피부색도 밝지 못하다.' '얼굴의 탄력이 없어지고 눈까풀, 볼, 턱의 피부가 느슨하게 처지기 시작한다.' '머리카락이 가늘어지며 이마에 주름이 잡히고 앞머리가 듬성듬성 빠진다든지, 흰머리가 생기기 시작한다.' 신체에 이러한 현상이 나타나면 싫든 좋든 간에 자기의 몸에 노화 현상이 일어나고 있다는 사실을 깨닫게 된다. 그러나 왜 이러한 현상이 일어나는가 하는 이유를 우리는 알아야 한다. 우리들의 몸은 60조 개의 세포로 형성되어 있다. 사람의 피부, 근육, 심장, 뇌, 눈, 머리카락, 손, 발톱 등은 전부 세포의 집합체인 것이다. 물론 피부는 부드럽고 손, 발톱은 딱딱한 것처럼 세포에는 여러 가지 종류가 있지만 세포라는 면에서는 똑같은 것이다.

신체가 노화한다는 것은 세포가 노화하기 때문이다. 그러면 세포가 노화하는 것은 어떤 이유에서 그렇게 되는 것인가? 그것을 이해하기 전에 신체의 생성 과정을 간단히 살펴보자. 신체가 생겨나는 시작은 정자와 난자가 합체(合體)한 수정란으로서 단지 한 개의 세포로 시작된다. 생물학적으로 볼 때 인간 신체의 성장이 일단 끝나는 것은 20세라고 한다. 불과 한 개뿐이던 세포가 20여 년 동안에

60조 개의 세포로 분열하는 현상이란 얼마나 경이적인 생명력인가. 이러한 세포의 분열을 지배하는 것이 DNA(데옥시리보 핵산)이다.

이 DNA가 세포를 만들어 내고 몸에 필요한 단백질을 만들어 내는 것이다. 이 핵산이 우리들의 신체를 태어나서 죽을 때까지 지배하고 있는 것이다. 하나의 전형적인 세포는 직경이 10마이크론 정도의 작은 공 모양을 하고 있기 때문에 1천 개를 늘어놓아 봐도 1센티미터도 안 된다. 이 세포의 중심에는 세포의 4분의 1정도 크기의 핵이 있다. 이 핵 속에 핵산이란 DNA가 들어 있다. 이 DNA는 인간만이 아니라 소나 쥐, 생선, 곤충, 미생물에 이르기까지 지구 상에서 살고 있는 1백 35만 종의 모든 생물 세포 속에 내포되어 있는 가장 중요한 것이다. 나이가 먹을수록 심장, 간장, 기관지, 혈압 등에 이상이 생겨 성인병에 걸리기 쉬운데, 이러한 노화 현상과 DNA의 연관은 DNA가 담당해 내는 두 개의 역할을 이해한다면 쉽게 알 수 있을 것이다. DNA의 첫 번째 역할은 똑같은 DNA를 만들어 내는 것이다. DNA 복제는 세포 분열에 앞서 핵 속에서 일어난다. 낡은 핵에서 분열한 새로운 핵은 그 속에 전달된 DNA가 정하는 대로 새로운 세포를 만들어 간다. 생물의 생성과정에서는 계속 세포를 분열시킴으로써 신체를 만들고 다시 신체가 만들어지고 나면 이번에는 낡아진 세포를 새로운 세포로 교환해 간다. DNA는 정확하게 자기의 복제를 만들어 내고 있다. 그러나 이 DNA가 조금이라도 실패를 한다면 어떻게 될까?

DNA가 세포 구조의 모든 것을 결정한다. 기형의 DNA를 내포한 세포가 생식 세포의 정자나 난자일 경우에 신생아가 선천성 기형아로 태어날 수가 있다. 기형의 DNA가 생식 세포가 아니고 피부나 간장의 세포일 경우에는 그 불완전한

DNA의 지령에 의해 만들어지는 새로운 피부나 간장의 세포 역시 불완전한 것일 수밖에 없다. 그것은 암세포와 같이 눈에 띄는 형태로 나타나는 경우도 있고, 보통은 막연하게 기능 저하를 가져온다든지 또는 피부나 머리카락의 노화나 간장, 심장의 쇠퇴라는 형태로 나타나는 경우가 더 많다. DNA의 두 번째 역할은 단백질을 만들어 내는 일이다. 인간의 신체는 심장, 혈액, 피부 등 모두 단백질이 주성분으로 이루어져 있다. 이 단백질을 합성하는 일은 DNA에만 맡겨진 일이다. 이때에 DNA는 RNA(리보 핵산)의 도움을 받아 단백질의 구성 요소인 아미노산을 조합해서 단백질을 만들게 되는데, 아미노산의 배열 방법은 이미 DNA에 들어있는 유전 정보의 지시에 따라서 이루어지는 것이다.

노화의 원인

DNA가 조금이라도 잘못되어 실패한다면 완전한 단백질이 합성될 수 없다. 이러한 불완전한 단백질은 불완전한 상태로 신체의 구성 요소가 된다. 또한 DNA의 기능 저하는 단백질 합성 능력의 스피드를 잃게 한다. 따라서 피부나 머리카락 또는 내장의 세포를 변질시키고 손실을 가져오며 이는 쉽게 회복되지 못한다. 이것은 앞에서 이야기한 노화 현상과 만성 성인병을 일으키는 원인이 된다.

DNA의 기능이 저하되는 원인은 다양하며, 바이러스나 엑스선(X선), 우주선, 독물 등 외부 원인에 의해 손상을 입는 경우도 있다. 그러나 여기서 문제 삼고자 하는 것은 그러한 특수한 경우가 아니라 누구나 겪을 수 있는 일반적인 DNA 손상에 관한 이야기를 다루고자 한다.

젊은이의 피부가 건강하고 아름답게 빛나고 머릿결이 윤이 나며 탐스러운 것은 왜 그런 것인가? 인간이 태어나서 20년에 걸친 성장 기간에는 세포 분열의 스피드가 빠르고 이와 맞추어 계속해서 단백질이 합성되기 때문이다. 이것은 바로 DNA와 RNA의 두 개의 핵산이 풍부하고 활발하게 활동하기 때문이라고 하겠다. 더 중요한 사실은 이 생생하고 젊음이 넘치는 건강한 핵산은 새로운 세포나 단백질을 합성해 낼 때 실패하는 일이 거의 없다는 것이다. 만일 핵산의 기능이 저하되지 않는다면 인간의 신체는 태어난 그대로 아무런 손상도 입지 않은 채 삶을 계속할 수 있을 것이다.

그러나 인간은 해를 거듭할수록 점차로 늙어 가고 마침내는 죽어야 하는 운명을 안고 있다. 그처럼 활발했던 핵산의 기능이 언제부터 잃게 되는 것인가?

핵산은 체내에서 단백질과 탄수화물을 사용해서 합성되고 있다. 확실히 20세까지의 성장 기간에는 핵산은 충분하게 사용하고도 남을 만큼 신체 속에서 합성할 수가 있다. 그런데 성장기를 지난 후 인간의 신체는 핵산의 합성 능력이 극단적으로 쇠퇴하고 만다. 체내에서 합성되는 것만으로는 세포 분열이나 단백질의 생성은 감당하기 어렵다. 거기에 핵산의 절대량이 부족하면 새롭게 만들어 내는 DNA가 불완전하여 점차 질이 좋지 않은 세포가 만들어지게 된다.

우리가 어렸을 때 입은 상처는 쉽게 낫고 상처가 크거나 깊은 상처가 아니면 말끔히 없어지는 때가 많다. 골절을 당했을 경우도 '젊은이들은 빨리 낫는다.'고 한다. 그러나 나이를 먹어갈수록 상처나 골절이 조속하게 치료되지 않는다. 또한 상처의 흔적이 그대로 남는다. 이것은 다름이 아니라 신체가 연령과 더불어 쇠퇴하여 거기에 상응하는 핵산의 능력이 저하했기 때문이다. 그 때문에 손상을 입은 세포가 재생되지 않는 것이다.

역으로 이야기하면 20세 이후에 신체에 일어난 상처의 대부분은 핵산의 능력이 약해졌기 때문에 정상적이고 건강한 세포나 적당량의 단백질이 원활하게 만들어지지 않는 데에 그 원인이 있다 하겠다. 물론 노화 현상이나 만성병의 대부분의 원인을 핵산의 기능 저하로만 설명할 수 없지만 핵산의 능력이 쇠퇴한 것이 어떠한 형태로든 관계가 있다는 것은 의심할 여지가 없다.

노화의 예방

나이가 들면 늙어 가는 것은 어쩔 수 없는 일이라고 누구나 체념해 왔다. 그러나 서서히 노화의 정체가 밝혀지고 있고, 동시에 노화를 방지할 수 있는 방법도 발표되기 시작되고 있다.

만일 우리들이 20세 이전의 싱싱한 핵산을 항상 몸에 갖고 있으면 우리들의 신체는 쇠퇴할 이유가 없다. 그러면 도대체 무엇에서 핵산을 섭취하면 좋을 것인가. 핵산은 어떤 생물의 세포에도 반드시 내포되어 있으며 우리들은 매일 식사를 함으로써 핵산을 섭취하고 있다.

그러나 지금까지의 영양학자들은 핵산을 외부로부터 적극적으로 받아들이지 않아도 된다고 생각했다. 왜냐하면, 핵산은 체내에서 충분한 양만큼 합성된다고 생각하고 있었기 때문이다. 아니 어쩌면 핵산의 성분인 아데닌과 구아닌은 체내 요산의 농도를 높여 통풍이나 신장 결석의 원인이 된다는 이유에서 핵산을 많이 함유한 식품을 배제했을지도 모른다.

그러나 세포의 활동을 정상적으로 활발하게 하는 것이 노화를 예방하고 젊음을 가져오게 하는 것이다. 그래서 핵산은 섭취할 필요가 없는 영양소가 아니라 적극적으로 섭취해야 할 영양소인 것이다.

핵산은 모든 생물의 세포에 들어 있다. 인간의 하나의 세포에 있는 DNA의 실제 길이는 174cm이다. 이 DNA의 길이는 생물의 종류에 따라 다르다. 예컨대 닭은 77.5cm, 소는 198cm, 옥파는 1,683cm에 이른다. 다시 말해 생물의 종류에 따라 하나의 세포 내의 핵산 함유량이 이미 결정되어 있는 것이다. 여기서 한 가지 주의해 둘 점이 있다. 대표적인 저핵산 식품은 달걀과 우유로 핵산 함유량이 거의 제로에 가깝다. 그러나 닭의 DNA는 결코 적지 않으며 소도 DNA가 풍부하다. 달걀은 거대한 단 한 개의 세포에 불과하며, 핵산도 그 하나의 세포에 해당하는 분량밖에 없는 것이다. 우유는 세포가 아닌 분비물이기에 세포 속에만 있는 핵산은 들어 있지 않다. 효과적으로 핵산을 섭취하려면 높은 핵산 함유량을 가지고 있는 식품을 먹지 않으면 안된다. 저핵산의 세포를 아무리 많이 먹었다고 해도 아무 보탬도 되지 않을 뿐만 아니라 오히려 칼로리를 과잉 섭취하는 사태가 되는 수도 있다.

우리의 체력이 아직 20대와 같은 젊음이 있는지 테스트해 보는 데는 측정자나 특별한 기구가 필요하지 않다. 빌딩의 계단을 하나 건너씩 밟고 올라갈 수 있는지 확인해 보면 된다. 여기서 2층 정도의 계단을 올라가도 숨이 차지 않으면 아직 젊다고 볼 수 있다. 그러나 반대로 숨이 가쁘고 몸놀림을 하기 어려운 상태가 된다면 폐의 기능이 확실하게 저하해 가고 있는 것이다.

연령과 함께 폐의 기능이 저하하기 때문에 호흡이 힘들어 불쾌감을 느끼게 되고 거기에 몸의 세포 하나하나에서 산소 부족 현상이 일어난다. 세포가 에너지를 만들 때 산소를 필요로 하는데 산소가 충분히 공급되지 않으면 당연히 에너지는 감소하게 된다. 그러면 세포의 활동이 약해져 더욱 노화를 촉진하는 악순환이 이루어진다.

그러나 핵산을 섭취하면 보다 적은 산소로도 몸속의 세포가 충분하게 활동을 유지할 수 있다. 다시 말해서 핵산 요법은 호흡 기능을 직접 회복시키지는 못하지만 호흡하는 산소를 보다 효과적으로 사용할 수 있도록 도움을 준다.

이러한 사실은 쥐에 대한 실험을 통해서도 증명되었다. 고핵산 식이에 의해 사육된 7마리 쥐와 보통 사료로 사육한 7마리 쥐를 함께 유리병 속에 한 마리씩 넣고 밀봉한 후 쥐가 생존해 있는 시간을 기록했다. 결과적으로, 고핵산 식이 섭취군의 쥐는 다른 군의 쥐보다 48%나 오래 살았으며, 다른 군의 쥐들보다 훨씬 활발하게 돌아다녔다. 고핵산 식이 섭취군 중에서 움직임이 둔한 쥐가 한 마리 있었지만 핵산으로 사육되지 않은 쥐보다 두 배는 오래 살았다.

핵산 함유량은 표 22-1에서 볼 수 있는 바와 같이 생선에 많이 들어 있다. 이들 생선 중에 있는 핵산을 섭취하면 우리 몸에 들어 있는 핵산으로서 그대로 역할을 하는 것이 아니라 분해되어 사람의 핵산 합성에 구성 성분이 되는 것이다. 이는 우리가 먹는 단백질이 분해되어 아미노산으로 되고 이것이 흡수되어 우리 몸에 필요한 단백질의 합성 원료가 되는 것과 마찬가지인 것이다.

표 22-1 식품의 핵산 함유량

(mg/100g)

식품명	함유량
정어리(통조림)	590
닭 간	402※
정어리(생선)	343
멸치	341
연어	289
소 간	268※
돼지 간	259※
굴(통조림)	239※
고등어(생선)	203
완두콩	173
오징어	100※
송아지 간	88※
대합	85※
넙치	82
소골 [牛腦]	61※

* 주1) 식품 100g 중의 핵산 함유량(단위: mg)

주2) ※ 콜레스테롤 값은 높으나 중요한 영양소가 풍부한 식품

핵산의 관절염 치료 효과

미국의 저명한 의사인 벤자민 플랑크 박사는 정어리에서 추출한 핵산을 관절염 환자에게 투여한 경우, 재발이 되지 않아 근본적으로 치료되었다고 보고한 바 있다.

정어리 한 마리(112g)에는 0.6g 이상의 핵산이 함유되어 있다. 더구나 정어리는 핵산의 활동을 돕는 각종의 비타민류가 풍부하고 그 외에 콜레스테롤 값을 내리는 효과가 있는 '바나듐'이라고 하는 미네랄을 가지고 있다. 이러한 미네랄은 동물성 식품에서 절대로 얻을 수 없는 것이다.

우리나라나 일본이나 바닷가에 살고 있는 사람들이 장수하는 것으로 나타났다. 그것은 아마도 생선과 해조류를 많이 먹고 살기 때문이 아닌가 생각된다. 정어리, 멸치, 고등어 등과 같은 생선과 해조류를 많이 먹는 것이 노화를 방지하며 장수하는 비결이 될지도 모른다. 여기에다 적당한 운동과 긍정적인 사고방식을 갖고 살아간다면 더욱 장수할 수 있을 것이다.

23 패류에 많은 타우린 의약품

BLUE OCEAN HEALTH CARE

타우린의 효능

기원전 400년 의학의 원조라고 불리었던 히포크라테스는 그 당시에 질병은 음식으로 고칠 수 있으며, 적절한 음식의 선택이 건강의 길로 인도하는 것이라고 지적하였다. 또한 현대 의학은 만성 퇴행성 질환을 '식원병(食原病)'이라 부르는 등 매일 접하고 있는 음식과 밀접한 관계가 있음을 밝히고 있다. 신체의 건강을 위해서는 필수 아미노산 외에 16종의 비타민과 17종의 무기질 등 40종 이상의 영양소가 필요한 것으로 밝혀져 있다.

이들 영양소의 체내 역할은 다양하며 상호 간에 유기적인 관계가 있으므로 한 가지 영양소라도 과다 또는 부족하면 영양상 균형이 깨어져 건강에 해를 미치는 것이다.

따라서 올바른 식품과 영양에 대한 지식이 일상의 식생활에 적극적으로 반영된다면 많은 사람들이 '식원병'을 예방할 수 있으며, 건강을 유지할 수 있을 것이다. 이로 인하여 우리나라뿐만 아니라 세계 각국은 식품 중에 존재하는 성분 중에서 아직 밝혀지지 않은 생리 기능성 성분을 밝히는데 최선을 다하고 있다.

그 중에서도 수산물 중 어패류에 많이 들어 있는 타우린(taurine)의 생리 활성이 최근에 밝혀지면서 세계적인 관심의 대상이 되고 있다.

타우린은 1827년 티드만(Tiedman) 과 그멜린(Gmelim)에 의해 담즙에서 분리되어 알려지게 된 물질이다. 타우린은 아미노산의 일종으로 문어, 오징어, 새우, 조개류 등에 많이 들어 있다. 가식부(可食部) 100g에 대한 타우린의 양은 문어 1,670.0㎎, 바다참게 2,449.6㎎, 오징어 341.6㎎, 가막조개 630㎎, 새조개 1,660㎎, 해삼 400㎎, 대합 1,080㎎, 굴 1,080㎎이 들어 있다.

타우린은 사람의 체내에서도 만들어지는데 그 양은 매우 적어서 어린이와 노인들에게는 준필수 아미노산이라고 할 정도이다. 원래 타우린(β-aminoethane sulfonate)은 아미노산 구조 중 카르복실기(-COOH)가 술포닐(-SO_3H)로 치환된 분자량 125.14 달톤인 일종의 아미노산 유도체이다. 보통 아미노산은 아미노카르복시산을 말하지만 타우린과 같은 아미노술폰산도 생체 내 대사가 아미노카르복시산과 아주 유사하기 때문에 최근에는 타우린도 아미노산이라 부르고 있다. 타우린은 무색, 기둥 모양의 결정, 융점 240±0.5℃이며, 수용성으로 에탄올과 에테르에는 거의 녹지 않는 분자내 염($^+H_3N\text{-}CH_2CH_2\text{-}SO_3^-$)의 형태를 가지기 때문에 수용액에서 중성이다.

타우린은 지금부터 170여 년 전에 발견된 생체 성분임에도 불구하고 그것의 생리 작용에 대해서는 해산 동물에 있어서 삼투압 조절 물질로서, 환형동물에서는 근육 수축의 에너지 물질로서, 또한 고등 동물에서는 담즙산 생성에 관여하는 것으로만 알려져 있었다. 그러나 1980년 중반 이후부터 타우린이 동맥경화, 고혈압, 뇌졸중, 심부전 등의 성인병에 유효하다는 연구 결과가 계속 보고됨에 따라 그 중요성이 재조명되고 있다.

이러한 성인병에 대한 효과는 타우린의 특이한 생리 작용에서 찾을 수 있다.

타우린의 대표적인 생리 작용으로 담즙산 생산 작용, 콜레스테롤 조절 작용, 세포막 이온 이동 조절 작용, 항산화 작용, 신경 전달 물질로서의 작용을 들 수 있다. 동물들의 초유에 많이 포함되어 있는 타우린은 포유류의 생체 내 거의 모든 조직에 함유되어 있으며 체액보다는 조직과 세포 내에 농축되어 있고, 특히 수명에 직접 관련된 심장, 골격근, 뇌, 생식기에 고농도로 존재한다. 우리는 흔히들 '쥐 잡는 고양이'라는 말을 많이 쓰는데, 일반적으로 고양이는 타우린의 생합성 능력이 없는 동물로서, 만일 타우린이 없는 사료로 고양이를 사육하면 곧 망막에 변성이 오고 몇 주 후에는 완전히 실명하게 된다. 그러므로 타우린을 체내에서 합성할 수 없는 고양이는 쥐를 잡아먹음으로써 부족한 타우린을 보충하게 된다. 이러한 사실들은 생체가 생리적 기능을 유지하는데 있어서 타우린이 얼마나 중요한 역할을 하고 있는지를 시사하는 것이다.

타우린은 건강한 상태에서는 항상 일정하게 유지되는데, 어떤 자극이나 장해를 받으면 체내 동태에 변화가 생기게 된다. 스트레스를 받거나 세균 감염이 되거나 수술이나 외상 또는 방사선 조사를 받는다든가 과도한 알코올을 섭취하게 되면 오줌으로 배설되는 타우린 양은 평상시의 2~4배로 급격히 증가하게 된다. 결국 타우린의 체내 함량은 감소하게 되고 타우린에 의해 조절되던 생리적 밸런스는 깨져서 각종 질환으로 이어지게 된다. 이러한 경우 다시 생리적 밸런스를 유지하기 위해 외부에서 보충되어야 할 타우린 양은 200~1,000㎎ 정도가 되며, 만일 질병 상태라면 질환에 따라 다르겠지만 1일 1,000㎎ 이상이 필요하게 된다. 그렇기 때문에 외부로부터 받은 자극이나 장애를 극복하거나 노화 현상으로 나타나는 성인병을 예방 및 치료하기 위해 타우린 함량이 높은 어패류를 자주 섭취하는 것이 좋다.

(1) 심장 보호 작용

심장 세포에는 타우린이 고농도로 존재하며, 아미노산 중에서 두 번째로 함량이 많다. 심장 수축력을 좌우하는 칼슘 이온이 적으면 심장 수축도 덜 일어나 심장 내 혈액이 남아 있는 울혈성 심부전* 상태와 비슷해지고, 많으면 과도한 수축으로 심근 세포에 손상이 오게 된다. 그런데 타우린이 심장에서 바로 이 칼슘 이온 농도를 조절하는 조절자 역할을 한다. 칼슘 이온이 정상 생리 농도일 때 타우린은 심장 수축에 아무런 영향을 주지 않는다. 그러나 정상 이하의 칼슘 이온 농도일 때는 반대로 심장 수축력을 감소시킴으로서 조절 작용을 하는 것이다. 이러한 타우린은 아주 오래 전부터 강심제*로 보고되어 왔다. 실제로 이탈리아 "의약품집(Anno)"에는 타우린 500㎎ 캡슐제가 협심증, 심근경색, 만성 관상 심질환의 효능을 갖는 의약품으로 수록되어 있고 현재도 시판되고 있다.

(2) 고혈압에 대한 작용

타우린은 고혈압 자연 발증 흰쥐의 혈압을 저하시키지만 정상적인 흰쥐의 혈압은 떨어뜨리지 않는다. 이와 같은 효과가 본태성 고혈압 환자에게도 나타나고

* 울혈성 심부전(Congestive heart failure): 심장의 기능이 떨어져 숨이 가쁘고 부종이 생기며 염분 및 수분의 비정상적인 축적을 특징으로 하는 질병

* 강심제(Cardiotonic drug): 심장이 신체 장기 조직에 필요한 혈액을 충분히 공급할 수 없게 된 심부전 상태의 치료에 쓰이는 약물

있다. 고혈압 자연 발증 흰쥐의 뇌에서는 시스테인 이산화효소(cysteine dioxygenase)의 활성이 저하되어 있고, 타우린 농도도 감소되어 있다는 보고가 있다. 또한, 타우린은 지질이나 콜레스테롤 대사를 개선하는 효과가 있고, 동맥경화나 혈전증의 예방에 유효한 것으로 밝혀졌다.

(3) 담즙산 해독 작용

간장에서 콜레스테롤로부터 생합성된 담즙산 중 콜산(cholic acid)과 데옥시콜산(deoxycholic acid)과 같은 1차 담즙산 중 리도콜산(lithocholic acid)은 담즙으로 분비되기 전에 글리신이나 타우린과 중합체를 형성한다. 글리신 또는 타우린이 담즙산과 중합체를 형성하는 이유는 물론 장에서 지방 흡수를 촉진시키기 위한 것도 있지만 그보다는 담즙산을 해독시키기 위해서이다. 그리고 타우린 중합체가 글리신 중합체보다 수량도 높고 독성이 낮은 것으로 밝혀져 담즙산 해독제로 연구되고 있다.

(4) 세포 내 독성 물질 제거

타우린은 망막, 호중구와 같은 곳에서 산화물이 생기기 쉬운 세포나 조직 속에 매우 높은 농도로 존재한다. 망막은 빛과 효소의 작용으로 각종 산화물이 생기기 쉬운 곳이고, 호중구는 식균 작용 중에 효소에 의해 산화물이 생성되는 곳이다. 이들 산화물로부터 세포를 보호하기 위해서 생체는 산화물을 처리하는 저분자의 청소차를 필요로 하는데 타우린이 바로 이 역할을 담당하고 있다.

최근 공해 물질인 산소나 질소의 산화물들이 폐에 손상을 일으키기 때문에 많은 문제가 되고 있다. 공해 물질에 의한 폐의 손상 역시 타우린 투여에 의해 예방할 수 있다. 타우린의 이러한 폐 손상 예방 효과는 산소 산화물인 오존으로 처리한 동물 실험에서도 재차 확인되었다. 산화제인 자유 라디칼(free radical)이 세포막과 반응하기 전에 타우린이 이들을 제거해 버리기 때문에 예방 효과가 나타나는 것이다.

(5) 공해에 의한 폐 손상 방어

심각하게 오염된 대기 중에 노출된 현대인의 폐는 산화성 오염 물질에 의해 언제라도 손상받을 수 있는 상태에 놓여 있다. 오존과 아질산가스는 대표적인 오염 물질이며, 특히 오존은 스모그의 주요 성분이기도 하다. 오존과 아질산가스는 강력한 산화제로 기도를 따라 인체에 흡입되면 기도와 폐의 표피 세포를 파괴하고, 조직 내 모세 혈관의 내피 세포를 파괴하여 기관지 부종과 비대증을 유발한다. 이렇게 되면 이를 방어하기 위해 주위의 면역 세포들(대식 세포와 다형핵 호중구)이 모여들게 되고, 이들이 활성화된다. 활성화된 면역 세포들은 염증 매개 물질을 분비하고 강력한 파괴력을 갖는 유해 산소류를 분비하게 된다. 이렇게 생성된 유해 산소류들은 세포를 더욱 심하게 파괴하여 기관지 및 폐의 염증 반응이 증폭되게 한다.

최근 뉴욕 재활 연구소의 슐러-리바이스(Schuller-Levis) 박사 등은 타우린이 오존과 같은 공해 물질에 의해 야기되는 폐의 손상을 효과적으로 방어한다는 연구 결과를 발표하였다. 이들은 타우린이 방어 효과를 갖는지 알아보기 위해서 타우린을 투여한 쥐와 투여하지 않은 쥐들을 밀폐된 공간에 가두고 오존을 흡입시킨 후, 폐를 적출하여 폐 조직을 검사하였다. 아무 것도 투여하지 않은 쥐에서보다 타우린을 투여한 쥐에서는 놀랍게도 폐의 손상이 현저히 감소하였다. 평상시에도 체내에서는 생체 대사 과정으로 유해 산소들이 끊임없이 생기기는 하지만 보통은 이들을 청소하는 효소와 생리 물질들이 존재하고 있어 신속하게 제거하고 있다. 그러나 외부로부터 흡입되는 산화물이 많은 경우, 자체처리 능력을 초과하게 되면 조직이 파괴되게 된다. 타우린은 폐에서 염화타우린 이라는 물질로 바뀌게 되고 이것들이 유해 산소들의 생성을 억제하는 것으로 밝혀졌다.

캐나다 셔브룩대학의 칸틴(Cantin) 교수는 사람의 폐 표피 세포를 이용한 실험을 통하여 타우린이 유해 산소류의 독성으로부터 폐를 보호한다는 사실을 명확히 밝혔다. 그는 사람의 폐 표피 세포에서 유해 산소를 제거하는 데 필요한 타우린의 양을 측정한 결과, 공해물질은 흡입했을 때와 같이 세포 내에 유해 산소가 많아진 경우에는 평상시보다 많은 타우린이 필요하며, 타우린의 양이 충분치 못하면 독성이 더욱 심화된다는 것을 발견하였다.

미국 생화학 연구소의 뱅크스(Banks) 박사팀과 버지니아대학의 마틴(Martin) 교수도 흰쥐의 폐 세포를 사용한 실험에서 같은 결과를 보고하고 있다. 쥐의 폐 세포에 오존가스를 주입하면 유해 산소에 의해 세포막 지질이 과산화되어 세포막이 변형되고 세포막의 기능이 저하되어 독성을 나타내게 된다. 그러나 타우린을 세포 배양지에 첨가하면, 세포 내로 타우린이 유입되어 타우린의 양이 증가되고 이때 오존 가스를 주입하면 세포독성이 예방된다는 것을 알아 내었다.

타우린의 이러한 방어 효과에 대해 아리조나대학의 헉스터블(Huxtable) 교수도 타우린이 생체내에서 환경 오염이나 독성 물질에 대한 방어기구로서 역할을 한다고 설명하고 있다. 따라서 공해에 무방비로 노출된 현대인에게 타우린의 결핍은 독성을 해소시키는 체내의 방어기구의 결핍과 동일한 것이다.

(6) 지방 조직에서의 지방대사 촉진

일본의 와타나베(Watanabe) 교수 등은 건강한 성인 남녀 각 9명에게 타우린을 1일 2g씩 2일 투여하고, 3㎞ 달리기를 시킨 후, 혈액 중 유리 지방산 양을 측정하였다. 타우린을 섭취한 성인은 타우린을 섭취하지 않은 성인보다 유리 지방산의 양이 유의성 있게 증가하였으며, 혈당치가 유지되고 피로를 덜 느끼는 것으로 나타났다. 이러한 결과는 운동 시 타우린 섭취는 에너지원의 공급 과정에서 당 대사보다는 지방 대사를 촉진시킴으로서 혈중 유리 지방산의 증가를 유도하는 것을 나타낸다.

타나카(Tanaka) 교수 등은 운동 시 유리 지방산의 공급에 대한 타우린의 효과를 연구하였다. 50주가 된 흰쥐의 부영환(副寧丸) 지방 조직을 사용하여 에피네프린(epinephrine)의 지방산 분해에 대한 타우린의 효과를 측정하였다. 2~20㎛의 타우린을 투여한 흰쥐는 지방 조직에서 유리 지방산 방출을 촉진시켰으며, 특히 불포화 지방산의 비율이 증가하는 것을 확인하였다. 운동할 때 지방산의 방출은 교감 신경계가 직접 관여하며, 카테콜아민(catecholamine)*이 지방 조직의 분해를 촉진시킨다. 이러한 카테콜아민의 지방 분해 촉진 과정에 타우린이 관여하여 지방 대사를 촉진시키는 것으로 보고하였다.

* 카테콜아민(Catecholamine): 활성화 기능이 있고, 신체내에서 신경전달물질과 호르몬의 기능을 하는 화학물질의 총칭

(7) 뇌 세포 보호

타우린은 척추동물의 뇌 속의 아미노산 중 가장 많이 존재하는 성분이다. 뇌에서 타우린은 신경 조절 활성, 삼투압 조절 활성, 항경련 활성을 나타낸다. 이러한 타우린은 신경계의 지속적인 흥분 시 신경 세포 밖으로 유리되어 억제성 신경 조절 활성을 나타내어 과도한 흥분을 억제하며, 신경 세포막 보호 활성과 삼투압 조절 기능과 더불어 흥분성 인자들에 의한 신경 조직 장애에 대해 방어 효과를 나타낸다. 또한 세포막 보호 효과와 항산화 효과는 퇴행성 신경 질환의 원인인 산소 라디칼에 의한 세포막 과산화 지질 생성을 억제함으로서 치매의 예방에도 유효할 것이다.

지금까지 살펴본 바와 같이 타우린은 해독 작용, 폐 손상 방어 작용, 뇌 세포 보호 작용, 지방 대사 촉진 작용, 고혈압 조절 작용 등의 생체 내에서 매우 중요한 생리 기능성 물질로서 작용하고 있다. 또한, 타우린은 고양이에게는 필수 아미노산이라고 알려져 있으며, 이것이 부족하면 시신경이 쇠약해져서 어두운 것을 보는 능력이 약화되기 때문에 시각 신경과도 밀접한 관계가 있다. 특히 모유에 많이 들어 있기 때문에 신생아의 성장 발육에서 필수 불가결한 것이며, 신생아의 신경과 뇌 발달에 필요한 것으로 생각된다.

24 냉동 인간을 살릴 수 있는 물고기의 부동성 단백질

냉동 인간, 살아날 수 있을까?

사람의 소망은 저마다 다르겠지만 대부분 사람들의 공통적이며 가장 큰 소망은 건강하게 천수를 누리며 살아가는 것이다. 인간의 최대 수명은 150년 정도로 추정되고 있으나 대부분의 사람들은 그 절반밖에 살지 못하고 병이나 사고로 인하여 사망하고 있다. 현재 우리나라에서는 1년에 약 7만 6천 명(2014년) 이상이 암으로 사망하며, 모든 질병 중 최대의 사망 요인이 되고 있으나 아직까지 완치율이 매우 낮은 실정이다.

그런데 미국에서는 암과 같은 불치(不治)의 병에 걸린 사람을 냉동해 두었다가 의술이 발달한 시기에 해동시켜 병을 고쳐 소생시켜 보자는 기묘한 방법이 등장하였다. 1959년부터 이 연구가 본격적으로 시작되어 벌써 수만 명의 냉동 인간이 영하 100℃ 이하의 저온 속에서 때를 기다리며 고이 잠들고 있다고 한다.

냉동 인간이 태동하게 된 것은 미국의 하이런드 파크대학의 교수였던 에팅거가 쓴 '不死의 展望'이란 책에 냉동 인간의 부활 문제가 다루어진 것을 마크 로딩이 읽고 자기의 부인이 심장병으로 죽음을 선고받자 냉동 인간법의 실천을 요청하면서 시작되었던 것이다.

그러나 냉동 인간 계획은 시작부터 미국 법조계의 합법성 유무 시비를 일으켰고 결국 실행은 거절당하고 부인은 사망하고 말았다. 이 사실이 미국 신문에 대서특필로 공개되자 온 세계가 떠들썩해졌고 결국 미국에서는 1959년에 연명협회(Life Extension Society)가 발족되고 당사자가 원한다면 이 방법을 실행해도 좋다는 서약서를 생존 시에 받아 두고 본인이 원하는 시기에 실행할 수 있다는 공인을 얻게 되었다.

사람을 냉동시킬 때는 혈액이 얼지 않도록 하는 물질을 혈액 속에 주입하는데 이것으로 체 조직 세포는 어느 정도 재생의 희망이 있지만 미세한 뇌 세포나 신경 세포는 현재의 기술로는 소생시키기 어려우므로 냉동인간의 소생은 불가능하다고 볼 수 있다.

물고기를 얼지 않게 하는 단백질

그런데 어떤 물고기는 영하 수십 도 이하에서도 생명을 유지하는 경우가 있다. 그것은 물고기의 체액이 동결되는 것을 방지할 수 있는 부동성(不凍性) 단백질(antifreeze protein)이라는 특수한 단백질을 물고기가 혈액이나 세포 속에 갖고 있기 때문이다.

포고테니아의 체내에는 '부동성 펩티드'라는 물질이 있어 바닷물이 어는 온도인 -19℃에서도 몸이 얼지 않는다(그림 24-1).

물고기의 부동성 단백질의 양은 수온이 낮을수록 더욱 증가되나 수온이 상승하면 오히려 감소되는데 이 부동성 단백질의 양에 따라 혈장의 어는 점도 변한다고 한다. 보통 부동성 단백질의 농도 변동은 수온이 계절에 따라 변동하는 곳

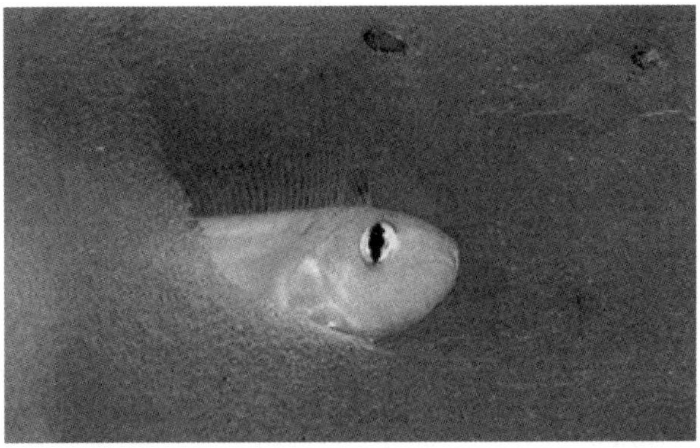

그림 24-1 남극해에 서식하는 포고테니아(Pogothenia borchgrevinki)가 은신처로 삼고 있는 빙산의 얼음

에서 서식하는 물고기에서만 볼 수 있고, 수온이 항상 -8℃ 이하인 남극의 바다에 사는 물고기는 혈액 중의 부동성 단백질 농도가 거의 일정하게 유지되어 있다고 한다.

지금까지 발견된 부동성 단백질은 분자량 3,000~30,000의 작은 단백질이다. 아미노산 조성의 특징에 따라 Ⅰ형, Ⅱ형, Ⅲ형 및 당을 함유한 부동성 단백질 등 네 종류가 알려져 있다.

Ⅰ형 부동성 단백질은 북미 캐나다의 대서양 연안의 천해에서 서식하는 여러 종류의 물고기에서 발견되고 있으며, 11 종류의 아미노산을 함유하고 있으나 알라닌(전체 아미노산의 65%를 차지함) 잔기가 풍부한 알파 나선(helix) 구조를 하고 있다. Ⅱ형의 부동성 단백질은 캐나다 대서양의 암초 지역에 서식하는 물고기에서 발견되었으며 분자량은 14,000으로 알라닌(14.4%)이 풍부하지만 Ⅰ형에 비해 소량이다. 이 부동성 단백질의 특징은 시스틴이 풍부한 베타-구조(β-stracture, 단백질이나 폴리펩티드가 가지는 2차 구조의 하나)를 취하고 있다. Ⅲ형의 부동성 단백질도 캐나다

대서양 연안에 서식하는 물고기에서 발견되었으며, 분자량은 약 6,000으로 작은 단백질이다. 이것은 15 종류의 아미노산으로 구성되어 있지만 특별히 다량으로 함유된 아미노산이나 시스틴이 존재하지 않기 때문에 Ⅰ형이나 Ⅱ형과 구별된다.

한편, 남극해에 서식하는 물고기 또는 북극권에 서식하는 물고기는 당을 함유한 부동성 단백질이 존재한다. 이들 지역에 서식하는 물고기의 부동성 단백질은 분자량 2,600~33,000이지만 이들의 1차구조는 매우 유사하며 기본적으로 알라닌-알라닌-트레오닌이 반복된 구조로 되어 있다. 트레오닌 잔기에 갈락토오스와 N-아세틸갈락토사민으로 된 이당(disaccharide)이 결합되어 있다.

이들 부동성 단백질들은 혈장 중에 존재하는 그 단백질의 몰농도에서 예상되는 빙점 강하의 200~300배 높은 효율로 빙점 강하를 나타냈으며, 이 부동성 단백질은 부동제(不凍劑)로서 어는점을 떨어뜨릴 뿐만 아니라 빙결정(氷結晶)의 표면에 결합하여 결정이 생기는 것을 방지해 주는 것으로 밝혀졌다. 따라서 물고기가 만드는 부동성 단백질의 유전자를 찾아 유전 공학적으로 이를 대량 생산하는 것도 가능할 것이다. 이렇게 하여 생산된 부동성 단백질을 냉동 인간을 만들 때 미리 혈액에 주입시키면 뇌 세포와 신경 세포의 파괴를 막을 수 있을 것으로 보아 냉동 인간을 소생시키려는 인간의 꿈도 머지않아 현실로 다가 오지 않을까 생각된다.

과거에도 동결 방법을 통한 치료는 존재했다. 1980년대 이미 영국의 제임스 아노트(James Arnott)는 접촉하기 쉬운 신체 부위에 발생된 암 조직을 얼음이 들어 있는 식염수를 이용하여 그 부위를 동결시켜 종양의 성장을 억제시키든지 고통을 완화시키는 데 동결 방법을 이용할 것을 주장하여 동결 외과가 태동하기 시작되었던 것이다.

최근에는 저온 장해를 줄이기 위해 액체 질소에 의해 냉각된 얇은 탐침(probe)을 개발하여 이를 저장시킨 장치와 결합시킨 컴퓨터 단층 촬영기(CTC)와 핵자기 공명 장치(MRI)의 영상 테크닉(image technic)이 동결 외과의 발전에 크게 기여하고 있다. 그러나 아직까지는 동결로 인한 환부 인접 외부 조직의 손상에 의한 부작용으로 다양하게 활용되지 못하여 문제가 되고 있다. 앞으로 부동 단백질이 활용된다면 동결 외과의 획기적인 발전을 이룩할 수 있을 것이다.

25 어류의 육종에 의한 식량 부족 해결

1990년 10월 12일 보스니아 사라예보의 한 병원에서 '코피아난' 유엔 사무총장은 60억 명째 인류의 탄생을 선언했다. 세계 인구가 50억 명에서 60억 명으로 늘어나는 데 걸리는 시간은 12년, 과거 40억 명에서 50억 명으로 늘어나는 데는 13년이 걸렸다. 이는 인구가 10억 명 증가하는데 1년이 단축될 만큼 인구 증가 속도가 빨라졌다는 사실을 보여 준다. 2015년 세계 인구는 73억 2,000만 명에서 2060년 99억 6,000만 명으로 증가할 전망이다.

인구의 증가에 필수적으로 따르는 것은 식량 생산 문제인데 지금까지는 식량 증산을 위하여 경지면적 확대, 화학 비료와 농약 사용 및 다수확 품종의 재배법 등을 이용해 왔다. 그러나 우리가 이용할 수 있는 육상 면적은 한정되어 있으며, 화학 비료나 농약 사용 또한 안전성에 문제가 있어 이러한 방법에 따른 식량 증산은 한계를 드러내었다. 이에 육종학자들은 새로운 품종을 효율적으로 생산하기 위하여 유전자 공학 기법을 이용하게 되었다.

유전 공학은 1953년 왓슨과 크릭이 유전자를 구성하고 있는 DNA의 비밀을 풀어낸 이후 눈부신 발전을 거듭하여 1996년에 만들어진 '돌리'라는 복제 양과 같이 인위적으로 복제된 개체가 만들어졌고, 이후 원숭이(97년), 젖소(98년)가 복제되었으며, 국내에서도 1999년 초 한우 복제에 성공을 시작으로 고양이(2004년),

개(2005년), 늑대, 코요테 등이 복제에 성공하였다.

최근 들어 해마다 돼지 설사병이나 구제역이 유행하면서 수많은 돼지가 죽거나 살처분되어 문제가 되고 있는 실정이다. 가축의 질병 대책도 사람처럼 백신과 항생제가 핵심이다. 하지만 백신과 항생제에 내성을 가진 가축 질병이 잇따라 등장하자 과학자들은 다른 방법을 모색하고 있다. 유전자 변형(genetic modification)을 통해 질병에 걸리지 않는 가축을 만들어내는 것이다. 이 외에도 일반적인 가축보다 빨리 자라거나 육질이 좋은 가축도 만들어지고 있다.

영국 에든버러대학교 연구소에서는 2015년 7월 초에 새끼돼지 수십 마리가 태어났다. 이 돼지들의 부모는 전 세계적으로 가장 많이 사육되는 요크셔종이다. 에든버러대학교 연구팀은 2012년 돼지의 유전자 전체를 해독하는 과정에서 돼지콜레라균과 반응하는 유전자를 찾아냈다. 연구팀은 요크셔 돼지의 수정란에서 돼지콜레라의 원인 유전자를 잘라낸 뒤 그 부분을 돼지콜레라에 걸리지 않는 흑멧돼지의 유전자로 바꿔 끼웠다. 이렇게 태어난 돼지는 돼지콜레라에 걸리지 않는다는 것을 제외하면 다른 요크셔 돼지와 똑같다.

해양생명공학이란?

유전공학은 크게 보면 '생물의 기능을 이용하는 기술'로 유전자 조작기술을 포함하여 세포 융합기술, 세포 대량 배양 기술, 생물반응기(bioreactor) 기술 등이 생명공학의 핵심 기술이다. 유전공학은 의학과 생물학을 발전시켜 인류 복지에 크게 이바지하고 있는데, 노화, 발암과 면역, 성장 호르몬과 무공해 살충제 등의 대량 생산, 농약이 필요 없는 농작물 등과 같이 기초 학문 분야, 산업 분야, 농축 산업 측면에서 널리 활용되고 있다.

미생물을 중심으로 발전하여 온 유전공학 관련 기술이 발전됨에 따라 그 적용 범위가 식물과 동물에게까지 점차 확대되었으며 유전공학의 대상은 인류의 미개척 분야인 해양으로 확대되어 '해양생명공학'이라는 새로운 분야를 만들어 내었다. 해양생명공학은 해양 생물과 생태계를 대상으로 다른 첨단 기술을 접목시킨 종합 생명공학 기술이며, 이는 간단하게 말해 해양 생물을 대상으로 한 세포 조직 배양, 세포 조작, 유전자 재조합 및 생물공학 등에 관한 연구이다. 해양 동물을 이용한 유전공학 분야의 연구는 최근에 매우 각광받고 있는 분야로 특히 어류의 염색체를 조작하는 방법 및 유전자 조작을 통한 형질 전환 어류(transgenic fish, 다른 어류의 클론화된 유전자가 조합되어 그 유전자가 체내에서 발현되고 있는 어류)의 제작이 가장 활발히 진행되고 있다. 현재는 자외선 처리된 정자로 수정시킨 수정란에 가압처리를 하여 암컷만을 발생시키는 기술도 가능하게 되었는데 이와 같이 암컷 발생기술의 개발은 연어 알이나 청어 알의 대량 생산과 같이 양식 산업에서의 부가 가치를 높이는 데 큰 도움을 주고 있다.

미국 바이오 기업 아쿠아 바운티는 2012년 유전자를 변형해 일반 연어보다 2배 이상 빨리 자라는 연어를 만들어 냈다. 이 연어는 성장 속도가 빠른 장어의 유전자를 갖고 있다. 기존 연어가 걸리는 질병에도 강한 것이 특징이다. 미 식품의약국(FDA)은 최근 이 연어의 양식을 허용했다. 현재 파나마의 가두리 양식장에서 유전자 변형 연어들이 자라고 있다.

이밖에 조류 인플루엔자(AI)에 걸리지 않는 닭, 몸에 좋은 불포화 지방산 '오메가3'를 갖고 있는 돼지, 알레르기를 일으키는 성분인 '베타-락토글로불린'이 없는 우유만 생산하는 암소도 이미 개발되었다.

수산 육종 기술의 미래

육종(Breeding: 교잡으로 우수한 품종 및 개량종을 만듦)이라는 것은 인류에게 바람직한 유전형질을 가지는 생물 집단을 만들고 그것을 유지 또는 번식시키는 것으로서 보통은 양식 집단을 대상으로 한다. 농작물이나 축산물의 육종은 비교적 빠르게 진행되고 있어 개량된 품종들이 시판되고 있다. 그러나 수산물의 주제인 어패류의 육종은 늦어져 현재는 거의 야생종을 먹고 있는 실정이다.

일반적으로 물속에서 살아가는 어패류는 사육, 번식이 어렵고 계대 사육이나 선발, 육종의 상투적인 수단을 사용하기에 어려움이 있으며 원래 종류가 풍부하고 다획되어서 육종 자체에 대한 관심도 적었다. 그러나 근년 200해리 문제 등으로 어획이 감소하고 자원 고갈로 인해 양식에 대한 기대가 높아지고 있어 점점 향상되는 양식 기술의 효율화가 시급한 과제가 되었다. 또한 최근 들어 건강식품, 고급 기호품으로 어패류의 잠재적인 수요가 높아지고 있다. 이런 배경에서 우수한 경제적 가치가 있는 형질을 가지는 획기적인 양식 품종의 생산이 기대되고 있다.

한편 아프리카, 아시아를 보면 동물성 단백질 자원이 아직 압도적으로 부족한 실정에 있다. 이들 지역은 광대한 내수면이나 해면을 가지고 있음에도 불구하고 거의 활용하지 않고 있다. 즉, 식량 자급력의 비약적인 증가는 어패류 양식의 발전에 달려있다고 해도 과언이 아니다. 이를 해결하는 방법의 하나로 현지에서의 수온, 염분 농도, 수질 등 특수한 환경 조건에 견딜 수 있고 쉽게 양식될 수 있는 품종을 육성하는 것이다.

오늘날 해양은 고급 단백질원 제공과 인류 최후의 식량 보고라는 측면에서 그 중요성이 점차 증대되고 있다. 최근 들어 어업 여건의 국제적 악화 및 연안 오염과 매립 등 환경 오염으로 인해 수산물 수급에 큰 차질이 예상되고 있으며, 이미 잡는 어업만으로는 수산물의 수요 충족에 한계를 나타내고 있다. 더욱이 최근 WTO 체제의 출범으로 인한 본격적인 농수산물의 국제화, 개방화 시대로의 돌입과 동시에 무한 경쟁 체제하에 놓이게 되었다. 이에 수산업의 국제 경쟁력 확보 및 국가 복지 증진의 요구 수렴, 국가 식량 분배에 기여할 수 있는 기술의 전략적 개발과 세계 시장의 진출을 통한 수산물 산업의 수출 전략이 매우 중요시되고 있다.

이러한 범세계적인 추세와 국민적인 요구를 충족시키기 위해서는 집약적 첨단 기술 개발에 의한 생산성 향상의 극대화와 양식 생산량 증대가 절실히 요구되고 있다. 양식 생산을 위한 기본 요건 중 종묘(치어)의 생산은 생산물의 원료 확보라는 측면에서 가장 중요시되며 더욱이 우량 종묘의 생산은 양식 생산성 향상의 극대화를 꾀할 수 있는 첩경으로 여겨지고 있다.

형질 전환 어류 만들기

우선 '세포 융합'으로 새로운 형질 전환 어류를 만들어 낼 수 있다. 그림 25-1

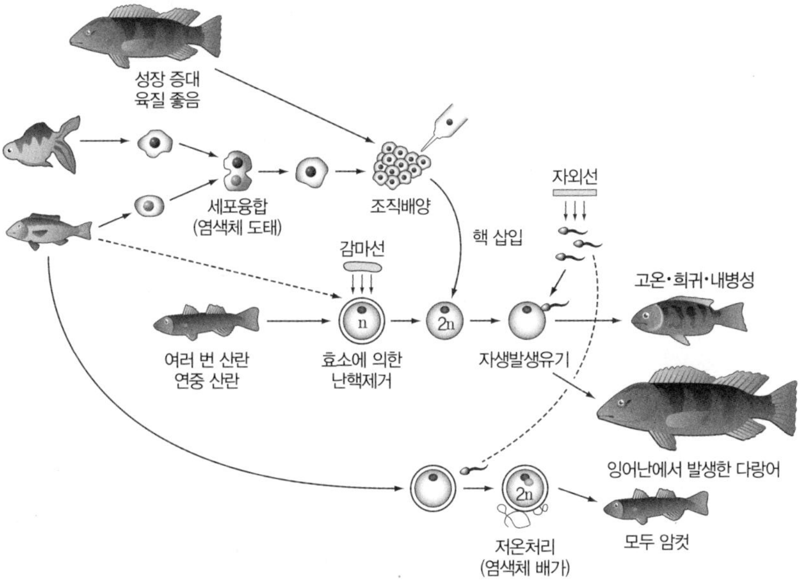

그림 25-1 세포 융합 · 핵 이식 · 자성 발생에 의한 형질 전환 어류 만들기

에는 높은 수온을 좋아하고 질병에도 강한 열대어의 세포와 낮은 수온을 좋아하고 회유성이 있는 연어 세포를 융합시켜 그 핵을 언제나 쉽게 얻을 수 있는 미꾸라지 알에 이식해서 발생시킨 경우를 예로 나타냈다. 그 결과 러시아에서 어획되는 어류처럼 북쪽 저수온의 바다를 좋아해서 회유하는 어류가 아니라 남쪽 고온수의 바다를 회유하며 성장하고 일본으로 돌아오는 병에 강한 새로운 대형어를 만들 수 있다.

또 다른 응용 예로 무지개 송어에 참치의 성장 호르몬 유전자를 도입시키면 성장을 비약적으로 촉진시켜 무지개 송어를 바다에서 양식한 참치처럼 거대하고 맛있는 횟감의 물고기로 만들어 낼 수 있다.

그림 25-2는 성장 호르몬 유전자를 어란에 도입 과정을 나타냈다.

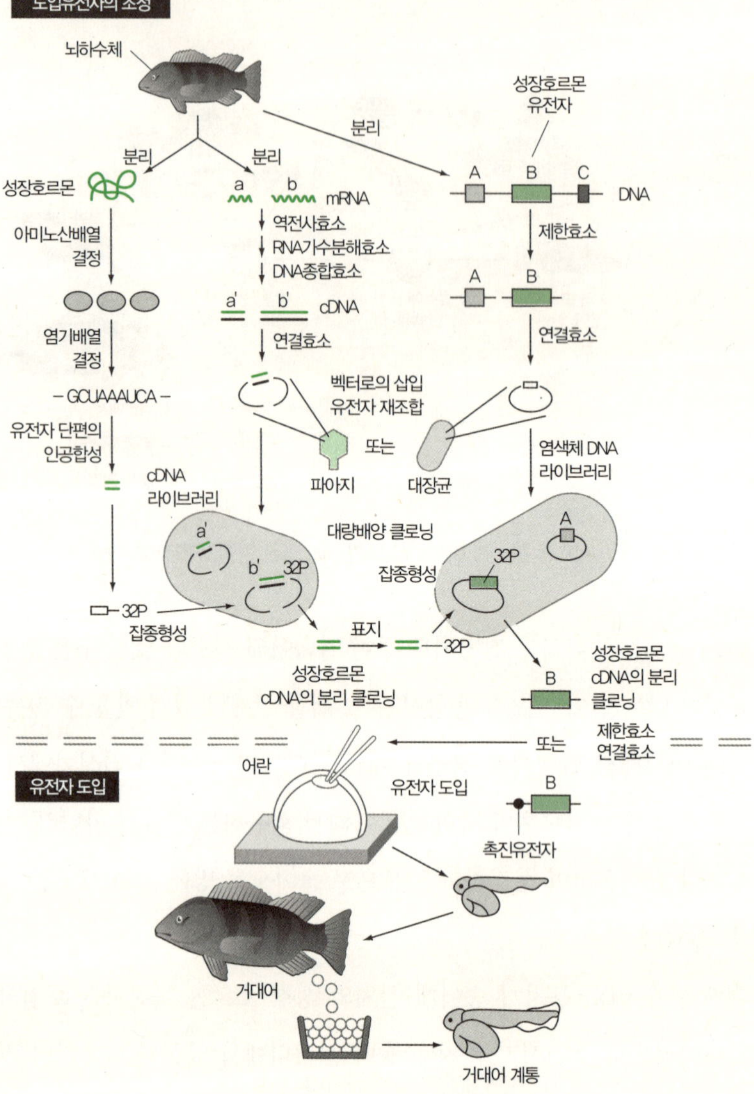

그림 25-2 유용 유전자의 어란에의 도입

성장 호르몬 유전자의 어란에 도입하는 과정은 성장 호르몬 유전자 조정에 의해 3가지 단계로 구분된다.

첫째는 성장 호르몬 유전자에 특정 염기배열을 찾아내어 그것과 상보적인 올리고뉴클레오티드(수십 염기의 DNA 단편)의 탐침(probe)을 제작한다. 그러기 위해서는 단백질 분자인 성장 호르몬을 참치의 뇌하수체(호르몬 생산 기관)에서 추출, 정제하고 그 아미노산 배열을 분석한다. 유전 암호표에서 대응하는 DNA염기배열을 추정하면 참치 성장 호르몬 유전자의 주요한 배열을 알 수 있다. 그 중에서 아주 특정적인 배열을 선택하고 20~50염기의 DNA단편을 DNA 합성기(synthesizer)* 로 인공적으로 합성한다. 인(32P)으로 표지(labeled)하면 탐침이 된다.

둘째는 성장 호르몬 유전자인 상보적 DNA(cDNA)를 만든다. 성장 호르몬을 번성하게 산출 · 분비하고 있는 참치 뇌하수체에서 전령 RNA(유전자의 DNA 염기 배열에 보존되는 유전 정보는 RNA 중합 효소에 의해 전령 RNA로 전사된다)를 분리하고 효소 반응을 사용하여 그 정보를 복제한 DNA(상보적 DNA, cDNA)를 만든다. 이것은 각 유전자의 정보 부분만을 연결시킨 것에 해당하고 천연에는 존재하지 않는다. cDNA를 플라스미드(plasmid, 세균의 염색체와는 별개로 존재하며 자립적으로 자기 증식하는 유전자)와 같은 벡터(Vector, DNA 재조합 실험에서 목적하는 DNA 단편을 숙주균에 도입시켜주고 증식할 수 있는 DNA)에 장착하고 파아지(phage) 또는 대장균에 도입시켜 대량으로 배양하고 클로닝한다. 얻어진 cDNA 복제는 보존할 수 있고 또 mRNA추출 시 뇌하수체에서 활동하고 있던 여러 유전자에서 유래하므로 cDNA 라이브러리(library)라고 부른

* DNA 합성기(Synthesizer): 주형 DNA의 존재하에서 DNA중합효소에 의해 상보적 DAN가닥을 만들어 내는 장치

다. 이 중에서 합성탐침에 의해 성장 호르몬 cDNA만을 선택하여 이것을 클로닝 한다.

셋째로 성장 호르몬 유전자 자체를 뽑아낸다. 난세포에서는 비정보부분이 없는 cDNA가 아니라 유전자 전체를 도입시킨 것이 발현할 확률이 높다. 우선 혈구, 근육 등과 같은 체조직에서 게놈* DNA전체를 고분자 인체로 추출하여 제한 효소로 여러 단편으로 나누고 각각을 대장균 또는 파아지에 재조합시켜 클로닝 한다. 이것은 염색체상 모든 유전자를 포함하고 있다고 생각되어 염색체 DNA 라이브러리라고 불린다. 이 중에서 성장 호르몬 유전자를 선별하기 위해서는 전체 정보부분과 상보적인 배열을 가지는 cDNA를 탐침으로 하면 더 엄밀해진다. 클로닝된 성장 호르몬 유전자는 그대로 또는 적당한 촉진 유전자(promoter)와 접속해서 미세 주입법(microinjection)으로 난세포에 도입시킨다. 숙주 무지개송어의 게놈으로 유전자의 도입, 발현, 자손으로의 전달 확인이 각각 필요하다.

다음은 어떤 유전자를 도입시켜 어떤 특징이 있는 물고기를 만들 수 있는지에 대해서 살펴본다. 교배에 의한 종래의 육종법에서는 이용할 수 있는 유전자는 결국 동종 내 또는 근친종 내의 것에 한정되어 있었다. 그러나 유전자 도입법에서는 어떤 생물 종의 어떠한 유전자도 일정한 수법에 따라 도입 가능해 진다. 따라서 약 2만종이라는 모든 어류, 나아가서는 현재 지구 상에 서식하는 수백만 종에 이르는 모든 생물이 가지는 유전자 자원을 모두 이용할 수 있게 된다.

일반적으로 이미 어류가 가지는 유전자나 그것과 유사한 것을 도입시켜 그 작

* 게놈(Genome): 한 생물체의 염색체에 있는 모든 유전자 정보 또는 유전자의 총량, 즉 염색체 DNA로서 그 전체의 기능을 발휘하여 생명을 유지할 수 있는 최소한의 유전자 영역

용을 증폭시키고 유리한 특정 형질, 경제적 가치가 있는 형질을 강조하는 경우(예, 성장 호르몬 유전자)와 전혀 새로운 유전자를 도입시켜서 어떤 어류만이 가지는 우수한 능력을 그대로 다른 어류에다가 옮기는 경우(예, 넙치 부동화 단백질 유전자, 잉어 α-글로빈 유전자)가 있고 어느 것이나 모두 육종에 중요하다.

넙치류는 혈중의 부동화 단백질에 의해 혈액도 어는 북극해에서도 서식 가능하므로 그 유전자를 연어에 도입시켜 양식할 수 있는 지역을 확대 할 수 있다.

연어 · 송어류는 산소결핍에 약하지만 잉어류는 강하다. 그 차이는 혈중 산소운반 단백질인 헤모글로빈, 그리고 그 구성 소단위체(subunit)인 글로빈 분자 구조의 차이에 기인한다. 그래서 잉어의 글로빈 유전자를 무지개 송어에 도입시킴으로써 그 호흡 능력을 비약적으로 높여 흐르지 않는 물속에서도 키울 수 있고, 운반이 쉬운 무지개송어를 만들 수가 있다.

또한 부경대학교의 김동수 교수는 유전자 소작 기술을 사용하여 보통 미꾸라지보다 35배가량 빨리 성장하는 슈퍼 미꾸라지도 만들어 내었다. 보통의 미꾸라지가 수명 10년에 성장을 다 하여도 60g 정도에 불과하지만 슈퍼 미꾸라지는 400g이 넘는 무게에 40cm까지 자랄 수 있다(사진 25-1).

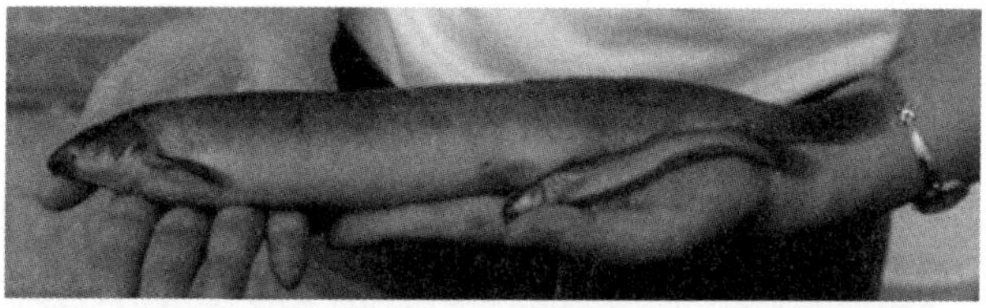

사진 25-1 1997년 부경대 김동수 교수가 세계 최초로 개발한 슈퍼미꾸라지

식지 않는 안전성 논란

유전자 변형은 식물에서는 이미 일반적으로 이루어지고 있다. 화학 기업인 몬산토, 듀폰, 바스프 등은 유전자 변형을 통해 가뭄에 잘 자라고 질병에 걸리지 않는 콩, 옥수수, 벼를 개발해 공급하고 있다. 2014년 기준으로 전 세계 농지 면적의 13%에서 유전자 변형 작물이 재배되고 있다. 한국에서도 2014년에 식품 원료와 사료용으로 1082만 톤이 수입되었다.

최근 가장 주목받는 식물은 감자다. 감자는 전 세계 어디에서나 사랑받는 식량원이다. 하지만 감자의 병충해를 막기 위해 사용하던 농약들이 환경 오염을 일으킨다는 이유로 잇달아 사용 금지 되면서 점차 질병에 대항하기 힘들어지고 있다. 이 문제를 해결하기 위해 영국과 아일랜드 정부는 감자병과 감자 선충 등에 내성을 가진 유전자 변형 감자를 개발하고 있다.

가축 질병, 작물 병충해와 싸워야 하는 농부들은 한 가지 거대한 장벽만 해결되면 거부할 이유가 없다. 바로 안전성 논란이다.

유전자 변형 기술이 식물에 적용된 지 20년이 지났지만 이런 작물을 사람이 먹었을 때 어떤 부작용이 있는지는 충분히 연구가 이루어지지 않았다. 상당수 과학자는 '유해성이 입증되지 않았다면 이제는 안전한 것으로 봐야한다.'라고 입을 모으지만 이런 말로 일반인을 설득하기엔 부족하다.

현재 소비자들은 안정적인 대량 생산이 가능한 양식 어류를 안전하고 더 맛있는 음식으로 식탁에서 만날 수 있기를 바라면서 양식 어류의 질적인 개량을 요구하고 있다. 질적 개량은 '육종(품종 개량)'에 의해 이루어지게 되고 육종은 '유전형질'의 이해로 가능해진다.

최근에 유전자 조작으로 생명 개조를 하여 대량 생산이나 치료에 이용하려는 유용 물질을 인위적으로 생산하게 하는 방법 이외에 유전 정보를 이용하면서 유전자 조작을 하지 않고 생물체의 유전 능력을 최대한 활용하는 방법이 시도되고 있다. 즉 유전자 표지자에 의해 선발 육종을 하는 것이다.

앞으로 질병에 강한 어종 및 온도 변화에 적응력이 강한 생선은 어병 발생을 감소시킬 수 있어 약재 및 항생제를 사용하지 않고 양식을 가능하게 하기 때문에 안전한 식품으로서 소비자의 요구에 부합할 수 있을 것이다. 게다가 육질이 좋은 생선은 소비자의 욕구를 충족시켜 줄 수 있고 성장이 좋은 생선은 생산 비용을 절감할 수 있어 결과적으로 시장 가격에 반영되기 때문에 소비자들을 만족시킬 수 있을 것이다.

26 해양 생물로부터 기능성 화장품 소재 개발

우리나라에는 한방을 중심으로 여러 가지 전승 요법, 민간요법이 존재하였지만 그 대부분은 육상 식물 성분을 주로 이용하였으며 해양으로부터 유래된 성분의 이용은 매우 적었다. 전승 요법으로 이용되고 있는 소재를 많이 취급하는 화장품 원료에 있어서도 마찬가지이다.

한편, 유럽에서는 해조, 해수, 바다 진흙 등 해양에서 얻은 성분을 이용한 전통적 해양 요법이 있으며, 이는 탈라쏘테라피(thalassotherapy)라고 일컬어지고 있다. 최근에는 탈라쏘테라피가 우리나라에도 소개되어 여성을 중심으로 해양 성분에 대한 관심이 높아지고 있다. 게다가 광우병(Bovine spongiform encephalophathy, BSE) 문제를 계기로 육상 포유류에서 얻어지는 원료를 기피하는 경향이 있어 그 대체 원료로 해양 생물의 성분에 대한 관심이 높아지고 있다.

화장품이란 사람의 신체를 청결하게 하고 아름답게 하며 매력을 높이고 용안을 변화시키기 위해 또는 모발을 부드럽게 유지하기 위해 신체에 도포, 산포 그 외에 이들과 유사한 방법으로 사용되는 것을 목적으로 하는 물질로서 인체에 대한 작용이 완화된 것을 말한다. 즉, 화장품은 온화한 작용이 있어 장기적으로 계속 사용하여 피부나 모발의 상태를 개선하는 것이 목적이며 의약품과 같이 강한 효과가 있는 것은 아니다. 이와 같은 온화한 효과 외에 소재가 화장품에 잘 어울

려야 하며 이미지가 좋아야하는 점 등이 화장품 원료로 매력적인 요소이고 중요한 포인트가 된다. 게다가 화장품은 직접 피부에 도포되는 것이므로 피부에 대한 안전성이 양호해야 한다.

해조류를 중심으로 한 해양 생물 성분은 화장품의 효과와 연관성 측면에서 상기 조건을 만족시키므로 화장품용 소재로 우수하다고 생각된다.

과거에 어떠한 소재가 화장품 원료로 사용되었는지는 약사 승인 전례에 있는 소재를 모은 공정서, 예를 들면, '화장품 원료 기준', '화장품 종류별 배합 성분

표 26-1 약사 승인 전례에 있는 해양 유래 화장품 원료

명칭	원료	명칭	원료
알긴산 칼륨	갈조류	한천분말	우뭇가사리
알긴산 나트륨	갈조류	탈황규소산 알루미늄	바다진흙
알긴산 칼슘	갈조류	키틴	대게 및 붉은 대게 (홍게)
알긴산 프로필렌글리콜	갈조류	키토산	갑각류
알긴산 황산나트륨	갈조류	생선비늘	갈치
오징어 먹물	오징어	클로렐라 엑기스	클로렐라
옆무니 바다뱀 지질	옆무니 바다뱀	숙시닐키토산	갑각류
해수 건조물	해수	스쿠알렌	상어
해조 추출물(엑기스)	갈조류, 홍조류, 녹조류	스쿠와란	심해 상어류
가수 분해 엑기스	오징어	수용성 콜라겐 액	어류
굴엑기스	굴	칸카이얼린 파우더	진주조개
카르기난	홍조류	진주분말	조개
카르복실메틸키틴액	게류	히드록시에틸키토산액	갑각류
건조 클로렐라	클로렐라	히드록시플로필 키토산액	갑각류

규격' 등을 참고할 수 있다. 현재 화장품에 대한 규제는 완화되고 있기 때문에 반드시 상기 공정서에 수록되어 있을 필요는 없지만 거기에 수록되어 있는 규격은 품질을 판단하는 하나의 기준으로서 유용하다.

공정서로부터 해양 유래 성분을 찾아내어 정리한 것을 표 26-1에 나타내었다.

천연물 추출 또는 바이오 공정을 통해 얻은 피부 친화적 생체 분자를 함유하여 피부 노화 방지, 미백 등의 기능성을 강조시킨 화장품을 기능성 바이오 화장품이라고 할 수 있으며, 미용 위주의 화학 화장품과 달리 기능성이 추가되어 화장품(cosmetic)과 의약품(pharmaceuticals)의 합성어로 약품 화장품(cosmeceuticals)으로도 불린다.

화장품의 7대 기능으로 피부 보습, 항산화, 자외선 보호, 주름 개선, 미백, 여드름 방지, 발모 및 방향 효과를 들 수 있으며 최근에는 먹는 화장품(Nutricosmetics)이 등장하면서 식품과의 경계를 무너뜨리고 있는 실정이다. 이는 생명 과학의 유전자 조작 및 바이오 공정 기술의 발전, 천연 유용 물질 자원 탐색 기술의 진보 등으로 바이오 화장품이 제약 및 식품 영역까지 확장세에 있다는 의미이다.

일본에서의 과거 10년간 화장품 특허 건수를 통해 해조, 해수 건조물 등 '바다'라고 하는 단어를 가진 화장품 성분이 청구 항목에 포함되는 수를 조사한 결과, 2000년대부터 해양 성분을 화장품으로 활용하려는 시도가 급격한 증가 추세에 있다. 이때부터 포유류와 조류(Birds)에서 유래하는 원료를 기피하는 경향이 높아지기 시작하여 새로운 소재원으로의 해양 성분이 주목받기 시작했다. 화장품 소재로 사용되는 종류는 해조류가 가장 많고 해수 건조물(해염)과 바다 진흙(Sea mud)도 사용되고 있다.

그리고 해양 생물 원료별 효과와 작용에 대한 것을 표 26-2에 나타내었다. 해조에서 추출된 다당류는 지속적으로 밝혀지고 있는 기능성으로 인해 그 응용 분야가 넓으며, 한천, 알긴산, 카라기난, 키틴, 키토산 등도 그러하다. 그 중 알긴산(alginic acid)은 다시마, 미역, 모자반, 톳 등의 갈조류에서 점성을 나타내는 성분으로 D-만유론산(D-mannuronic acid)과 L-글루론산(L-gluronic acid)의 중합체이다. 이 물질들은 현재 화장품에서 천연 증점제로 사용되고 있으며 갈락토오스(galactose)와 무수갈락토오스(anhydrogalactose)로 구성된 산성 다당류인 카라기난(carrageenan)은 화장품의 안정제나 분산제로 사용되고 있다.

표 26-2 공개 특허로 본 해양 성분의 효과

해조	스킨케어 화장품: 보습, 피부 틈 방지, 히아루돈산 생산 촉진, 콜라겐 생산 촉진, 섬유아 세포 촉진 효과, 엘라스틴 가수분해효소 저해, 항산화 등
해수, 해염	입욕제: 피부 보습, 피부 틈 방지 개선 등 스킨케어 화장품: 미백 효과, 피부 보습, 피부 틈 방지
바다진흙	세정제: 팩제: 보습 효과, 피부 노폐물 제거 효과 등 스킨케어 화장품: 보습 효과, 미백 효과 등 헤어케어 화장품: 매끈매끈한 사용감, 보습성

자외선 차단제

우리가 살고 있는 지구는 태양계에 속해 있고, 지구에 살고 있는 인간은 태양 광선의 영향 속에 있다고 할 수 있다. 태양이 없으면 지구 상의 모든 생명체는 살아갈 수 없다. 따라서 태양 광선은 인류의 생존에 없어서는 안 되는 중요한 인자(요인)이나 인간에게 많은 해를 가하는 것도 사실이다. 최근 들어 산업의 발달과 함께 환경 오염이 심각해지면서 대기 중 오존층이 파괴됨에 따라 지표까지 도달하는 자외선 양이 급속히 증가하고 있다. 태양 광선의 유해성은 자외선에 의한 영향으로 설명될 수 있는 것이다.

오늘날 경제. 문화 수준이 향상됨에 따라 레저. 스포츠 활동이 많아지고 자외선 지수가 극히 높은 적도 부근 등을 여행하는 횟수가 늘어나는 등 자외선에 노출될 수 있는 기회가 많아짐에 따라 자외선이 인체에 미치는 영향에 대한 관심과 더불어 자외선을 차단하여 우리 몸(피부)을 보호하는데 관심이 매우 높아지고 있다.

(1) 자외선이란?

태양 광선은 감마선, 엑스선, 자외선, 가시광선, 적외선, 라디오파 등으로 구성되어 있으며 이는 파장에 따라 각각 구별한다. 가시광선은 눈으로 볼 수 있는 광선으로 색깔을 띄고 있다. 비가 갠 다음 7가지 색깔의 무지개를 볼 수 있는데, 이것은 물방울 입자에 가시광선이 산란하여 우리 눈에 보이는 현상이다. 자외선을 가시광선의 자색보다 짧은 광선이란 의미에서 약어로 UV(ultra violet)라 하며, 파장이 긴 자외선 UV A(320~400nm), 파장이 중간인 자외선 UV B(280~320nm), 파장이 짧은 자외선 UV C(200~280 nm)로 나뉜다.

UV A는 긴 파장의 광선으로 에너지는 약하지만 유리를 통과하며 피부의 진피망 상층까지 침투하여 표피에 있는 엷은 색의 멜라닌 색소를 진한색의 멜라닌 색소로 변화시켜 흑화시키며 콜라겐과 엘라스틴을 변형시켜 탄력을 감소시킴으로써 피부 노화를 유발하고 광과민성 피부병의 발병에도 관여한다. 또한 UV A는 UV B와 달리 대부분이 안개나 창문유리를 통과하며 구름 낀 흐린 날에도 대부분이 지상에 도달하는 특징을 가지고 있다.

자외선이 피부에 도달하는 경우 UV B의 대부분이 표피에서 흡수되는데 비해 UV A는 진피 깊숙이 침입하므로 장시간 노출 시 피부의 탄력이 소실되는 원인이 될 수 있다. UV B는 짧은 파장의 고에너지 광선으로 단시간에 표피와 진피 상부에 침투하여 피부 홍반, 일광 화상(피부를 빨갛게 거슬리는 현상, sunburn), 화끈거림, 물집, 발진을 일으키며, 그로부터 수일 후에 멜라닌 색소를 증가시켜 피부에 색소 침착(suntan)을 일으킨다(그림 26-1).

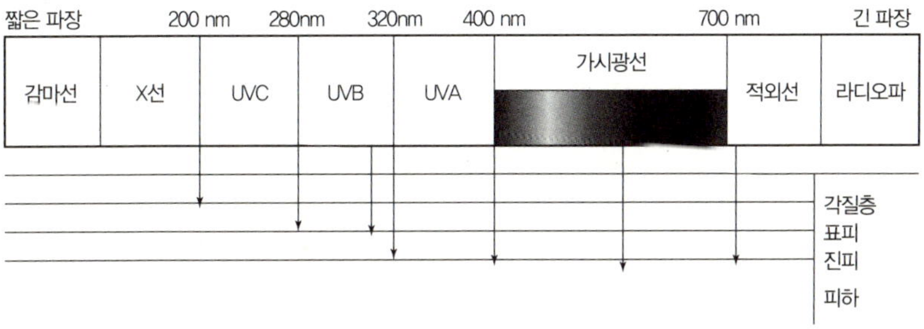

그림 26-1 태양광선의 구성과 피부 침투

(2) 자외선과 오존

지상으로부터 약 13~50 km 사이의 성층권에 있는 오존층은 태양 광선 중 자외선의 유해로부터 사람을 비롯한 지구 상의 생명체를 보호하는 보호막 역할을 한다. 그러나 1980년대에 들어서면서 과학자들이 오존층의 파괴에 의한 성층권의 오존 감소를 알아내기 시작했다.

산업의 발달에 따른 대기의 환경 오염이 심각하게 진행되면서 오존층이 파괴되어 성층권의 오존이 감소함으로써 자외선을 차단하지 못하게 되었고, 결과적으로 지표면에 도달하는 자외선(UV B)양이 증가되고 있다. 이런 일련의 현상에 의한 자외선 양의 증가는 색소 침착, 백내장, 피부 노화, 피부 주름 생성 등을 크게 증가시키고, 피부암의 유발, 면역 체계 파괴에 의한 저항력 약화 등 인간 건강에 나쁜 영향을 미치게 된다. 오존은 성층권 중 지상 20~30km 에 주로 분포되어 있으며 태양의 자외선을 흡수, 차단하여 자외선에 의한 인체 유해를 방지하는 유일한 기능을 가진 기체다. 대기 중 산소 분자(O_2)가 자외선에 의해 두개의 산소 원자(O)로 분리되며, 다시 이 산소 원자(O)가 다른 산소 분자(O_2)와 결합하여 오존(O_3)이 생성된다. 이 오존이 모여 생긴 층을 오존층이라 부른다. 이 오존층은 자외선에 의해 파괴되기도 한다. 이와 같은 방법으로 태양의 자외선이 성층권 내에서 오존층의 균형을 자연적으로 유지시켜 주고 또 오존은 자외선으로부터 지구 상의 생물체들을 보호하기도 한다.

(3) 자외선 지수(UV index)란?

자외선 지수는 태양에 대한 과다 노출로 예상되는 위험에 대한 예보를 제공함으로써 일상생활 중 자외선에 우리가 어느 정도로 주의해야 하는지의 정도를 제시한다. 자외선 지수는 10 등급으로 구분되는데 0은 과다노출 때 위험이 매우 낮음을 나타내고, 9 이상을 과다도출 때 매우 위험이 높다는 것을 의미하며, 지수를 구별하는 방식은 나라별로 약간의 차이가 있다(표 26-3).

표 26-3 나라별 자외선 지수 및 자외선 노출 위험도

UV 지수	0	1	2	3	4	5	6	7	8	9	10	11
미국	매우 낮음			낮음		보통		높음			매우 높음	
캐나다	낮음				보통			높음		극히 높음		
한국	매우 낮음			낮음		보통		높음		매우 높음		

자외선 차단 지수(SPF)는 UV B를 차단하는 제품의 차단 효과를 나타내는 지수로 자외선 차단제품을 도포하지 않은 부위에 UV B를 조사하여 얻은 최소 홍반량으로 자외선 차단 제품을 사용하여 얻은 최소 홍반량을 나눈 값이다.

SPF(Sun protection factor)는 태양 방어 인자라는 지수의 의미로 햇빛에 타는 것(sun burn)을 어느 정도 방어하는가를 나타내는 수치이다.

$$\text{SPF} = \frac{\text{제품을 도포한 피부의 최소 홍반량(MED)}}{\text{제품을 도포하시 않은 피부의 최소 홍반량(MED)}}$$

차단 지수는 얼마 동안이나 피부를 태우지 않고 햇빛에 노출시킬 수 있는지를 측정하는 수치이다. 예를 들어 자외선 차단 지수가 15(SPF 15)이고 우리나라 사람의 평균 MED를 37mJ/cm^{3}으로 볼 경우에 노출할 수 있는 최대 광량은 555 mJ/cm^3(최대 광량=37mJ/cm^{3}x15=555mJ/cm^3)이다. 따라서 광량이 370 mJ/cm^{3}이라면 1시간 30분(555/370 = 1.5 시간) 정도 노출할 수 있으며 광량이 550 mJ/cm^3 · day이라면 하루 동안 노출할 수 있다. 그러나 피부가 약하고 민감할수록 평균 MED값이 낮아지므로 높은 지수의 제품을 사용해야 한다(표 26-4).

표 26-4 자외선 지수에 따른 자외선 차단 지수(SPF)의 비교

UV 지수	0	1	2	3	4	5	6	7	8	9	10	11
광량*	0	50	100	150	200	250	300	350	400	450	500	550
노출 위험도	매우 낮음			낮음		보통		높음		매우 높음		
SPF	4 미만			4–7		7–9		9–12		12–15		

* 광량 단위: mj/㎠–day　　* 평균 최소 홍반량(MED): 37mJ/㎠

또한 아무 것도 바르지 않은 맨살에 햇빛을 쪼였을 때 최초 홍반을 일으키는데 걸리는 시간은 인종 별로 차이가 있다. 백인은 15분, 황인은 20분, 흑인은 25분 정도이다. 따라서 SPF 20인 제품을 사용하면 백인은 300분(SPF 20×15분 = 300분), 황인은 400분(SPF 20×20분 = 400분), 흑인은 500분(SPF 20×25분 = 500분) 동안 자외선을 차단할 수 있다.

그러나 땀에 씻기는 등 제품이 소실되거나 자외선 강도가 아주 강한 지역 등 주위 환경 및 조건이 달라지면 그 차단 효과의 지속 시간이 변할 수 있다.

(4) 자외선 차단제

자외선(280nm ~ 400nm)을 효율적으로 흡수하는 자외선 흡수제와 유효하게 반사, 산란시키는 자외선 산란제를 총칭하여 자외선 차단제라고 한다. 자외선 차단 화장품은 이들 자외선 흡수제나 산란제를 적당히 배합하여 만든다. 최근에는 자외선 차단제가 물, 땀, 마찰 등의 외부의 영향에 의해 소실되는 것을 방지하기 위해 내수성이 높은 화장이 흩어지지 않는 도포막을 피부 표면에 만드는 기술이 개발되어 자외선 차단 화장품의 피부 보호성이 향상되고 있다.

- **자외선 흡수제** : 파장 400 nm 이하의 자외선을 흡수하여 햇빛의 자외선에 의한 장애를 방지하기 위해 사용된다. 보통 유기 화합물에 흡수된 자외선의 에너지는 다른 에너지 형태로 바뀌어 방출된다. 화장품에 사용되는 자외선 흡수제는 흡수된 자외선의 에너지를 열 에너지로 변화시켜 방출하므로 피부 장애를 일으키지 않고 안전하다. 자외선 흡수제는 흡수 파장에 대한 선택성이 있으며 자외선 B를 흡수하는 것이 많고 자외선 A를 흡수하는 것은 조금 밖에 없다.
- **자외선 산란제** : 무기분체로 특히 티타늄 옥사이드나 징크 옥사이드는 자외선을 물리적으로 산란시킨다. 이들 분체는 자외선의 가시광선도 산란시켜 하얗게 보인다. 따라서 백색 안료로서 파운데이션이나 유화형 화장품에 사용되고 있다. 그러나 종래 사용되어 온 분체의 입자 크기는 0.5 μm 전후로 비교적 크기 때문에 자외선에 대한 산란 효과가 충분하지 못했다. 그래서 산란 효과를 높이기 위해 분체의 굴절률이 2배 이상 높고 입자 크기가 0.02 μm의 미립자 분체가 개발되었다. 또한 미립자화 정도에 따라 피부에 도포하였을 때 하얗게 보이는 것이 없어졌고 유액 또는 크림 등에 고배합도 가능하게 되었다.

현재 미립자 티타늄 옥사이드나 징크 옥사이드 등의 분체가 자외선 산란제로 화장품에 배합되고 있다. 자외선 산란제는 자외선 흡수제와 비교하여 산란하는 파장에 따라 선택성이 낮아 자외선을 산란하는 것보다 자외선 A의 차단제로써 효과가 있어 넓게 사용되고 있다. 최근에는 분자 입자 크기의 조절에 따른 차단 가능 파장 범위의 제어 기술, 유형 중에서 미립자 분체의 분산 기술 등의 진보에 따라 보다 효과적으로 자외선을 차단할 수 있는 배합 기술도 개발되었다.

(5) 해조류로부터 자외선 차단제 개발

제주대학교 전유진 교수팀은 해조류 추출물에서 분리한 디에콜(dieckol)이 자외선 차단 효과가 우수한 것으로 나타나 동물 실험 및 임상 검사를 통해 자외선 차단 효과를 확인한 바 있다.

사진 26-1의(A)에서는 혈액의 림프구 세포에 자외선을 처리하였더니 세포가 손상을 받아서 정상적인 구형 형태의 세포에서 세포의 꼬리 모양이 길게 나타나는 것을 볼 수 있다. 여기에 감태의 폴리페놀 추출물 중의 하나인 디에콜을 함께 처리해서 자외선을 조사하였더니 세포가 약간의 손상만을 입게 되어 디에콜이 세포에 조사한 자외선을 차단한다는 사실을 알 수 있게 되었다. 또한 쥐를 대상으로 동물 실험을 실시한 결과 사진 26-1의(B)와 같이 해조에서 추출한 디에콜을 도포한 부위(물질 도포)에서는 비도포군과 비교해서 자외선 조사에 의해 홍반이나 부종이 나타나지 않아 감태 추출물의 우수한 자외선 차단 기능을 입증하였다.

실제로 자외선 차단 시제품을 만들어 화장품 적용농도의 100~1,000배 농도가 될 수 있는 0.5~1%에서 인체 피부 일차 자극 실험을 수행한 결과, 최소 자

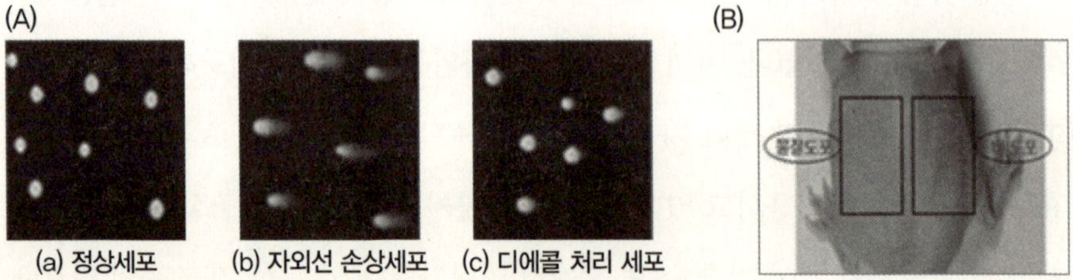

사진 26-1 림프구 세포에서 자외선 처리에 의한 디에콜의 세포 보호 효과(A)와 쥐를 대상으로 하는 동물 모델에서 디에콜의 자외선 차단 효과(B)

극 범주에서 자극을 나타내었다. 다른 따가움, 가려움 같은 주관적 자극감도 수반하지 않았다. 이는 피부 적용 시 피부 자극을 나타내지 않는 아주 안전한 소재로서 사용할 수 있다는 것을 의미한다. 제품에 적용하였을 때에는 더욱 낮은 최소 자극 이하의 자극을 나타낼 것으로 보여 효과가 좋고 피부에 안전한 차단제로서 활용 가치가 클 것으로 보인다.

기존의 자외선 차단제는 화학적으로 합성한 것이며 자외선만을 차단하기 위해서 제조되어 일부 부작용을 호소하는 경우도 있으나 해조류에서 추출한 디에콜 자외선 차단제는 피부 친환경인 것과 동시에 미백과 피부의 항노화까지 다양한 기능을 한 번에 느낄 수 있는 신개념의 자외선 차단제로서 기능성 화장품 산업의 발전과 기존 기능성 화장품들과 차별화된 경쟁력 강화를 도모할 것으로 전망된다.

주름 개선제

주름은 일반적으로 잔주름과 큰주름으로 분류되는데, 잔주름은 표피성 주름이라고도 하며 표피의 건조에 의해 생기는 것이다. 따라서 이 주름은 보습, 장벽(barrier) 개선과 보다 깊은 관계가 있고, 눈가, 입 주위, 얼굴에 나타나는 큰 주름은 표피 기질(matrix) 및 기저막의 양적 · 질적 변화에 의한 것이다.

주된 진피 세포막 기질은 콜라겐(교원 섬유), 엘라스틴(강력 섬유), 글리코사민글리칸(glycosaminoglycan, GAG)이다.

광에 노출된 피부에서는 진피 기질의 대부분을 차지하는 콜라겐이 현저하게 감소하고 그 섬유다발이 흐트러지는 것으로 보고되어 있다. 이점에서 진피 콜라겐 양을 증가시키는 것이 주름 개선 또는 방어에 유용하다고 생각된다. 콜라겐은 진피 섬유아세포에 의해 생산되지만 치사량 이하의 저에너지 양의 자외선(UVB) 조사에 의해 섬유아세포의 콜라겐 합성이 크게 저하되는 것으로 알려져 있다.

한편, 콜라겐을 분해하는 효소로서 섬유아세포 유래의 기질 금속단백질분해효소-1(matrix metalloproteinase-1, MMP-1)와 호중구 유래의 세린계 단백질분해효소(protease)가 있다.

섬유아세포를 자외선에 노출시키면 MMP-1의 합성이 항진하여 염증 부위에서는 호중구 유래의 콜라겐분해효소가 증가한다. 이와 같이 항진하는 콜라겐 분해효소의 작용을 저하시키는 것도 진피 콜라겐의 감소를 억제하기 위한 유효한 방법이 될 수 있다.

빛에 노출되지 않는 부분에서 엘라스틴은 가령에 의해 약간의 증가와 비후가 생길 뿐 현저한 변화는 인정되지 않는 것에 대해 빛에 노출된 피부의 엘라스틴 섬유는 정상 섬유의 증가를 시작으로 섬유의 비후를 지나 무정형의 덩어리를 형성한다. 이와 같이 변성된 엘라스틴은 정상적인 작용을 할 수 없다. 따라서 엘라스틴의 양적 · 질적 변화를 억제하는 것도 주름을 개선 또는 방어하는데 유용하다고 생각된다.

자외선에 의해 염증을 일으킨 피부에서는 혈관신생촉진인자(VEGF)의 생산이 항진하며 반대로 억제인자 트롬보스폰딘(thrombospondin-1, TSP-1, 혈소판 알파과립에서 방출되는 다기능적 당단백질)이 저하된다. 이런 결과로 혈관신생이 유도되어 혈관 주변에 침윤된 세린계 단백질분해효소 유래의 엘라스틴 가수분해효소에 의해 엘라스틴 섬유가 분해된다. 이외에 엘라스틴 분해효소로서는 금속 단백질분해효소가 있고 이들 활성을 억제하는 것도 엘라스틴의 양적 · 질적 변화를 억제하는데 유효하다고 생각된다.

(1) 기저막의 변화

진피와 표피의 경계에 있는 기저막은 그 구조에 의해 표피와 진피를 강력히 결합하여 피부에 역학적 강도를 주고 진피와 표피 사이의 액성 인자에 의한 전달(communication)을 제어하고 있다. 그렇지만 가령(노화)이나 자외선 노출에 의해 기저막 구성 성분인 라미닌(laminin, 기저막을 구성하는 주요한 당단백질), Ⅳ형 콜라겐이 그 분해효소인 MMP-2 나 MMP-9 등의 젤라티나제(gelatinase)나 플라스민(plasmin, 피부 진피의 가수 분해를 촉매하는 효소)에 의해 분해가 촉진되어 그 결과, 기저막이 빨리 손상되어 광노화가 일어난다. 따라서 기저막 구성 성분의 합성을 촉진하는 소재 또는 젤라티나제나 플라스미노겐 활성인자(plasminogen activator)의 저해제는 기저막 손상 저해제로서 유효한 것으로 기대된다.

(2) 주름의 원인으로서 활성 산소

주름의 원인이 되는 조직 변화는 자외선에 의한 산화 스트레스에 기인하는 것으로 알려져 있다. 사람의 진피 섬유아세포에 자외선(UVB)을 조사하면 콜라겐 합성이 현저히 저하된다. 크산틴(xanthine)-크산틴 산화효소(xanthine oxidase)에 의해 생성된 활성 산소종($\cdot O^{2-}$, H_2O_2, $\cdot OH$)이 자외선과 마찬가지로 콜라겐 합성을 억제한다.

사람 섬유아세포에 자외선(UVB)을 조사하면 엘라스틴 합성이 항진하여 축적된다. 그러나 침착된 엘라스틴은 가교 변성되어 있어 분해효소에 저항하여 탄력섬유로서의 정상적인 작용을 하지 못한다.

다음은 진피 기질 분해계에서 자외선 및 활성 산소의 작용에 대하여 기술한다.

섬유아세포에 자외선(UVA)을 조사하면 주름 형성에 관여하는 MMP-1의 유전자(mRNA)의 발현이 나타난다. 또한 자외선(UVA)에 노출된 섬유아세포의 MMP-1의 mRNA의 발현이 유의적으로 증가하는데 이 증가는 자외선에 의해 생성된 단일항 산소(singlet oxygen)에 의한 것으로 밝혀졌다. 또한 크산틴-크산틴 산화효소계의 노출에 의해 표피 세포의 MMP-2의 유전자(mRNA)의 발현이 증가한다.

MMP는 전구체로 합성되어 세포 외로 분비된 후 다른 단백질분해효소에 의해 정리과정(processing)을 거쳐 활성형으로 변환된다. 따라서 각종 활성 산소에 의해 생성된 복수의 MMP가 각각 정리과정을 거침으로써 진피 기질의 질적 · 양적인 변화를 일으킨다.

생체는 이들 활성 산소종을 소거하기 위해 여러 가지 항산화 인자(글루타티온, 피부의 세포대사와 산소이용을 높이는 작용을 하는 조직 구성 성분, 과산화물 불균화 효소, SOD, 과산화물인 이온 O^{2-}의 불균화 반응, $2O^{2-} + 2H^{+} \rightarrow O_2 + H_2O_2$을 촉매하는 효소, 카탈라아제; catalase, 과산화수소를 분해하는 반응을 촉매하는 효소)를 생산하지만 이들 생산량은 가령과 더불어 감소하게 된다. 이와 같이 진피 기질 성분의 합성 분해계의 변화에 의해 피부는 유연성을 잃고 주름이 형성된다.

(3) 키토산 올리고당의 MMP-1 저해에 의한 주름 개선 효과

사람의 피부 세포를 이용하여 젤라틴을 분자량 크기가 서로 다른 키토산 올리고당이 기질 금속 단백질분해효소-1(matrix metalloproteinase-1)의 활성(그림 26-2) 및 발현(그림 26-3)에 미치는 영향을 검토한 결과, 3~5 kDa의 분자량 크기를 가진 키토산 올리고당만이 MMP-1의 발현을 억제하는 것을 확인하였다.

키토산 올리고당은 사람 피부 세포에서 노화에 의한 주름 생성에 관여하는 기질 금속 단백질분해효소의 발현을 억제하여 주름 생성을 방지할 수 있어 주름

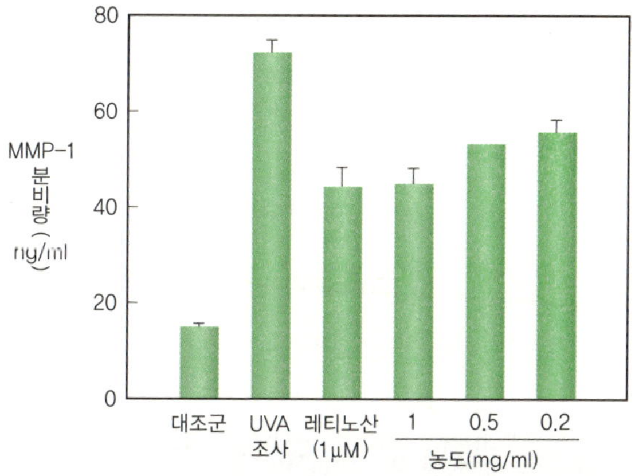

그림 26-2 키토산 올리고당의 자외선(UVA) 자극에 의한 콜라겐 분해효소 MMP-1 활성 억제 효과

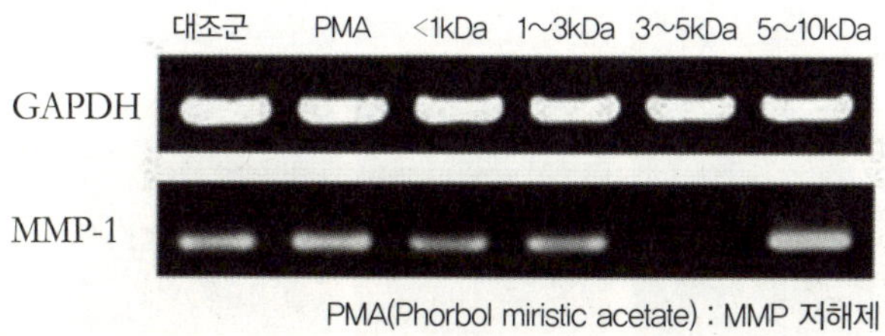

그림 26-3 섬유아세포에 대한 키토산 올리고당의 분자량 크기별 기질 금속단백질분해효소의 발현 억제 효과

생성을 억제하는 기능성 화장품의 소재로서 활용이 가능할 것으로 기대된다.

(4) 모자반으로부터 주름 개선제 개발

진피의 구성 성분인 콜라겐과 엘라스틴 섬유는 자외선에 의해 분해되어 피부의 주름 생성이나 탄력 저하의 원인이 될 수 있다.

괭생이 모자반으로부터 분리된 물질에 자외선(UVA)을 조사하여 콜라겐 및 엘라스틴의 분해억제 효과를 검토한 결과, 그림 26-4에 나타난 바와 같이 대조군은 자외선(UVA)으로 조사한 그룹으로 녹색 형광을 띄는 콜라겐의 존재가 관찰이 어려웠으나 모자반 추출물로 처리한 경우는 콜라겐 및 엘라스틴의 자외선 손상을 저해하는 것을 확인하였다.

미이용 해양 생물 자원인 괭생이 모자반의 추출물은 천연물로서 피부에 부작용이 없어 안전하고 자외선 차단 효과뿐만 아니라 주름 개선 효과도 있어 복합 기능성 화장품 소재로서의 활용이 기대된다.

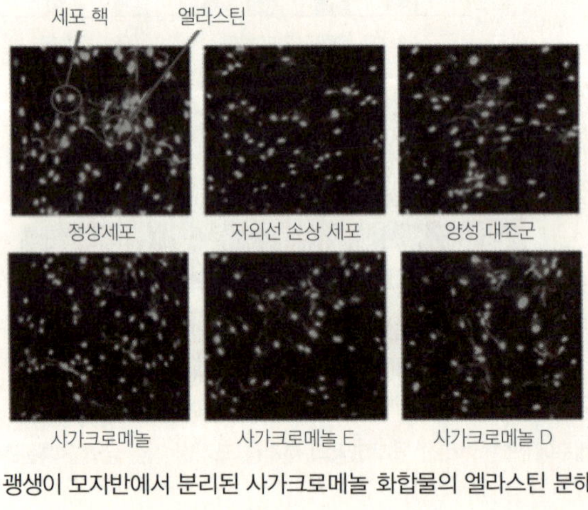

그림 26-4 **괭생이 모자반에서 분리된 사가크로메놀 화합물의 엘라스틴 분해 억제 효과**

미백 화장품

최근 들어 평균 수명이 길어짐에 따라 안티에이징(anti-aging) 관련 상품 등이 시장에서 점점 확대되고 있는 실정이다, 화장품도 예외는 아니다. 화장품 중에서 미백 화장품은 항상 얼굴을 아름답게 유지하는 화장품으로서 인기가 높다. 이들 미백 화장품은 기미, 주근깨 등의 색소 침착이나 햇빛에 검게 타는 원인이 되는 멜라닌 생산이나 축적하는 메카니즘을 확인하는 연구를 통해 개발되고 있다.

화장품에서 미백이란 얼굴의 색을 특별히 희게 보이는 효과를 가르키는 것이 아니라 각 개인의 얼굴 본래의 색을 유지시키는 것을 말한다.

미백 화장품은 미백 효과를 나타내는 화장품으로써 햇빛에 타서 검게 되거나 노화 등에 의해 발생되는 기미나 주근깨 등의 색소 침착 발생을 방지하거나 발생된 것을 없애버려 피부 본래의 상태로 되돌리는 것이다. 따라서 미백 화장품에 배합된 미백제의 개발에는 색소 침착의 발생 기전을 이해할 필요가 있다. 이 발생 기전에 기인한 미백 평가 시험을 수립해야 유용한 신규 미백제의 개발이 가능하다.

(1) 왜 색소 침착이 발생하는가?

여름휴가 후 생기는 고민 중 하나가 까맣게 타버린 피부일 것이다. 얼굴, 목뒤, 팔 등이 햇빛에 노출된 뒤에 한번 까무잡잡하게 변하면 오랫동안 원상태로 돌아오지 않는다. 피부는 햇빛을 받으면 왜 검게 변하는 것일까? 여름철에 피부색을 검게 만드는 주범은 자외선이다. 자외선이 피부 기저층(표피층의 가장 안쪽 부분, 바깥부터 각질층 → 과립층 → 유주층 → 기저층)을 자극하면 티로신(tyrosine)이라는 아미노산이 산화된다. 산화된 티로신은 멜라닌 색소를 만들어내는 멜라닌 세포의 연료로 쓰인다. 연료가 많아지기 때문에 멜라닌 색소도 많이 생성된다.

멜라닌 색소는 피부, 털, 눈 등에 존재하는 멜라닌 색소가 자외선이나 호르몬의 영향을 받아 만들어내는 색소다. 흑갈색을 띠며 멜라닌 색소의 양이 많을수록 피부색이 검다. 인종별로 피부색이 다른 이유는 멜라닌 세포의 크기와 멜라닌 세포에서 만들어내는 멜라닌 색소의 양이 다르기 때문이다(그림 26-5).

기저층에 있던 멜라닌 색소는 시간이 지날수록 점점 각질층 쪽으로 올라온다. 각질층으로 완전히 올라오기까지는 시간이 좀 걸린다. 그래서 처음 햇빛에 노출되었을 때 보다 시간이 어느 정도 지났을 때 피부가 더 검게 보이는 것이다.

사실 멜라닌 색소는 인체에 무해하며, 오히려 암, 주름 등을 유발하는 자외선이 진피층까지 깊게 침투하는 것을 막는 역할을 한다. 멜라닌 색소가 자외선을 차단하는 데에는 한계가 있어서 일정 시간이 지나면 피부암이나 기미, 주름 같은 문제를 일으키기에 예방이 필요한 것이다.

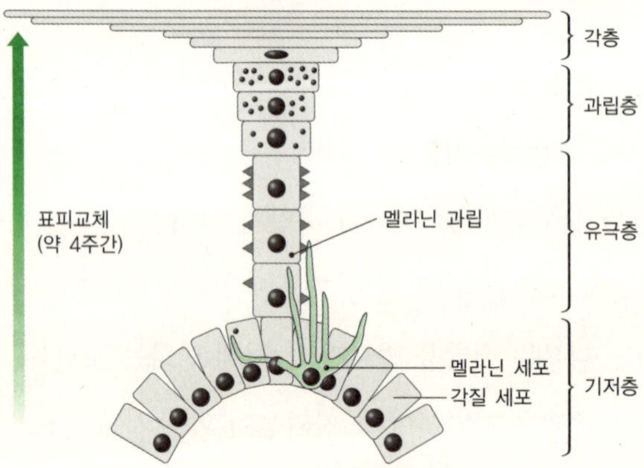

그림 26-5 **사람의 표피 단면도**

한번 짙어진 피부색이 원래대로 돌아오려면 자외선 자극을 받지 않은 기저층 세포가 각질층까지 새로 올라와야 한다. 하지만 지속적으로 강한 자외선을 받으면 멜라닌 색소가 피부 표피층 전체에 퍼져서 피부색이 반영구적으로 짙어질 수 있다(그림 26-6).

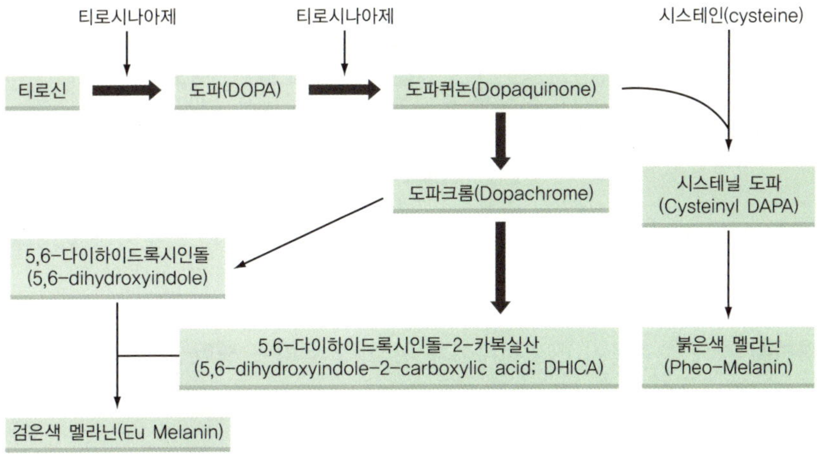

그림 26-6 멜라닌 생합성 경로

(2) 해조류로부터 미백 화장품 개발

필자는 20여종의 해조류 추출물로부터 피부 미백 소개 개발 연구를 해 왔다. 그 중 멜라닌 생성 억제 효과 측정에서 감태 추출물이 알부틴(Arbutin)의 효과에 비해 상당히 높았다. 활성 성분을 확인한 결과, 감태 추출물에 들어있는 7-플로로엑콜(7-phloroeckol)이 멜라닌 생성을 억제하는 강력한 물질임을 확인하였다(그림 26-7).

또한 피부 미백에 중요한 효소인 티로이나아제에 대한 활성을 평가하여 여러

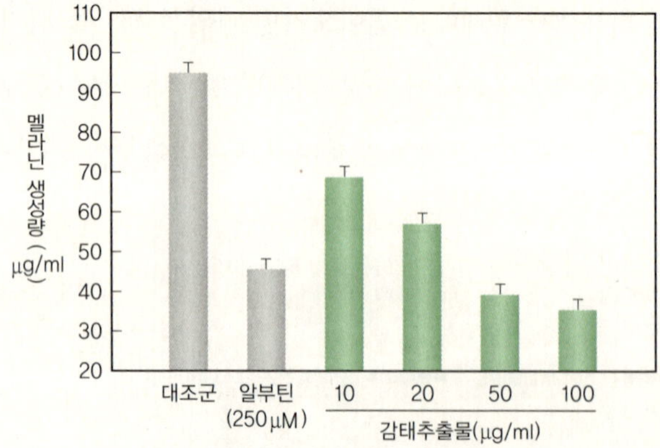

그림 26-7 감태 추출물의 멜라닌 생성 억제 효과

해조 추출물 중 감태 추출물이 1*ml* 당 100*μg*에서 약 50%의 티로시나제 저해 활성을 보여 양성 대조군인 알부틴의 약 40%보다 높았다(그림 26-8).

따라서 감태 추출물이 티로시나아제 활성 및 멜라닌 생합성을 억제시켜 미백 활성을 보이므로 미백 소재로써 활용할 수 있을 것이다.

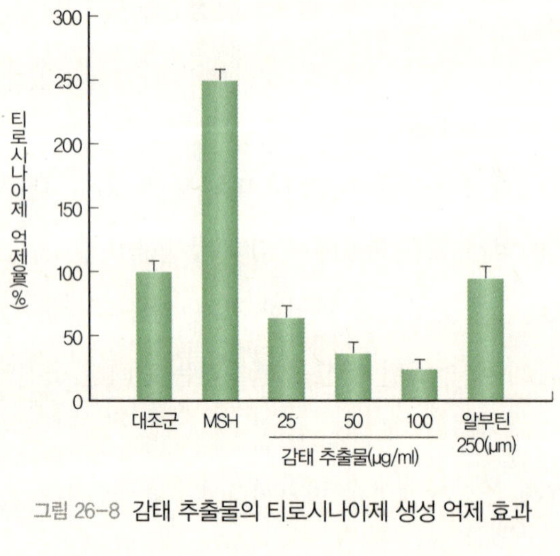

그림 26-8 감태 추출물의 티로시나아제 생성 억제 효과

한편, 최근 화장품 소재의 개발에서 쥐를 대상으로 하는 동물 실험은 실험 윤리법에 의해 유럽을 중심으로 규제가 되고 있는 실정으로 새로운 대체 동물 모델이 시급하게 요구된다. 이러한 관점에서 지브라피쉬 모델은 화장품 관련 연구를 위한 매우 유용한 동물 모델로 판단된다. 즉, 지브라피쉬는 그 이름으로 알 수 있듯이 얼룩말처럼 자체적으로 검은색의 멜라닌 색소를 매우 많이 발현하여 화장품의 3가지 기능성 분야 중 하나인 미백 효과에 대한 실험에서 매우 유용한 실험동물 모델로 이용되고 있다. 또한 지브라피쉬에 자외선 중 특히 UV B를 조사하게 되면 멜라닌 색소가 더욱 풍부하게 발현하게 된다. 따라서 자외선차단 효능을 검증하는데 더 없이 유용한 실험동물 모델이 될 수 있다. 사진 26-2에서 보는 바와 같이(a)의 대조군 지브라피쉬(i)는 정상적인 지브라피쉬로서 일정량의 멜라닌 색소만을 보이는 반면에 UV B를 조사(50 mJ/cm^2)한 지브라피쉬에서는 매우 진한 농도의 멜라닌 색소가 발현된 것을 알 수 있다. 이러한 실험에서 감태 추출물 유래 여러 가지 폴리페놀 성분들을 처리하였을 경우에 지브라피쉬에서 멜라닌 색소의 함량이 유의적으로 감소한다는 사실을 알 수가 있었다. 따라서 해조류 감태의 성분들은 명확하게 자외선을 차단하여 피부의 멜라닌 색소의 증가를 억제한다는 사실이 밝혀졌다.

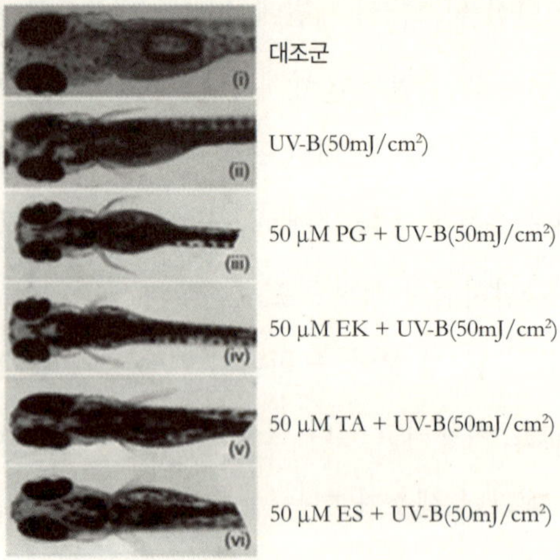

(A)

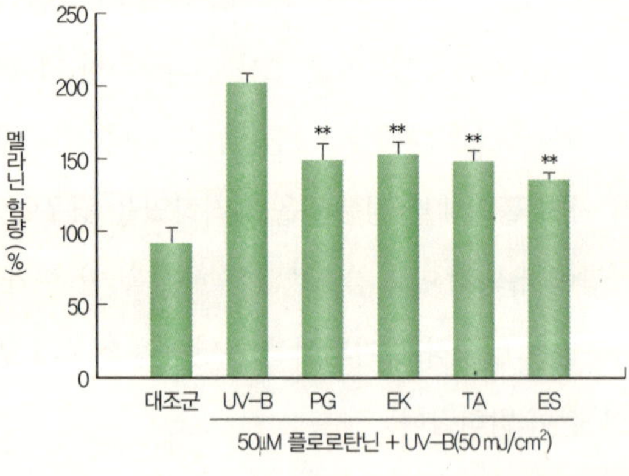

(B)

사진 26-2 지브라피쉬 모델에서 자외선을 처리하여 멜라닌 색소를 유도하였을 때 해조류 감태 추출물의 자외선 차단에 의한 멜라닌 색소 감소 효과. (a)는 지브라피쉬 동물 모델에서 외형적으로 나타난 멜라닌 색소(A), (B)는 지브라피쉬 동물 모델에서 생성된 멜라닌 색소의 함량 측정

피지 조절 화장품

피부 표면의 모공을 통해 하루 평균 1~2g의 피지를 분비하여 배출하는 피지선(sebaceous gland)*은 복수의 호르몬에 의해 기능이 지배되고 있지만 그 중에서도 가장 기능의 항진에 관여하는 것은 남성 호르몬인 안드로겐이며 대표적인 것은 고환에서 분비되는 테스토스테론이다.

이 안드로겐은 정소나 난소에서 생산되어 혈액을 통해 표적 조직에 도달한다. 표적조직에서 안드로겐의 작용 발현에는 5알파-환원 효소(5α-reductase)가 필요하다. 이 효소에 의해 안드로겐이 보다 활성형의 남성 호르몬인 디히드로테스테스테론(dihydrotestosterone, DHT)으로 변환된다. 이 DHT나 테스토스테론은 피지선 세포 내에 존재하는 안드로겐 수용체에 결합하여 그것을 활성화 한다. 이 활성화된 수용체는 전사 증폭자(enhancer)로서 작용하여 전령 RNA(mRNA) 합성을 촉진함으로써 피지선 세포의 분열을 촉진시켜 최종적으로 피지 분비를 증가시킨다

(1) 피지의 발증 기전에 있어서의 피지선의 역할

피지선은 세포 전체가 파괴되어 내용물을 방출하는 전분비샘(holocrine gland)이며, 지선(glandulae sebaceae: 기름 물질인 피지를 분비하는 피부의 전분비선) 세포는 분화함에 따라 세포 내에 지방 방울을 함유하게 되어 최종적으로 파열하여 세포 내에 함유되어 있는 지질을 피지로서 피부 표면으로 배출시킨다. 때문에 피지량은 지선 세포의 증식과 분화의 정도에 따라 좌우된다. 이 피지선의 기능을 제어하는 인

* 피지선(Sebaceous gland): 피부 표면의 모공을 통해 하루 평균 1~2g을 분비 배출하는 피부의 진피샘과 모낭에 연결되어 이는 모든 지방샘

자로서 가장 중요한 것이 내분비 인자이다.

내분비 인자는 뇌하수체, 부신피질, 성선 등에서 생성된 호르몬이며 이들 호르몬 중에서 발증 기전에 깊게 관여하고 있는 인자는 남성 호르몬으로 피지선의 크기, 세포 분열, 피지 생성을 증가시켜 피지 분비를 항진시킨다(그림 26-9).

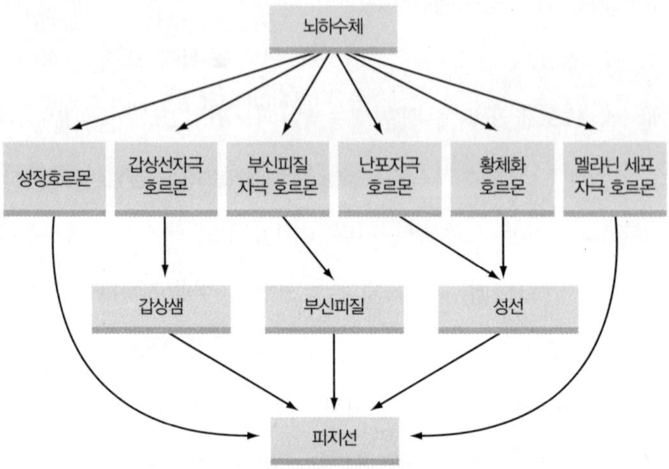

그림 26-9 피지선에 영향을 미치는 호르몬

피지의 대부분은 성호르몬, 특히 남성 호르몬의 분비가 항진함으로써 발증한다. 남성 호르몬은 남성에서는 대부분이 정소에서 그리고 약간 일부는 부신에서 또 여성에서는 부신과 난소에서 유래되어 어느 것이나 시상하부-하수 체계를 거쳐 생산 · 분비된다.

혈중의 남성 호르몬인 테스토스테론이 피지선에 존재하는 5알파-환원 효소에 의해 5알파-디히드로테스토스테론으로 대사되어 이 5알파-디히드로테스토스테론이 피지선의 남성 호르몬 수용체와 결합하여 피지선 기능을 항진하여 지질의 생합성을 증대시킨다. 과잉으로 만들어진 피지는 여드름뿐만 아니라 화낭 붕괴 등 여러 가지 문제를 일으키는 요인이 된다. 앞으로 사람이나 햄스터의 지선 세포를 활용하여 피지선 기능을 제어하는 인자를 탐색하는 검색 평가에 이용되어 새로운 피지 예방 개선제와 피지에 대한 스킨케어의 개발에 도움이 될 것으로 기대된다.

(2) 염생 식물인 함초 추출물로부터 피지 억제 화장품 개발

피지는 모공 속에 분비되는 피부 노폐물로 과다한 피지 분비는 여드름 및 피부 염증을 일으키는 원인이 될 수 있다.

최근 천연소재를 이용한 화장품에 대한 소비자들의 호응이 높아짐에 따라 해양 생물 유래의 기능성 소재 개발에 관심이 높아지고 있다.

필자는 채집한 함초를 세척하여 염분을 제거하고 인체에 무해한 발효 주정으로 추출한 함초 추출물에서 기능성 성분을 분리하였다. 세포를 리놀레산(linoleic

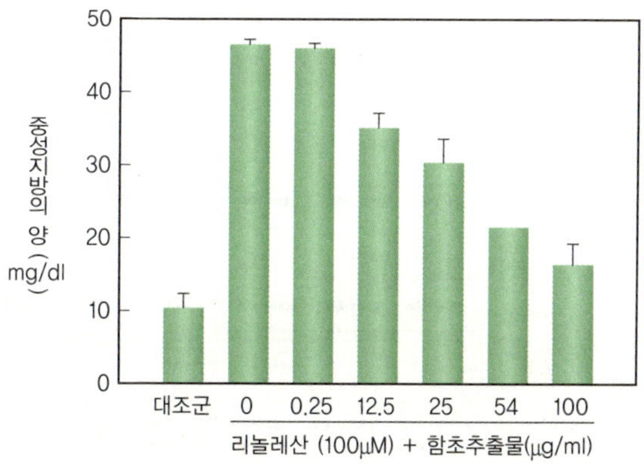

그림 26-10 리놀레산과 함초 추출물의 중성 지방 생성 억제 효과

acid)으로 처리하여 중성 지방 생성을 유도시킨 후 함초 추출물이 지방 생성 억제에 어느 정도 효능이 있는지를 확인한 결과, 그림 26-10에 나타난 바와 같이 함초 추출물이 피지 세포 내에서 농도가 높을수록 중성 지방의 생성을 억제하는 것을 확인하였다.

또한 사람의 피지 세포에 리놀레산과 함초 추출물을 24시간 동안 동시에 처리한 후 세포 내 지방 변화를 관찰한 결과, 함초 추출물이 피지 세포 내의 지방 축적을 억제하는 것으로 나타났다.

퍼옥시좀 증식 활성화 수용체-알파(peroxisome proliferator-activated receptor-α;PPARα)와 퍼옥시좀 증식 활성화 수용체-감마(peroxisome proliferator-activated receptor-γ; PPARγ)는 세포핵에 존재하는 호르몬 수용체의 한 종류로서 지질 대사를 조절하는 전사 인자이며, 스테롤 조절 원소 결합 단백질-1(sterol regulatory element binding protein-1;SREBP-1)과 항산화 기능을 촉진하는 단백질-베타(CCAAT/enhancer-binding protein beta;C/EBPβ)는 지질의 축적에 관여한다. 이들 인자 모두 지방 합성에 관련된 인자로써 발현이 감소되면 지방 합성이 저해되는 것으로 알려져 있다.

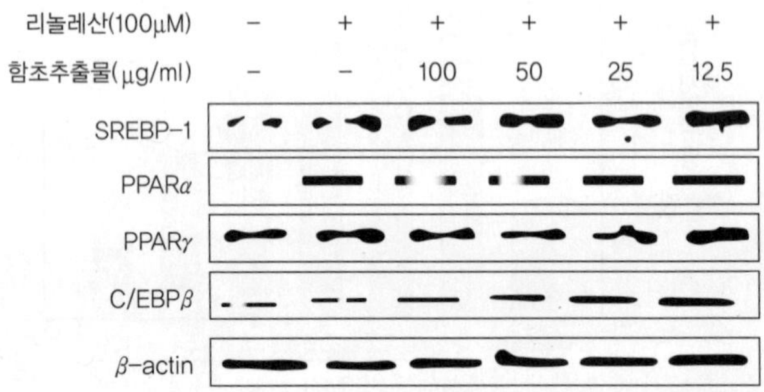

그림 26-11 함초 추출물의 세포 내 지방생성 관련 인자에 대한 감소 효과

함초 추출물을 이용하여 이들 인자의 발현량을 실험을 통해 확인해 본 결과, 모두 농도 의존적으로 감소하는 것으로 나타났으며 특히 고농도(100㎍/㎖)에서 발현량이 현저히 감소한 것을 확인하였다(그림 26-11).

이것은 함초 추출물이 이들 인자의 발현을 억제하여 결과적으로 피지 세포 내의 지방 생성을 억제하는 것으로 생각된다.

임상 검사를 통해 함초 추출물의 피지 개선 효능 평가에서 피지 분비가 가장 활발한 미간과 콧망울의 유분을 측정한 결과, 시료 사용 1주 및 2주 후에 두 부위 모두 사용 전에 비해 피부 표면의 유분이 감소되는 것을 확인하였다(그림 26-12).

결론적으로 지방 생성을 유도시킨 피지 세포 내에서 함초 추출물은 지방 생성 유전자의 발현을 억제하여 세포 내 지방 생성을 감소시키는 효과가 있음을 확인하였으며, 임상 시험에서도 미간과 콧망울에서 피지의 생성을 감소시키는 효과가 있어 피지 개선 화장품 소재로서 활용할 수 있을 것으로 기대된다.

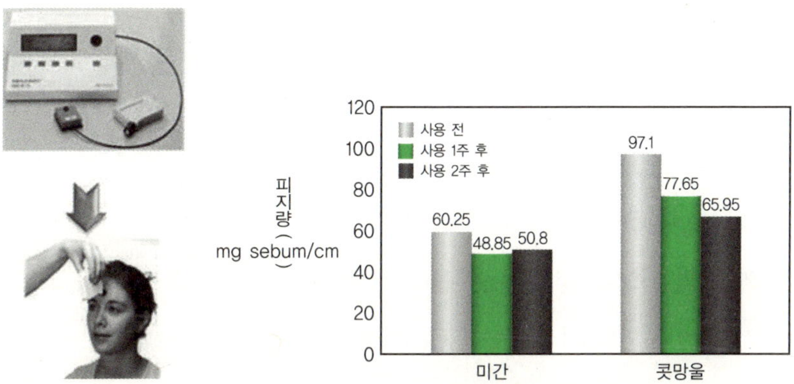

그림 26-12 함초 추출물의 피지 분비 억제 효과(임상 시험 결과)

(3) 장벽 기능에 관여하는 각층 세포(cornified envelope)

예전부터 각층은 피부의 때로서 쓸모없는 것으로 여겨져 왔지만 최근에는 전문가뿐만 아니라 화장품의 일반 소비자까지도 때로 벗겨지기 전까지 각층이 피부에 존재하여 중요한 역할을 하는 것으로 인식하고 있다.

피부는 생체의 가장 바깥쪽에 위치하여 외계와의 계면을 형성하고 있다. 각층은 약 20미크론 정도로 얇은데도 불구하고 여러 가지 외적 자극에 대한 생체의 보호 기능 및 피부 내측의 수분 증발을 막고 장벽 기능을 담당하고 있다. 장벽 기능이란 생체에서 수분의 증발을 제어하여 약 70%에 달하는 생체내의 수분을 유지함과 더불어 미생물이나 화학 물질 등의 외부로부터의 이물의 침입을 막는 작용을 한다.

각층의 형성이 불완전하면 피부의 장벽 기능, 수분 유지 기능이 저하되어 건조, 낙설(피부 표피 각질층의 위층이 각질 조각으로 되어 떨어지는 현상), 인비늘 등의 증상이 나타난다. 즉, 윤기가 흐르고 촉촉한 아름답고 건강한 피부는 각층이 정상으로 형성되어 있어야 한다. 이 의미는 각층의 평가는 피부의 건조 상태나 장벽 기능을 평가하는 데 있어서 중요한 지표로서 고려되고 있다는 뜻이다.

각질 세포 내에 존재하는 천연 보습 인자(아미노산 등의 수용성 성분), 각층 세포 사이에 존재하는 세포 간 지질(스핑고지질류)을 정량적으로 분석할 수 있는 기술 개발로 이들의 관련성을 찾아내려는 중요한 연구들이 진행되고 있다.

각층의 장벽 기능을 평가하는 지표로서 경표피 수분 증산량(transepidermal water loss; TEWL)이 이용되어 여러 가지 측정 기기를 이용한 비침습 계측이 이루어지고 있다.

물질의 경피 흡수성에 의해 장벽 기능을 평가하는 것도 가능하지만 검출법의 제약 때문에 범용되는데 도달하지 못하고 있다.

각층은 표피의 대사회전(turnover)*의 최종 산물이며, 머지않아 때로 되어 벗겨지는 최외층의 각층은 피험자에 부담을 주지 않고 얻을 수 있다. 예를 들면, 점착 투명 테이프를 사용하여 박리한 각층의 화상 정보로부터 표피 대사회전이 순조로운지 아닌지를 평가할 수 있다. 또 분산된 각층세포의 크기로부터는 표피 대사회전 속도를 관찰할 수 있다. 또한 각층 시료에 들어있는 생리활성물질이나 효소 활성의 측정도 가능하다. 예를 들면, 인터루킨(interleukin, 면역 담당 세포 간의 정보 전달을 담당하는 펩티드로 세포의 증식, 분화, 단백 질합성을 지령하는 물질) 관련 사이토카인(cytokine, 면역 응답의 발현이나 조절 등의 세포 간 상호 작용에 관여하는 생물 활성 인자)의 측정에 의한 피부에 발생된 약한 염증의 평가나 각층 박리 효소의 활성도 측정할 수 있다.

(4) 장벽 기능에 있어서 각층 세포의 역할

각층의 구조는 자주 벽돌(block)과 모르타르(mortar, 시멘트와 모래를 섞어 물에 갠 것)에 비유하듯이 벽돌에 상당한 편평한 각층 세포와 그 사이를 메우는 모르타르에 상당한 각층 세포 사이에 지질로 구성되어 있다(그림 26-13).

각층 세포에는 켈라틴 섬유가 채워져 있고 보습 기능에 중요한 역할을 하고 있는 아미노산을 주체로 한 소위 천연 보습 인자(natural moisturizing factor, NMF)도 함

* 대사회전(Turnover): 각종 생체 구성 물질이 동적 정상 상태에서 총량은 변하지 않고 일정하게 같은 속도로 분해와 합성이 진행되면서 교체되는 현상

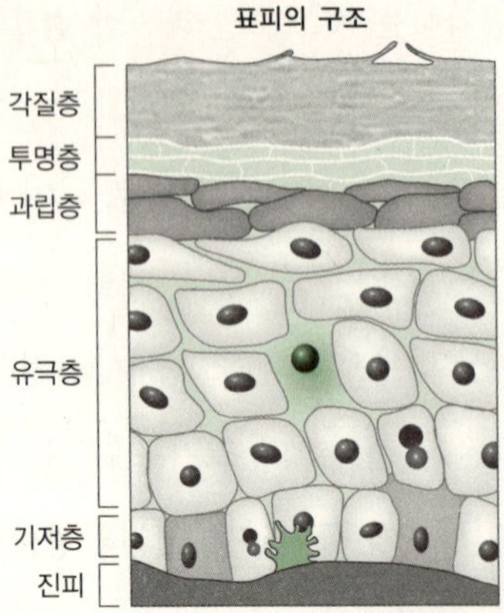

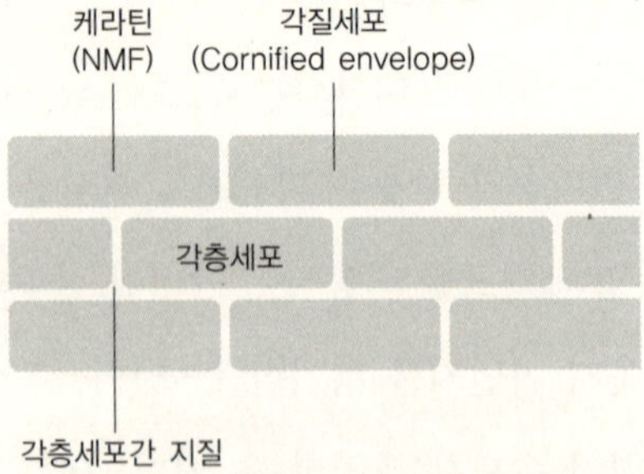

그림 26-13 **각층의 구조**

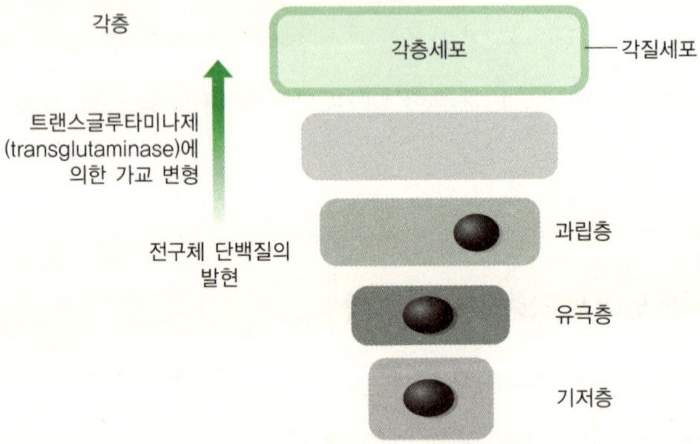

그림 26-14 **각층세포의 형성과정**

유되어 있다. 한편, 세포 간 지질은 세라미드(ceramide: 천연에 존재하는 스핑고 지질의 공통 구조 단위), 콜레스테롤, 유리지방산 등으로 조성된 결정이 라멜라(lamella, 세포 내의 얇은 막상 구조) 구조를 이루고 있다. 이들 지질의 양적 또는 질적인 변화나 배향의 흐트러짐에 의해 장벽 기능이 크게 변동하기 때문에 세포 사이의 지질이 각층의 장벽 기능에 중요한 역할을 한다(그림 26-14).

(5) 대구 껍질의 효소적 분해물을 이용한 피부 장벽 개선 기능성 화장품

최근 육상 유래 소재의 고갈로 인해 해양 생물 유래의 소재를 피부 미용에 적용하려는 시도가 이루어지고 있다. 콜라겐은 피부를 구성하는 가장 중요한 단백질이며, 피부의 탄력 유지에 중요한 역할을 한다. 따라서 콜라겐 자체를 피부 탄력이나 보습을 위해 오래 전부터 화장품 소재로 널리 이용하고 있다.

필자는 대구 껍질을 효소로 분해하여 체내 흡수가 가능한 저분자 가수 분해물을 만들어 피부 장벽 개선 및 보습에 활용할 수 있는 기능성 소재를 개발하였다.

대구 껍질로부터 얻어진 효소 분해물은 활성 산소 및 라디칼 소거 효능이 있었으며, 수분의 손실도 농도 의존적으로 억제되었으며, 또한 사람의 피부에 보습과 탄력을 유지하는 데 필수적 인자인 히알루론산(hyaluronic acid)을 합성하는 효소인 히알루로난 합성효소(hyaluronan synthase)의 유전자 발현을 증가시켰을 뿐만 아니라 콜라겐과 엘라스틴 같은 피부 탄력에 관여하는 인자들의 발현도 증가시키는 것으로 볼 때, 피부 탄력에도 도움을 줄 것으로 판단된다.

여성을 대상으로 하루 동안 대구껍질의 효소 분해물 보습 효과를 측정한 결과, 시료를 도포한 후 피부의 수분 함유량이 약 30% 이상 증가하였다(그림 26-15). 대부분의 여성(피험자)에서 사용 2주차에 경피 수분 손실을 막아 피부 장벽을 보호하고 개선하는 데 효과가 있었다.

피부 보습 효과에 있어서 시료 도포 2주 후 사용 전에 비해 피부 수분 함유량이 현저히 증가하였다.

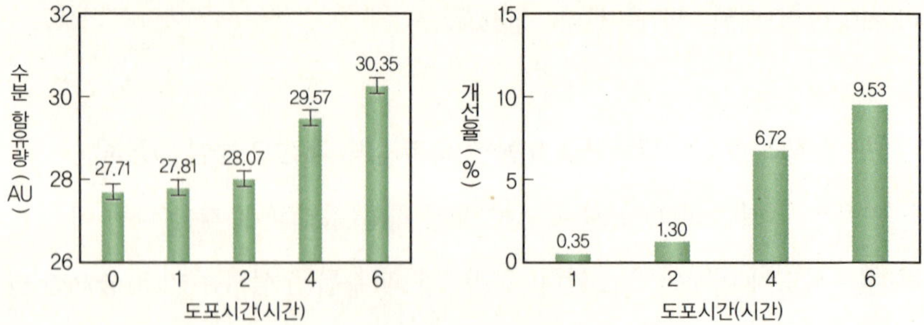

그림 26-15 **대구껍질 효소분해물의 보습 효과**

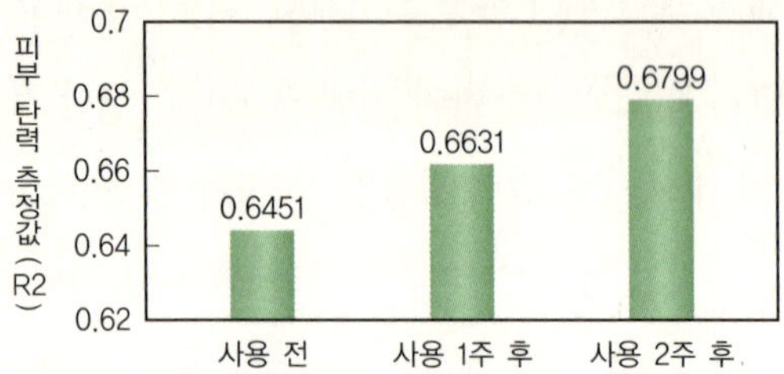

그림 26-16 **대구 껍질 효소 가수 분해물의 피부탄력 개선 효과**

아울러 피부 탄력 증진 효과에 있어서도 사용 1주 후부터 피부 탄력도가 점차 증가하였다(그림 26-16).

이와 같이 수산 가공 부산물인 대구껍질로부터 얻어진 효소 가수 분해물은 생산 공정이 매우 간단하고 원료 가격이 부산물이어서 저렴하다는 장점이 있다. 또한 보습과 탄력을 유지하는 데 가장 중요한 역할을 하는 인자들의 발현을 증가시켰으며 임상 실험 결과에서 탄력도 및 피부의 수분 함량이 증가한 것으로 나타나 피부 보습에 도움을 주는 부가 가치가 높은 화장품 기능성 소재로서 활용 가능성이 있다고 본다.

참고문헌

1. 김세권(2000), 해양의학과 과학, 약서각
2. 김세권(2001), 키토산 올리고당이 당신을 살린다, 태일출판사
3. 김세권(2013), 해양생명공학, 월드사이언스
4. 山澤正勝 외 3人(2001), 水産食品の 健康性 技能, 恒性社厚生閣
5. 이성원(2008), 발기 부전의 다양한 치료법, 월간 의약정보
6. 최응호(2013), 아토피 피부염의 진단과 치료, 월간 의약정보
7. 홍승천(2015), 불면증의 진단과 치료, 월간 의약정보
8. Naomi Kondo(2008), Bioindustry, 25, 7
9. Tetsuji Hiro(2011), Bioindustry, 28, 7
10. Kazuki Honda(2006), Bioindustry, 23, 6
11. Yukihiro Takahashi et al.,(2015), Bioindustry, 32, 5
12. Nariaki Kamio et al.,(2015), Bioindustry, 32, 25
13. Se-Kwon Kim et al.,(2015), Environmental Toxicology and Pharmacology, 39(1), 259
14. Se-Kwon Kim et al.,(2015), Food Science and Biotechnology, 24(1), 295
15. You-Jin Jeon et al.,(2013), Food and Chemical Toxicology, 53, 294
16. You-Jin Jeon et al.,(2013), Environmental Toxicology and Pharmacology, 35(1), 39
17. Se-Kwon Kim et al.,(2009), Bioorganic & Medicinal Chemistry, 17, 1963
18. Se-Kwon Kim et al.,(2009), Food and Chemical Toxicology, 47, 1653
19. Se-Kwon Kim et al.,(2009), Food and Chemical Toxicology, 47, 555

20. Se-Kwon Kim et al., (2009), Chemico-Biological Interactions, 179, 192

21. Se-Kwon Kim et al., (2008), Bioorganic & Medicinal Chemistry, 16, 7921

22. Se-Kwon Kim et al., (2008), Biomedicine & Pharmacotherapy, 62, 289

23. Se-Kwon Kim et al., (2006), Life Sciences, 78, 2399

24. Se-Kwon Kim et al., (2006), Bioorganic & Medicinal Chemistry Letters, 16(8), 2122

25. Se-Kwon Kim et al., (2005), Carbohydrate Polymers, 62(4), 357

26. Se-Kwon Kim et al., (2004), Journal of Agricultural and Food Chemistry, 52, 7842

27. Se-Kwon Kim et al., (2004), Food and Chemical Toxicology, 42, 381

28. Se-Kwon Kim et al., (2004), Carbohydrate Polymers, 55, 17

29. Se-Kwon Kim et al., (2003), Journal of Agricultural and Food Chemistry, 51, 4930

30. Se-Kwon Kim et al., (2003), Journal of Agricultural and Food Chemistry, 51, 4624

찾아보기

ㄴ

ㄷ

ㅈ